人人伽利略系列 35

精神疾病 發展障礙

以最新腦科學及行為心理學剖析發展障礙

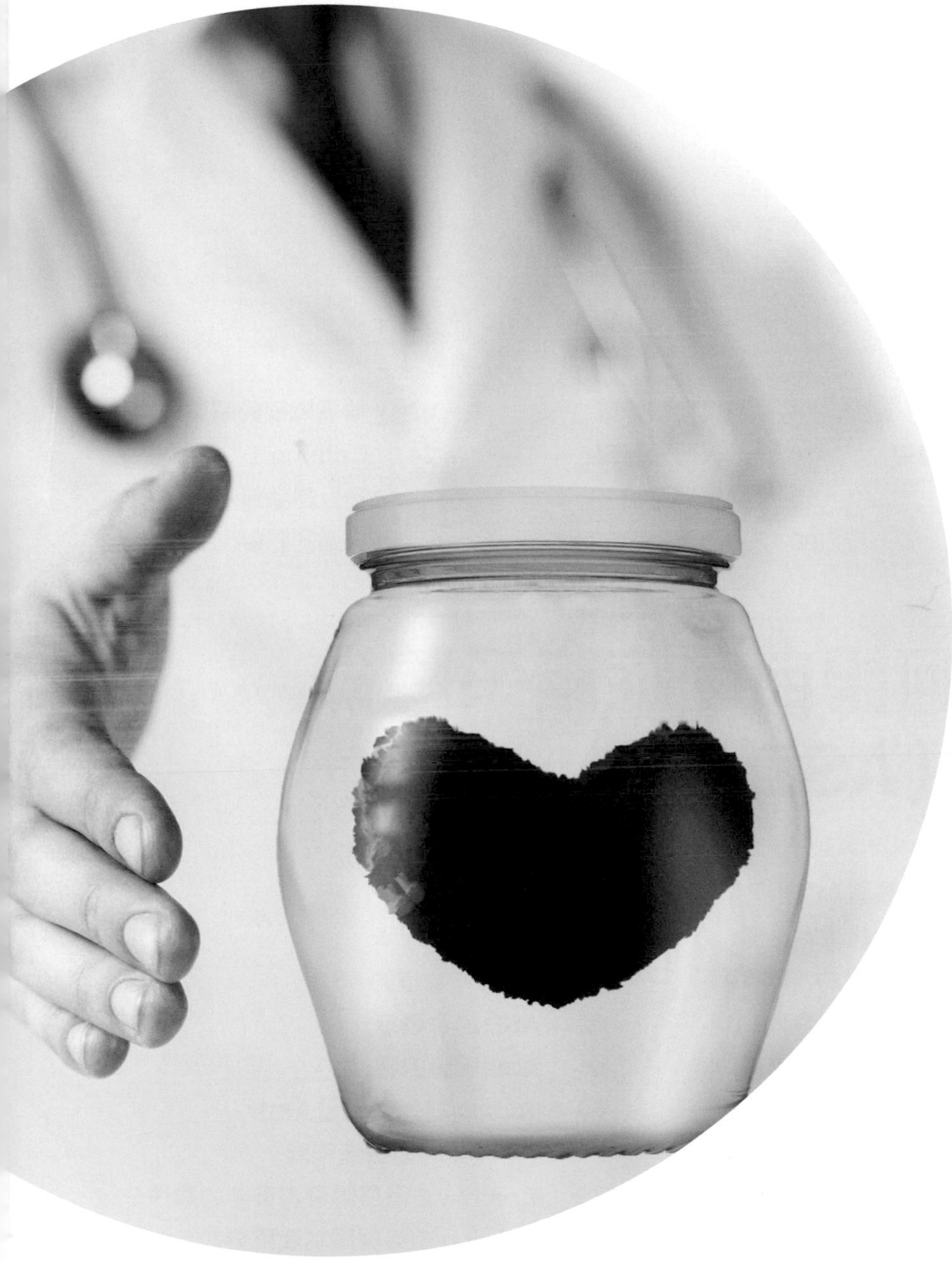

人人出版

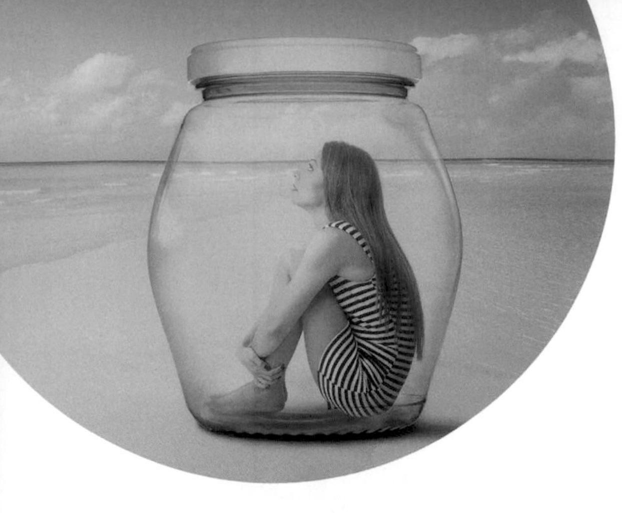

人人伽利略系列35

以最新腦科學及行為心理學
剖析發展障礙

精神疾病 發展障礙

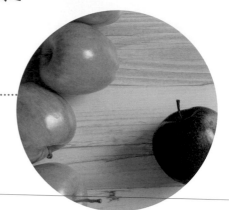

1 何謂發展障礙？

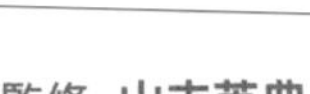

監修 山末英典

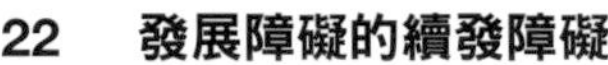

2 何謂自閉症譜系障礙（ASD）？

監修 山末英典／大隈典子

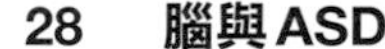

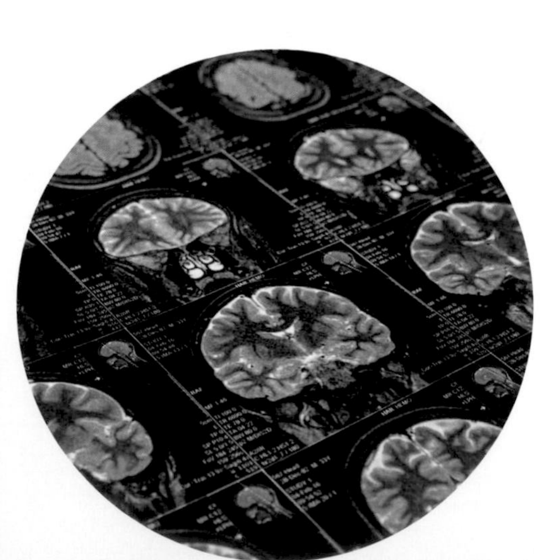

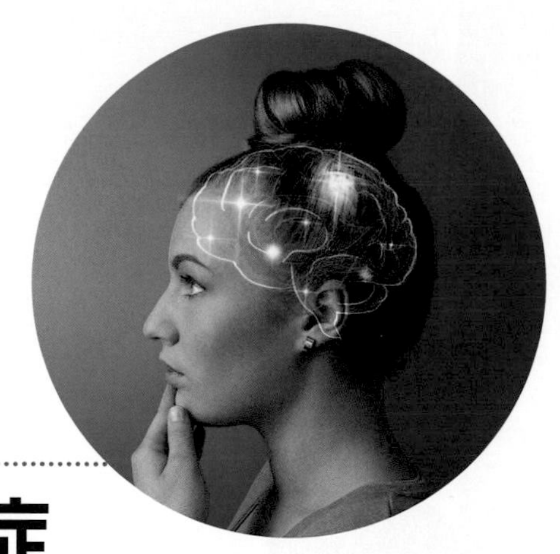

3 何謂注意力不足過動症（ADHD）？

監修 山末英典

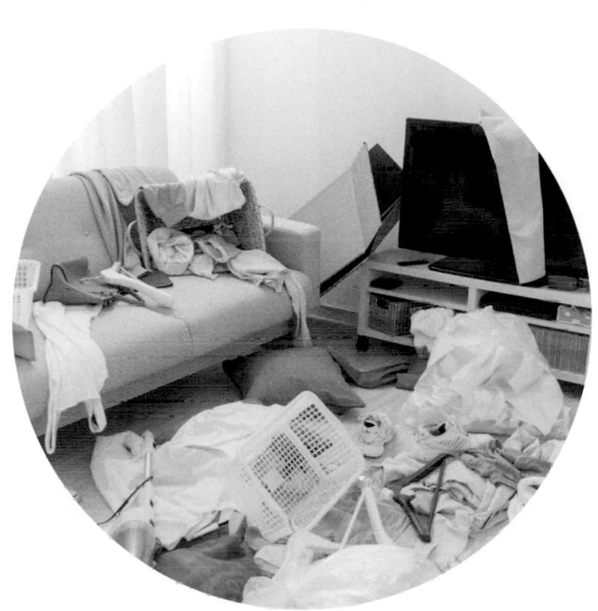

4 理解發展障礙的行為心理

監修 山末英典

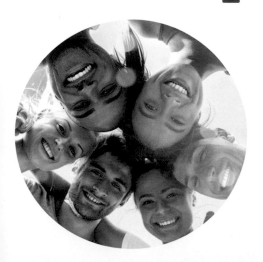

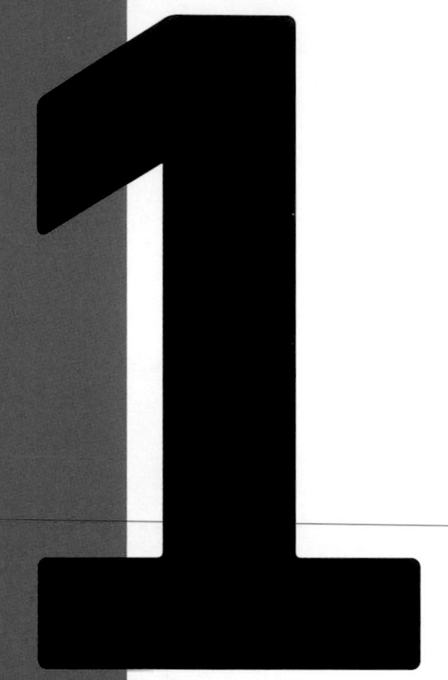

何謂發展障礙？

近來好像越來越常聽到「發展障礙」一詞，在工作或人際關係感到艱辛時，有的人或許也會懷疑自己是不是有發展障礙。不過，發展障礙到底是什麼呢？本章將介紹罹病人數持續增加的發展障礙之真實面貌及其相關知識。

監修　山末英典

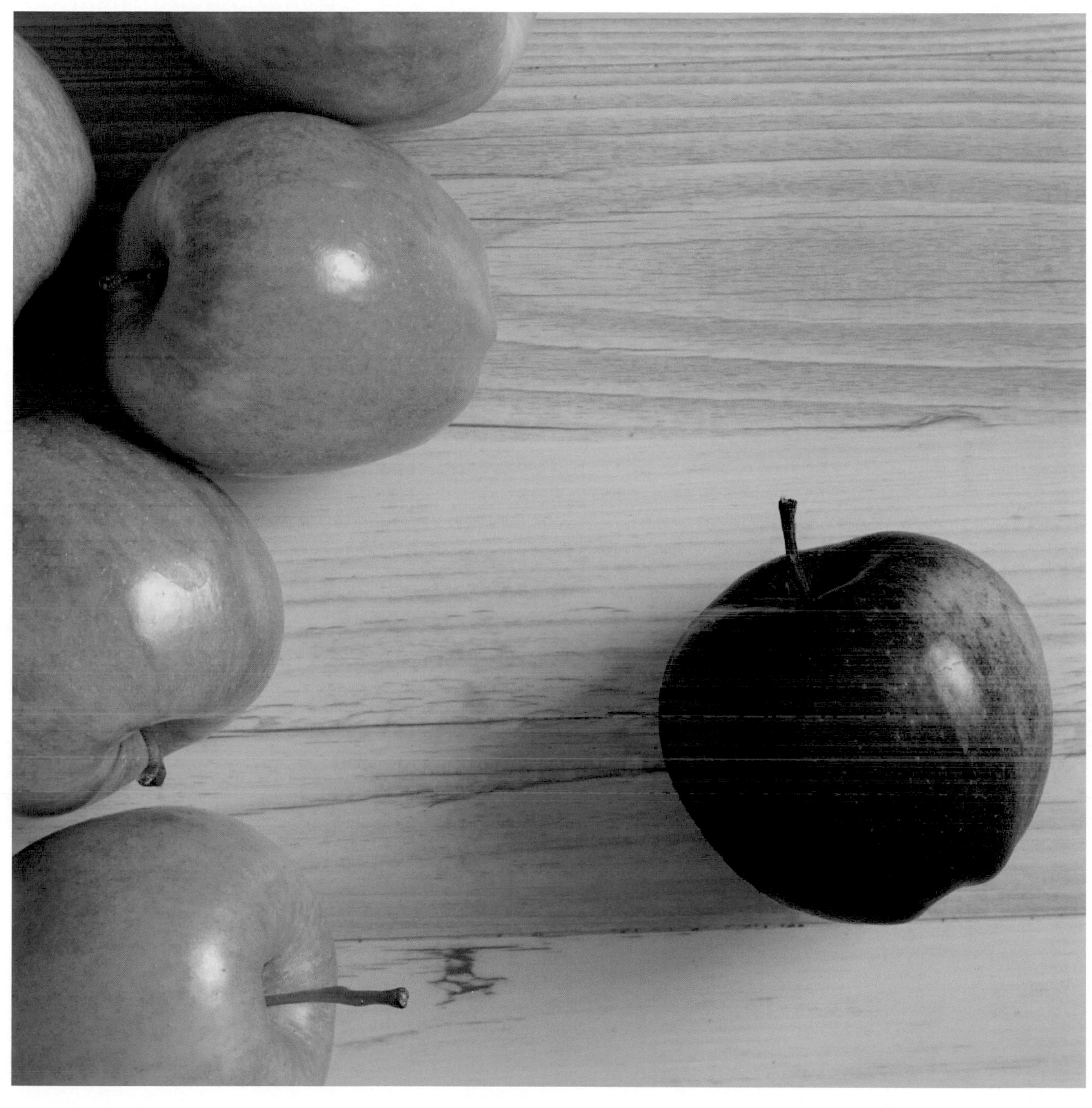

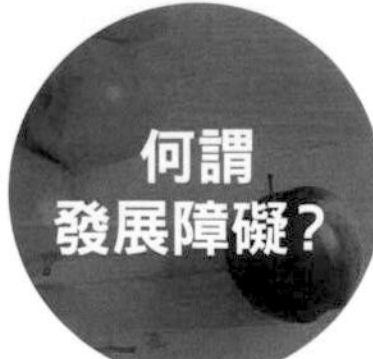

持續增加的發展障礙

2020年3月美國疾病管制與預防中心（CDC）曾發表報告，內容是美國8歲兒童罹患發展障礙之一的自閉症譜系障礙（Autism Spectrum Disorder，ASD）的盛行率。所謂盛行率，是指某特定時間患有某疾病的人口比例。這項調查是從2000年就開始進行的流行病學調查。2016年的數據為每54人中有1人，盛行率約1.85%。調查初始的2000年則是每150人中有1人（約0.67%）。也就是說，ASD的盛行率在16年間上升了近3倍。

至於也屬於發展障礙的一種、易與ASD併發的注意力不足過動症（Attention Deficit／Hyperactivity Disorder，ADHD）的盛行率又是如何呢？根據CDC的調查結果，2016年的盛行率是6.1%，其中男生為12.9%、女生5.6%。與2003年

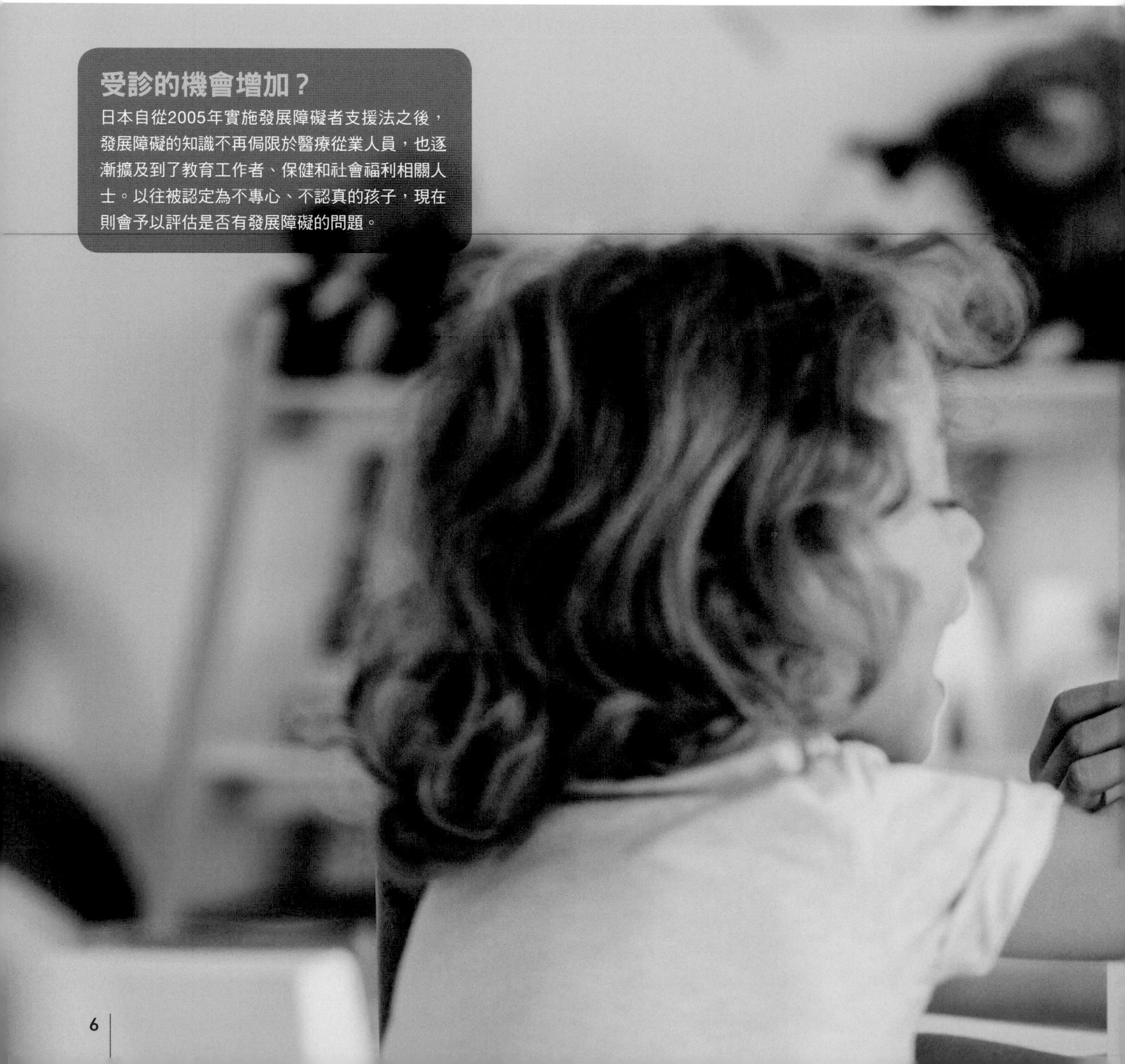

受診的機會增加？

日本自從2005年實施發展障礙者支援法之後，發展障礙的知識不再侷限於醫療從業人員，也逐漸擴及到了教育工作者、保健和社會福利相關人士。以往被認定為不專心、不認真的孩子，現在則會予以評估是否有發展障礙的問題。

的盛行率4.4%相比，ADHD的盛行率也有上升的趨勢。

發展障礙是否增加尚未有定論

可能有不少人會因為發展障礙的盛行率上升，而覺得發展障礙者的人數好像變多了。

不過國際上對於發展障礙的盛行率是否確實上升，截至目前為止還沒有結論。最大的理由在於，至今未進行過全球性大規模的流行病學調查。

另一方面，在2013年改版的DSM-5（Diagnostic and Statistical Manual of Mental Disorders：精神疾病診斷與統計手冊第5版）中，已將ASD的診斷準則改為以連續性的譜系（spectrum）概念來涵蓋從輕微到嚴重狀態的症狀。

也有一說認為，該診斷準則的變化可能就是發展障礙呈現增加趨勢的原因。

但其實在DSM-5改版前已有ASD人數增加的數據資料，因此一切還需靜待確切的調查。

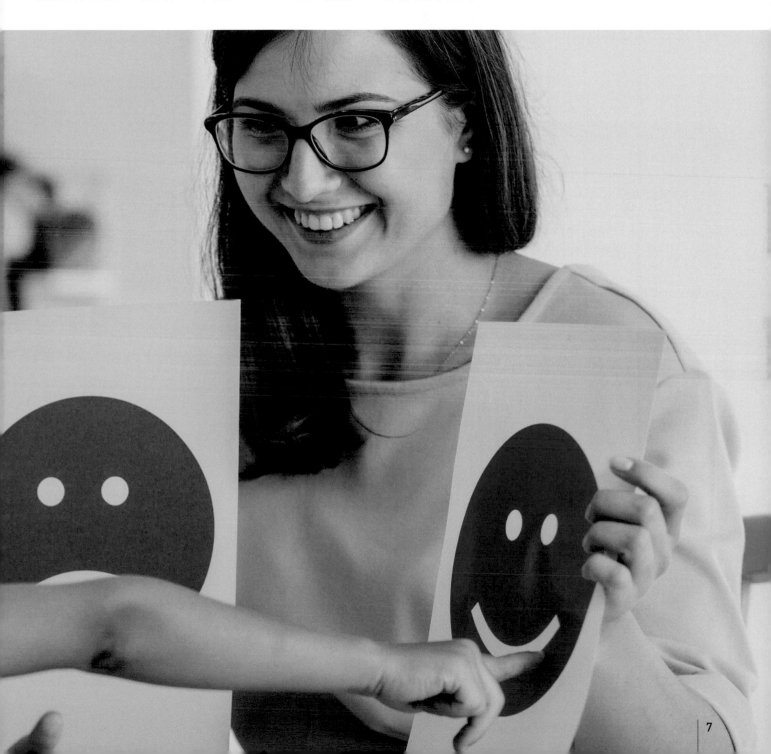

每10人就有1人有發展障礙？

那麼日本的情況又是如何呢？發展障礙的盛行率有上升嗎？

其實直至2020年9月為止，日本並沒有依DSM-5的診斷準則進行過全國性的流行病學調查。一般熟知的ASD流行病學調查，是1994年由精神科醫師本田秀夫博士於橫濱市所施行的調查。當時採用的診斷準則是WHO制定的ICD-10（International Statistical Classification of Diseases and Related Health Problems 10th Revision：國際疾病分類標準第10版）。根據當時的調查結果，1.5歲至6歲自閉症譜系障礙的盛行率（粗盛行率）為0.21%。

弘前大學的調查顯示ASD的盛行率為3.22%

2020年5月日本發表了一份報告，為該國首次依據DSM-5的診斷準則所進行的流行病學調

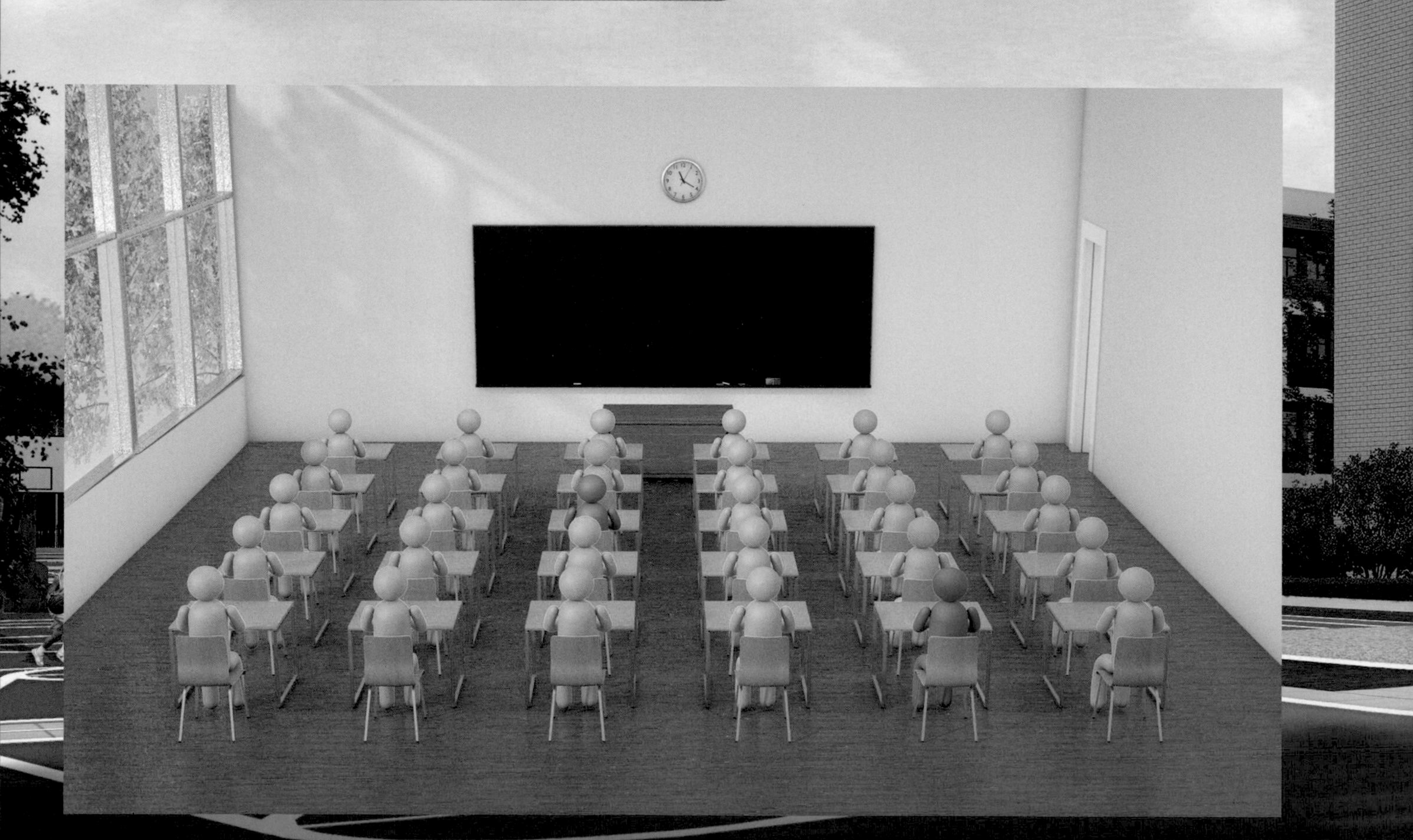

發展障礙者的人數有多少？

由於沒有根據統一基準進行過全國性流行病學調查，所以發展障礙者的正確人數仍不得而知。根據日本文部科學省於2012年進行的「普通班在籍學生可能有發展障礙且須接受特別教育支援之相關調查」的結果顯示，中小學生「在學習方面或行為方面有明顯困難」的比例為6.5%。也就是說在一個30～40人的班級中，可能有2~3位學生（插圖中以粉紅色標示）是發展障礙者。

查，研究對象是弘前大學所在區域（弘前市）的所有5歲兒童。調查結果顯示，ASD的粗盛行率（該地區診斷出的人數÷該地區居住人口）為1.73%。若將未接受發展健康診察的兒童也列入計算，則ASD盛行率為3.22%。

乍聽到3.22%的盛行率，可能會覺得日本的盛行率數值竟然高於美國，但實則不然。美國CDC的ASD調查是以11個州的兒童為對象，雖然平均之後的盛行率為1.85%，卻會因為調查區域的不同，導致盛行率落在1.3%～3.14%之間。再加上調查方法是以教育紀錄為基礎，因此當教育紀錄的存取限制較為嚴格時，通常病例數會被低估。由此來看，日本的盛行率絕不算高。

發展障礙真的正在變多嗎？

再者，弘前大學自2013年起，即針對弘前市所有5歲兒童實施兒童發展健康診察。根據該健檢的統計調查來判斷的話，弘前市在2013年至2016年間的ASD盛行率並沒有上升。

但發展障礙究竟有無增加，還需靜待日後全國性流行病學的研究成果才能判斷。

至於同屬於發展障礙的注意力不足過動症（ADHD）的盛行率，在CDC的調查中為9.4%（610萬人），日本也差不多，大約有1成的人出現症狀。

當中有6～8成的人，其發展障礙症狀會一直持續到成年，即所謂的成人發展障礙。

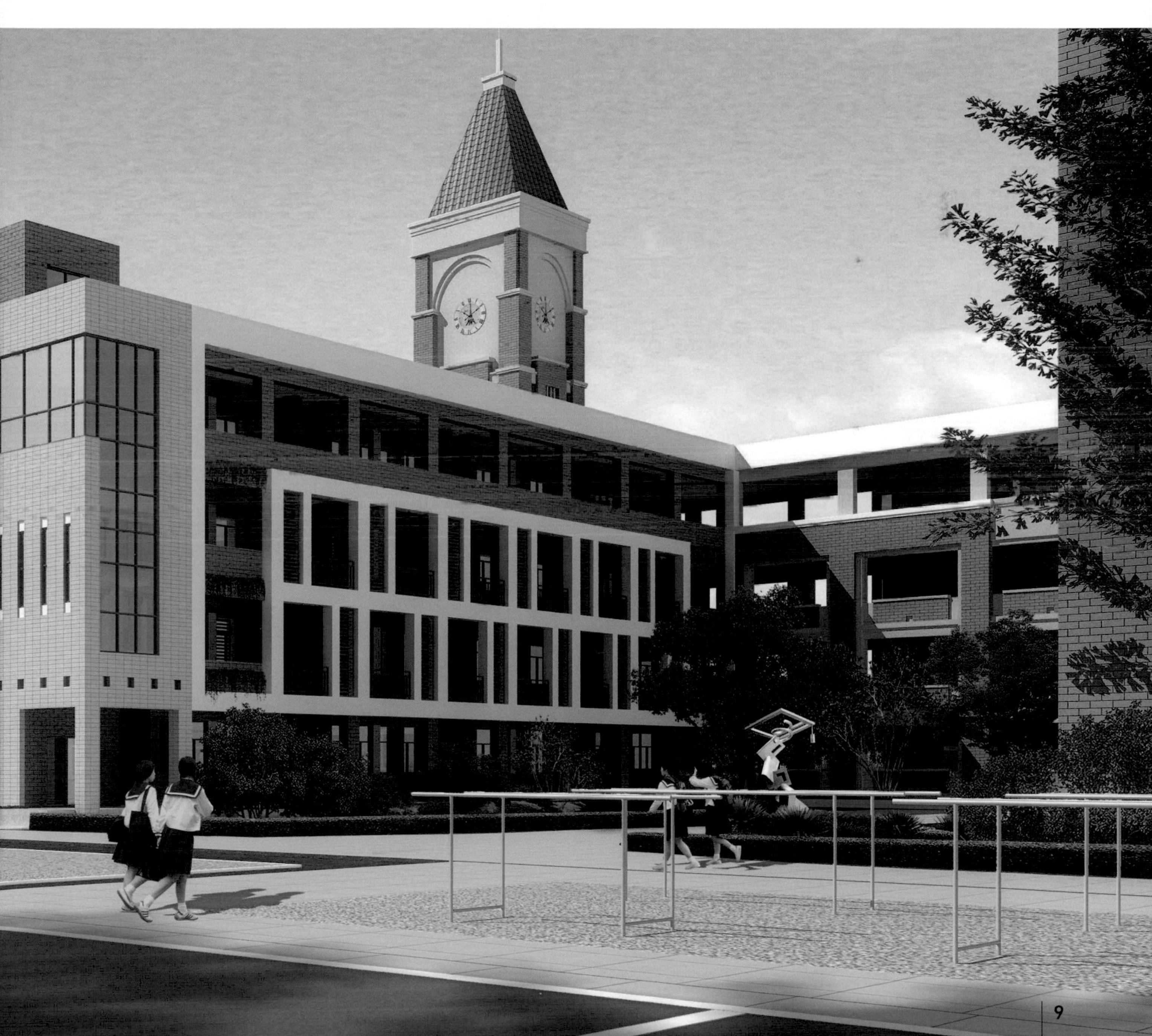

發展障礙的症狀

症狀可大致分成三種

發展障礙的症狀多種多樣且會因人而異，但大致可區分成三種。

發展障礙的三種症狀

第一種是「自閉症譜系障礙」（ASD）。所謂「自閉症」，是指有語言發展遲緩、溝通障礙等特徵的症狀。自閉症患者中沒有語言及智能發展障礙的人，以前稱為「亞斯伯格症候群」（Asperger syndrome）。但由於自閉症常伴隨多種相關障礙而難以明確區分開來，現在改用代表連續性的詞彙「譜系」稱之，名為「自閉症譜系障礙」（也稱泛自閉症障礙、自閉症類群障礙症）。

ASD有兩個特徵，其中一個是不擅於處理人際關係和與人溝通。比方說，雖然對人的話語有所反應，但無法從表情、視線等解讀對方的本意，因此有時會被認為是「白目」。

另一個特徵是「執著於反覆特定的行為和興趣」。例如外出時堅持走同樣的路線、東西要放在固定位置等等，會針對特定對象做出反覆、機械性的動作。

常常伴隨著多種症狀

第二種是「注意力不足過動症」（ADHD）。特徵是容易忘記與人有約、東西丟三落四的「不專注」，以及無法安靜坐著、吱喳講個不停的「過動」。由於難以專注在一件事情上，因此無法順利完成課業或工作。

第三種則是「學習障礙」（LD）。特徵是儘管沒有智能遲緩的問題，但在「閱讀」、「書寫」、「計算」等方面的學習上有困難。

上述三種發展障礙的特徵通常會相互交疊，形成症狀合併存在的現象。

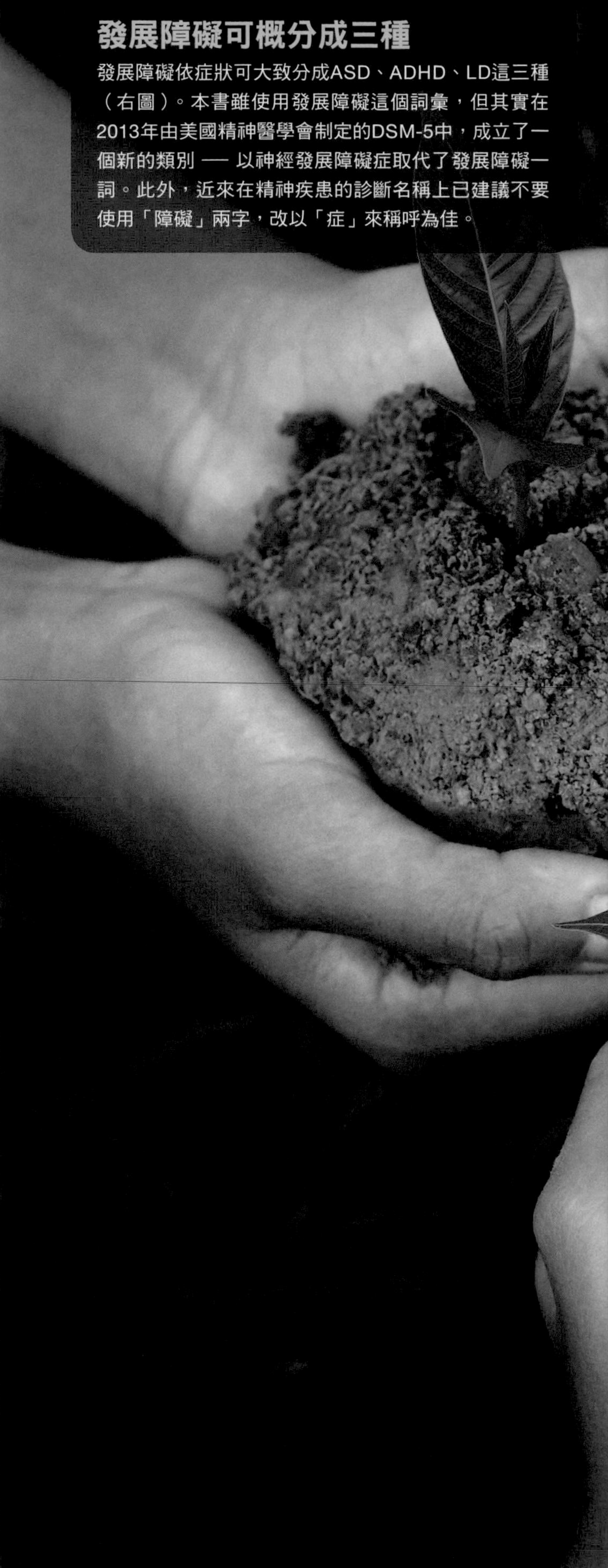

發展障礙可概分成三種

發展障礙依症狀可大致分成ASD、ADHD、LD這三種（右圖）。本書雖使用發展障礙這個詞彙，但其實在2013年由美國精神醫學會制定的DSM-5中，成立了一個新的類別 — 以神經發展障礙症取代了發展障礙一詞。此外，近來在精神疾患的診斷名稱上已建議不要使用「障礙」兩字，改以「症」來稱呼為佳。

發展障礙的分類 根據日本厚生勞動省網站的圖製成

- 語言發展遲緩
- 溝通障礙
- 人際關係、社交障礙
- 儀式化的行為、堅持慣例

自閉症

自閉症譜系障礙（ASD）

- 沒有語言發展遲緩
- 溝通障礙
- 人際關係、社交障礙
- 儀式化的行為、堅持慣例

亞斯伯格症候群

注意力不足過動症（ADHD）

- 不專注
- 過動、多話（無法安靜坐著、吱喳講個不停）
- 衝動行為（未經思考即行動）

學習障礙（LD）

- 智力正常，但在「閱讀」、「書寫」、「計算」等方面的學習上有顯著困難

發展障礙可概分成自閉症譜系障礙（ASD）、注意力不足過動症（ADHD）和學習障礙（LD）。ASD和ADHD又可細分為有伴隨智能遲緩以及沒有伴隨智能遲緩的類型，另外，亦有多種發展障礙合併存在的病例。

註：此外，妥瑞症、口吃等疾病也屬於發展障礙。

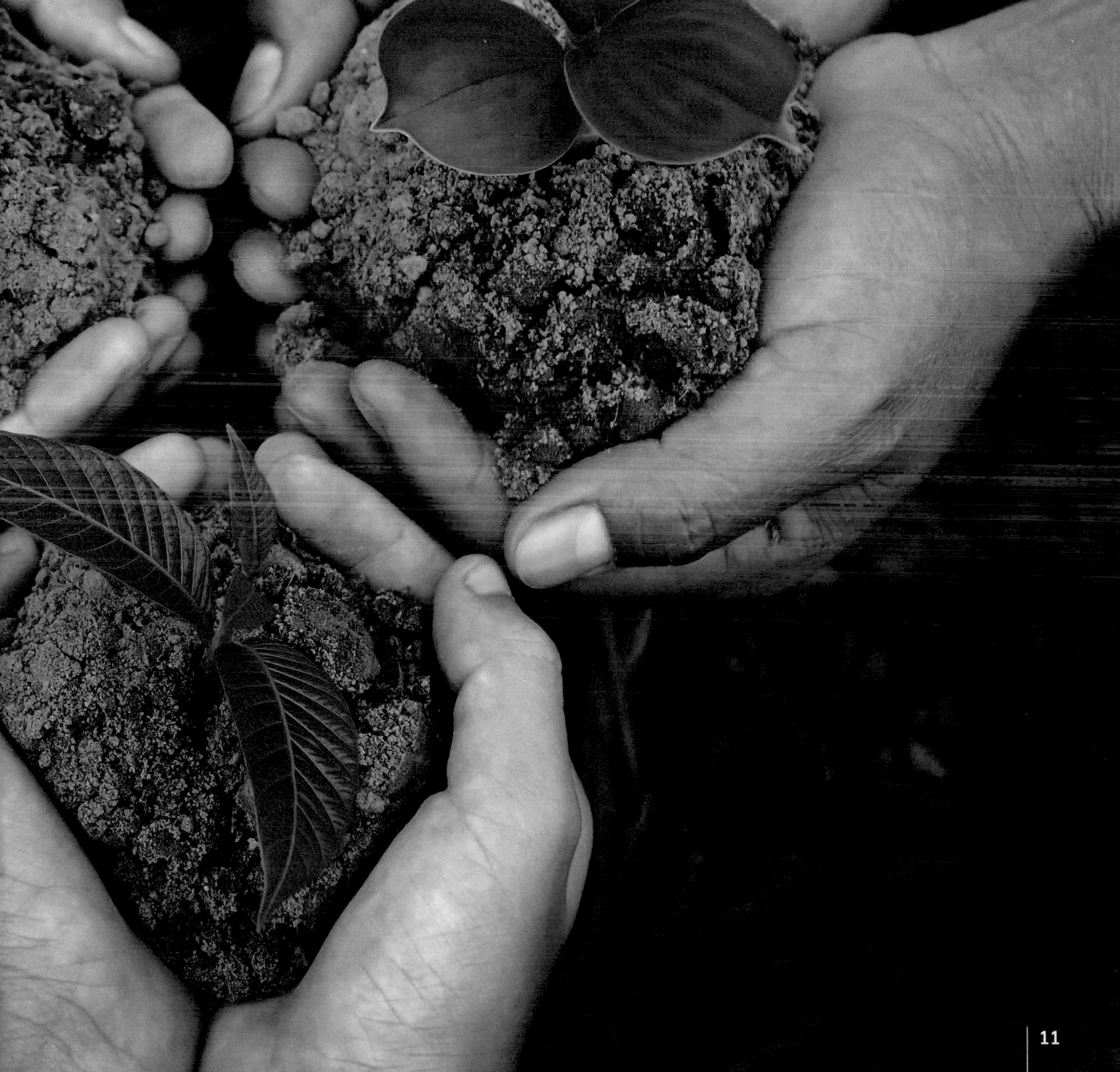

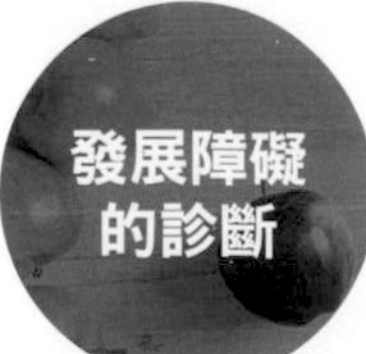

發展障礙很難從外觀上辨識

根據美國疾病管制與預防中心（CDC）於2020年3月發表的資料，可知出現ADHD症狀的人數比例高於ASD。

ADHD的症狀會隨著年紀增長而減輕，所以過去曾認為ADHD是孩童特有的發展障礙。

本人和周遭的努力讓症狀難以浮現

不過，其實多數情況是因為本人和周遭旁人的努力，才讓症狀不至於浮現。發展障礙的特徵之所以變明顯，通常起因於生活環境或工作職責的轉變。

此外，總是在身旁提供協助的人一旦離開，導致症狀一口氣浮現的案例也很常見。

舉例來說，一位剛進公司的新鮮人雖不愛跟人打交道，但工作十分認真。可是當職位變高、職

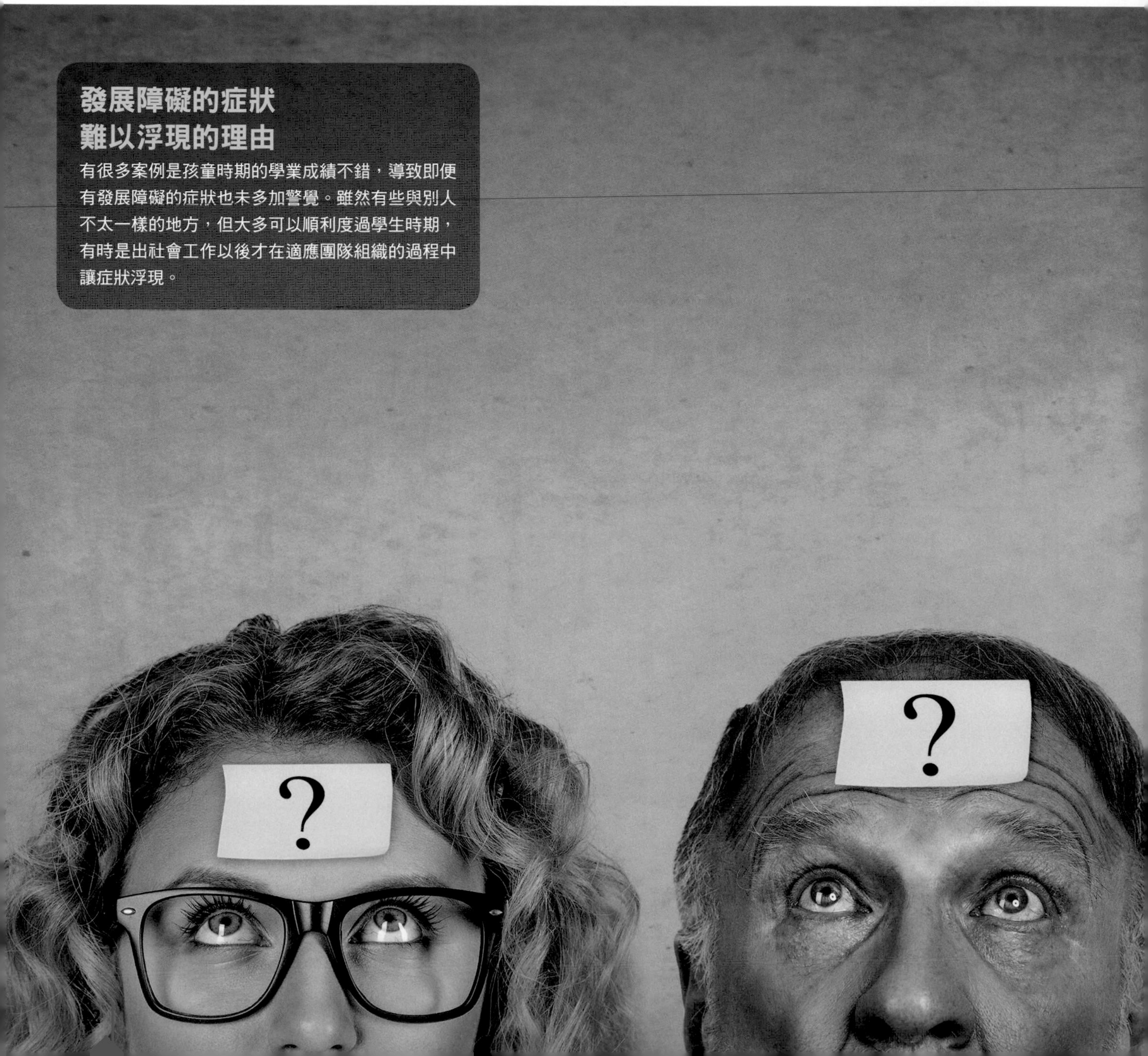

發展障礙的症狀難以浮現的理由

有很多案例是孩童時期的學業成績不錯，導致即便有發展障礙的症狀也未多加警覺。雖然有些與別人不太一樣的地方，但大多可以順利度過學生時期，有時是出社會工作以後才在適應團隊組織的過程中讓症狀浮現。

責內容改變後，問題就開始浮現出來了。

以前明明不需要積極地和別人交流，但坐上管理職之後，卻有可能被屬下、同事指謫溝通能力不足。等到無法察言觀色等特徵一一顯露出來，才發現原來自己有發展障礙的症狀。

也有案例是當事者出現了無法專注的問題，原本在旁提供協助的同事因為職務調動等因素離開，造成ADHD患者不專注的特徵變得愈發明顯。

如上所述，擁有ADHD症狀卻在成年後才接受發展障礙診察的人，據說比擁有ASD症狀的人高出了5倍之多。

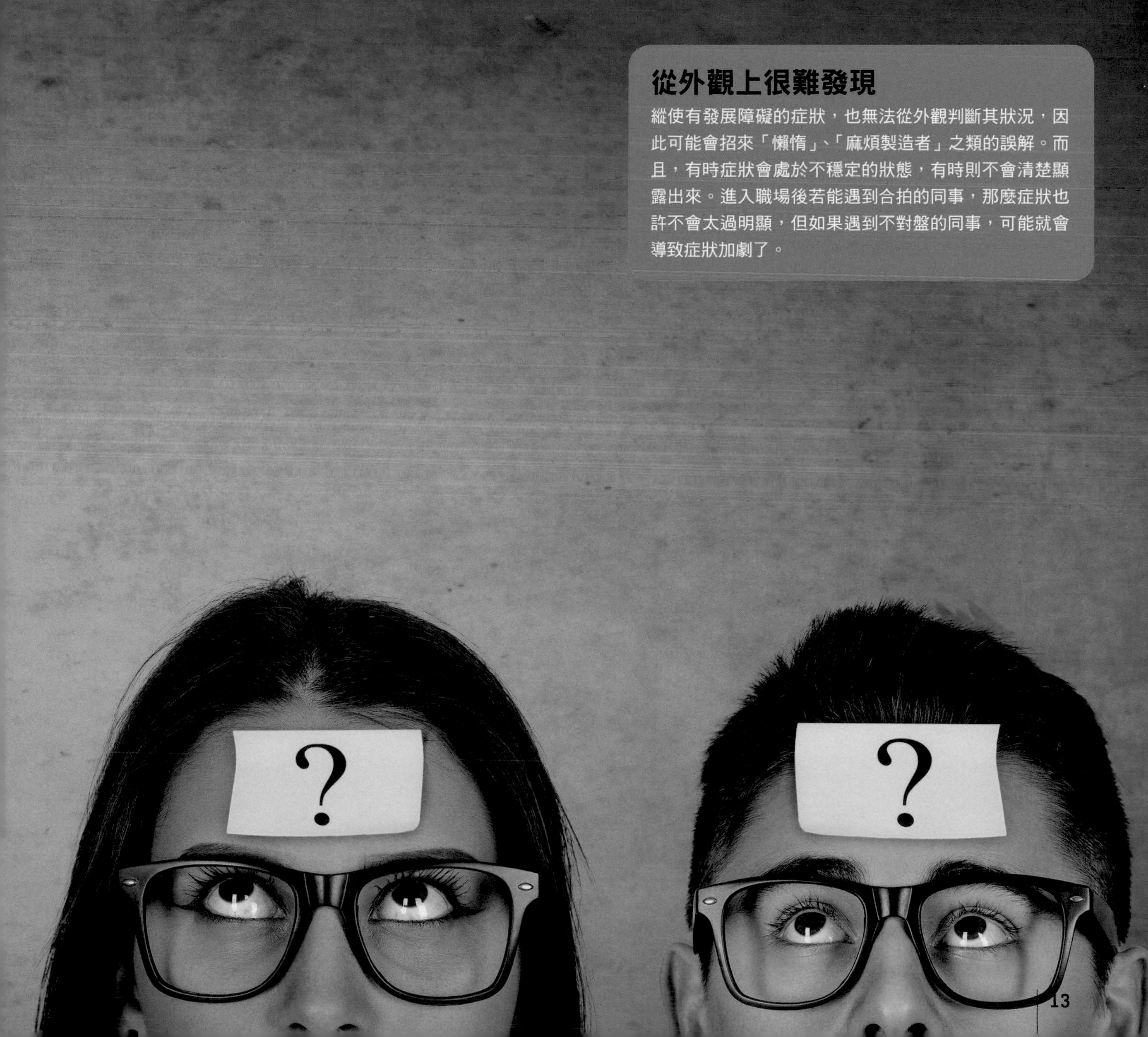

從外觀上很難發現

縱使有發展障礙的症狀，也無法從外觀判斷其狀況，因此可能會招來「懶惰」、「麻煩製造者」之類的誤解。而且，有時症狀會處於不穩定的狀態，有時則不會清楚顯露出來。進入職場後若能遇到合拍的同事，那麼症狀也許不會太過明顯，但如果遇到不對盤的同事，可能就會導致症狀加劇了。

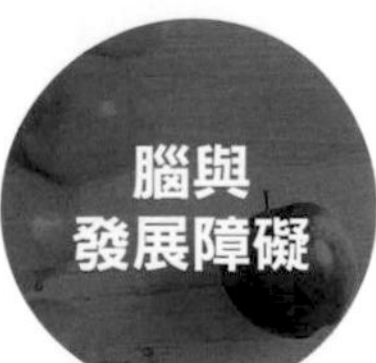

原因在於腦部發展不平衡

20世紀中期以來，就認為發展障礙可能與腦部有關，尤其是ADHD。之後透過發展障礙者的腦部解剖、腦部影像的研究，以及導入可觀測腦部功能活動影像的fMRI（功能性磁振造影），才逐漸釐清了發展障礙者的腦部狀態。

以前多傾向認為發展障礙的原因在於小孩的教育方式或心理問題，但現在已知是腦部功能的缺損所致。

腦部發展的方式不一樣

發展障礙的特徵與腦部的關聯性

20世紀初以來，就有關於孩童出現ADHD發展障礙症狀的病例報告。之後與腦部的關聯性受到矚目，並針對腦部進行了諸多研究。以往多認為是教育方式或心理問題才導致兒童出現發展障礙，但經過長年的研究以後，已知原因在於腦部功能的缺損。

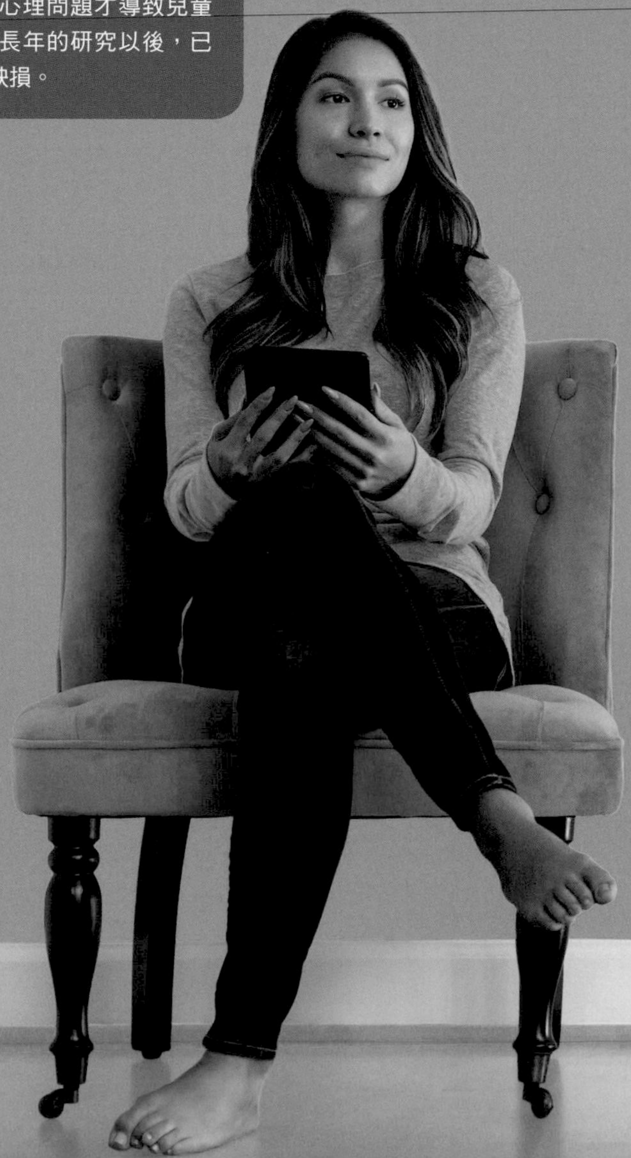

那麼，從腦科學的角度又是如何看待發展障礙的呢？長年研究發展障礙者腦部影像的日本濱松醫科大學精神醫學講座的山末英典博士，曾發表以下言論。

「將發展障礙者的腦部發展方式與一般人做比較，可以發現有些許差異。也因此相較於一般人，發展障礙者擅長與不擅長的領域有時會呈現極端現象。」

例如，有一些出現發展障礙症狀的人，腦部功能的表現極為優秀，甚至能在一瞬間記住眼前所見的事物。可是相對地，日常生活所需的自主能力卻可能不足。

腦部發展的不平衡可以說是引起發展障礙的原因。

收集各方資訊 做出全面性的診斷

判斷是否為發展障礙的診斷流程如下所述。

首先是到專門的醫療機構，讓本人和親屬接受問診。接著，觀察本人在不同情境下的舉止動作並進行各項檢查。

然後以問診、觀察、檢查所得到的資訊為基礎，根據症狀組合以及症狀時間軸等各項條件做出診斷。

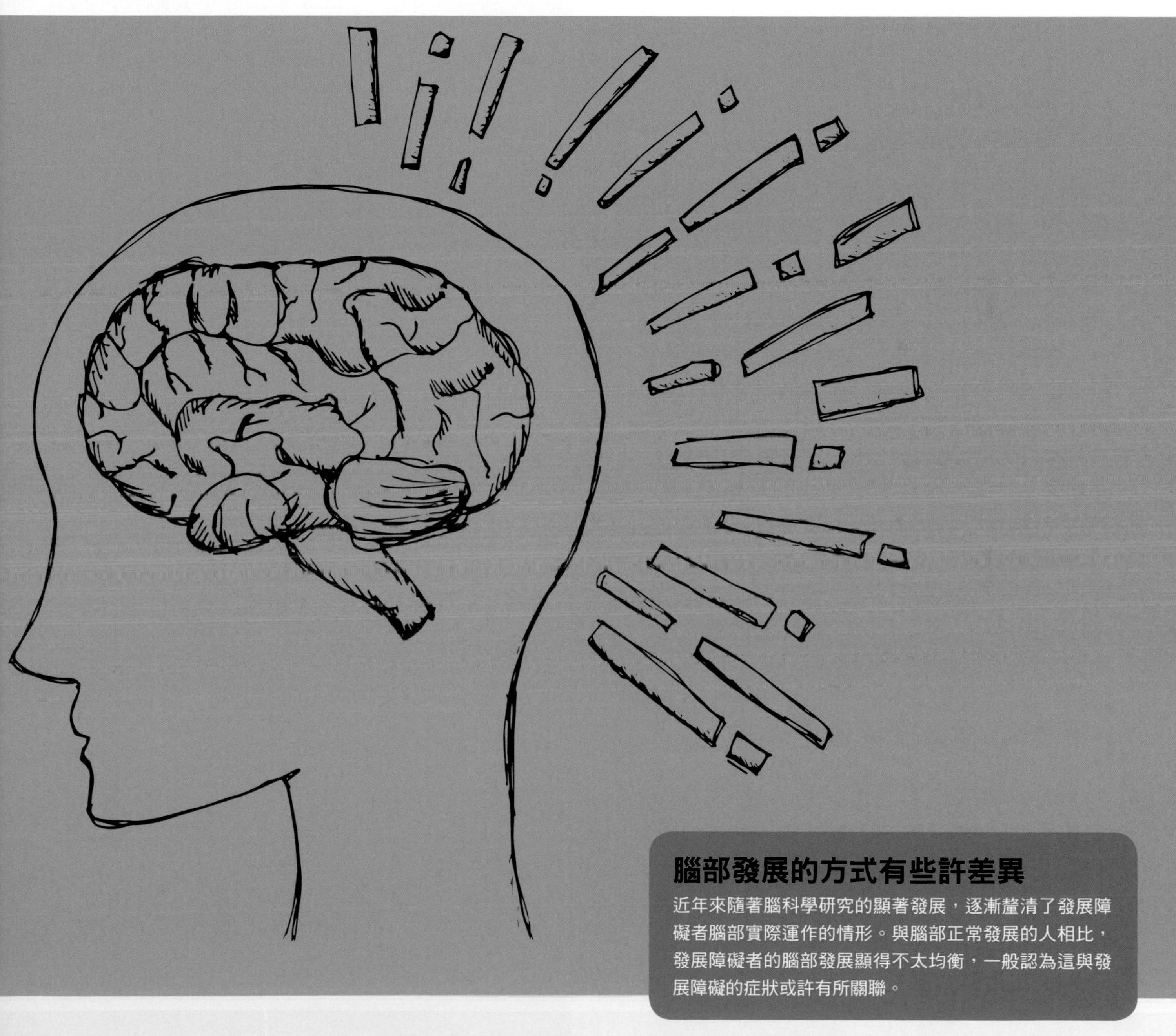

腦部發展的方式有些許差異

近年來隨著腦科學研究的顯著發展，逐漸釐清了發展障礙者腦部實際運作的情形。與腦部正常發展的人相比，發展障礙者的腦部發展顯得不太均衡，一般認為這與發展障礙的症狀或許有所關聯。

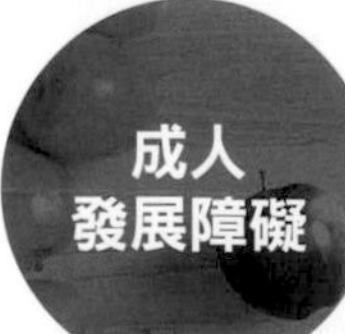

有了孩子以後 才知道有發展障礙

隨著發展障礙逐漸為人所知，「成人發展障礙」也開始受到關注。所謂成人發展障礙，指的是在成年出社會以後才診斷為發展障礙的案例。

學生時期大多不會有太大的問題，但踏入社會後可能會因為工作量增加、與人的交流互動變多、晉升到需要承擔責任的職位或是有了孩子等等，才發現自己有發展障礙。

進入職場後 才發現有發展障礙

舉例來說，某人小時候說話常不懂得分場合和對象，所以常會因為微不足道的事情跟同學發生衝突。可是他憑藉優秀的數學和理科能力念到研究所，進到一家大公司上班。

話雖如此，他卻不太能理解上司和同事的想法，導致關係持續惡化，在職場上遭到排擠。後來經職業醫學科醫師的建議接受專科門診的檢查，才診斷出是ASD。

ADHD的情況也是一樣，有時長大後問題才會顯露出來。即使帶有ADHD的特性但社交能力沒問題的人，不至於會被周遭孤立、排擠。但如果無法準時完成工作、不能遵守約定，總是不管旁人自顧自地說話，就有可能造成職場人際關係惡化。而且患者大多無法同時處理多項工作，因而無法充分發揮能力。

有時是有了孩子以後才發現

有些案例是當了父母之後，才發覺自己有發展障礙。比方說小孩有過動傾向，在上網搜尋相關資訊時卻發現自己也符合ADHD的症狀描述。或是因為就職、結婚等契機讓問題浮現，去醫院接受診察後才診斷為發展障礙。

發展障礙是與生俱來的症狀

「成人發展障礙」並不是長大以後才發病的疾病，有不少案例是因為工作、結婚等契機才發現的。找到自己必須完成的課題、與別人合作解決問題、有效率地同時處理多項工作等等，都是有發展障礙的人較不擅長的領域，會導致症狀變得更加明顯。

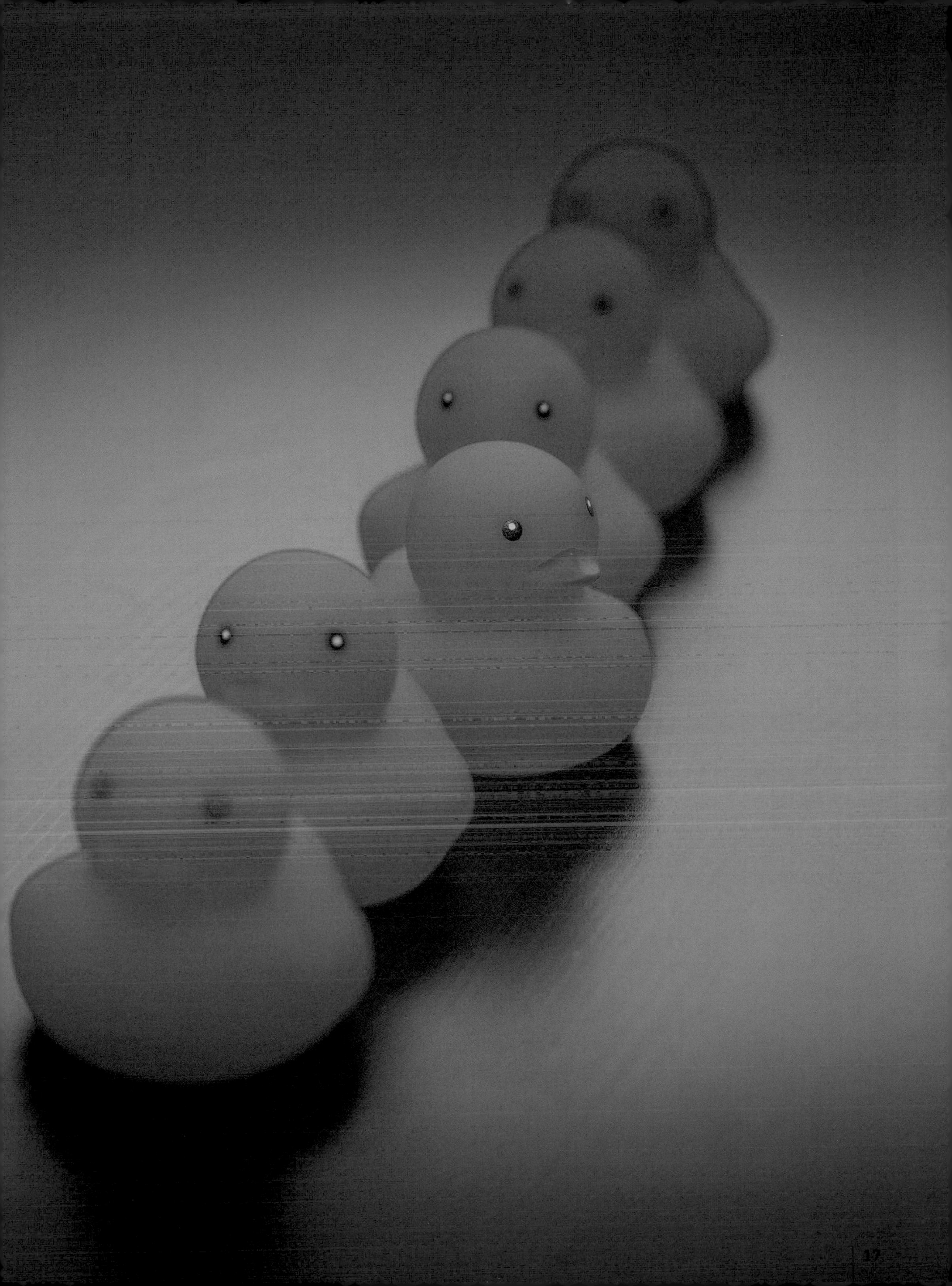

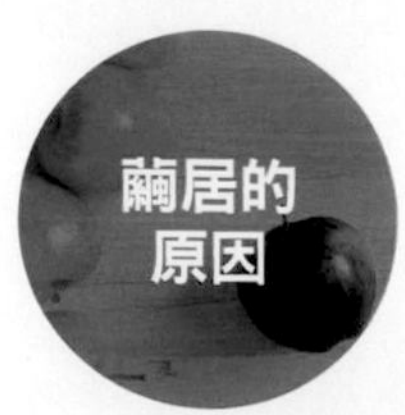

發展障礙是造成繭居的原因之一

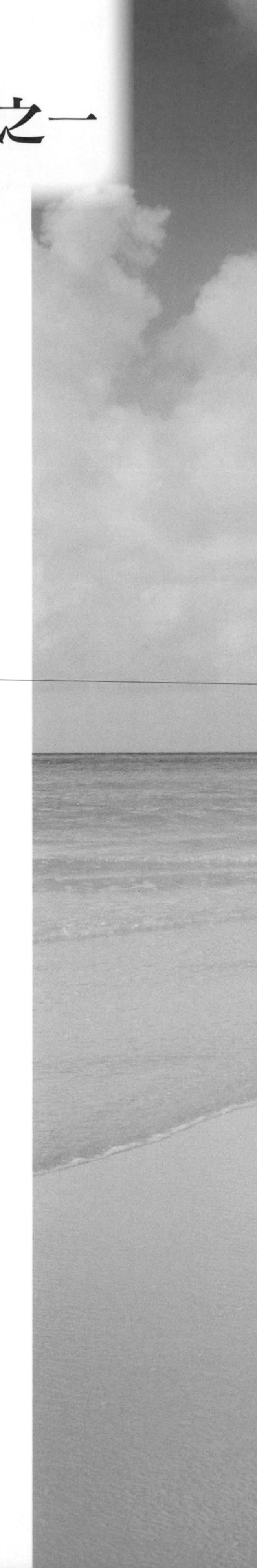

2019年日本內閣府曾以40歲～64歲為對象進行「生活狀況調查」，推算結果顯示全國約有61萬3000人處於繭居狀態。在2015年以15歲～39歲為對象的調查中則估計有54萬1000人，也就是說繭居族人數已經突破了100萬人。

發展障礙可能是導致繭居的原因之一。根據日本厚生勞動省的調查（2007年～2009年），在前往山梨縣等地的精神健康福祉中心接受繭居諮詢的148人當中，大約有35%被診斷為發展障礙，亦即繭居族中有發展障礙症狀的機率很高。

無法融入社會是造成繭居的原因

關於前述內閣府的調查結果，詳情如下所示：在40歲～64歲的調查對象中，造成繭居原因的前五名，依序為辭職（36.2%）、人際關係不佳（21.3%）、生病（21.3%）、無法適應職場（19.1%）、求職不順（6.4%）。

在所有理由當中，最引人注目的是「人際關係困難」和「無法適應職場」。

若ASD的症狀較為嚴重，會導致社會人際互動變得困難。再者，如果是ASD與ADHD的症狀反覆出現的狀況，很容易會被旁人投以異樣的眼光，也有不少人因此成了被孤立、排擠的對象。

此外，與人對話心不在焉、無法專心、坐不住之類的症狀，也可能遭人誤解是生性懶惰，最後就陷入了不得不離職的窘境。為了減輕這樣的問題，首要之務是讓當事者和周圍的人了解發展障礙的特性。

繭居的原因與發展障礙

最近受到矚目的發展障礙症狀，是造成繭居的原因之一。據說處於繭居狀態的人當中，約有3成都帶有某種發展障礙的症狀。選擇繭居的原因，則與職場的人際關係、無法適應工作等等有關。無論是本人還是職場上的同事，都應該要對發展障礙的特性有更多理解。

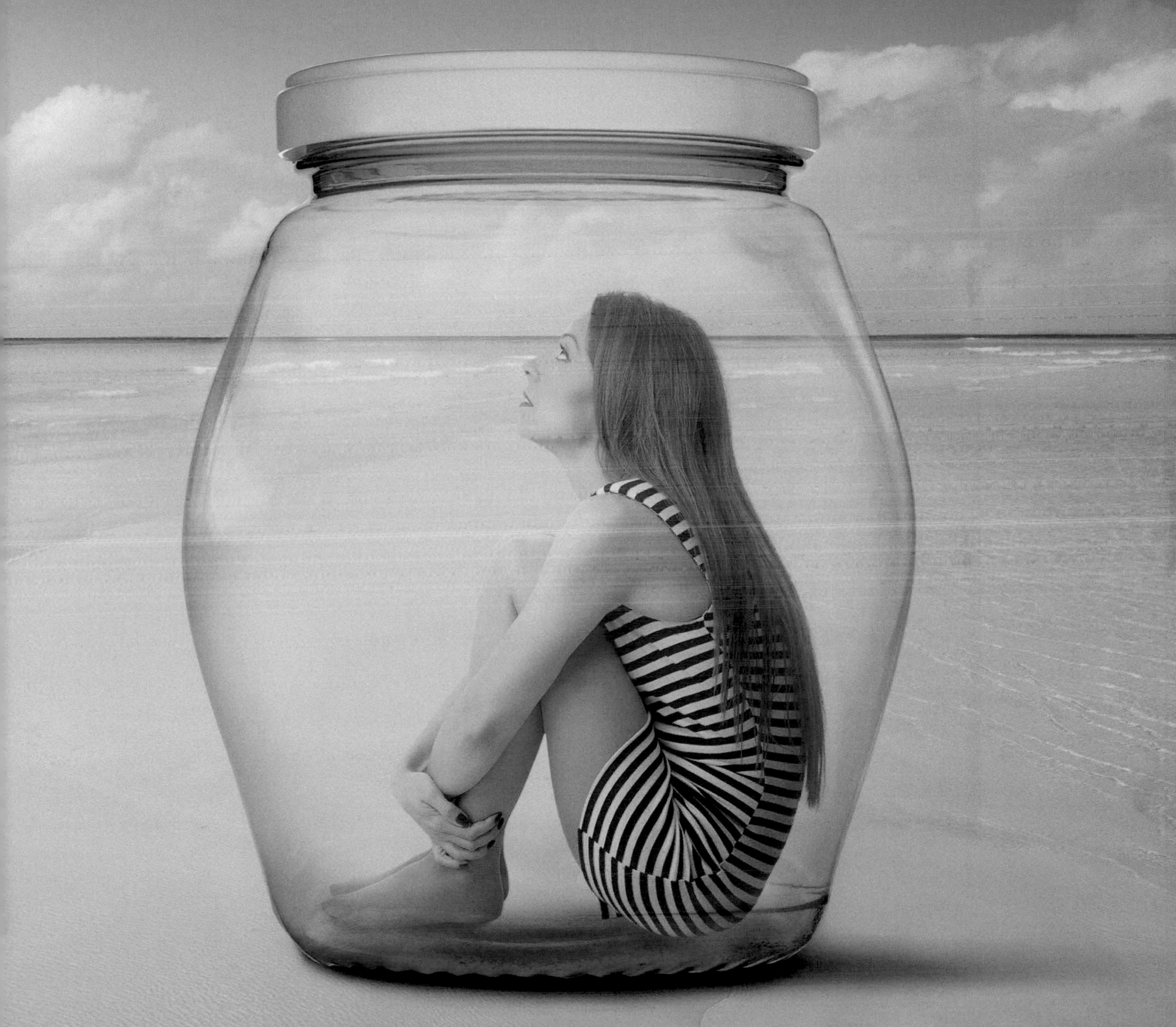

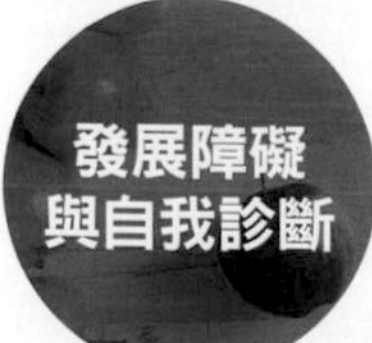

發展障礙很難自我診斷

一般來說，要自我診斷發展障礙的症狀並不容易，因為自我評價和客觀評價不一致的可能性很高，尤其是在社交溝通方面。

無法確認與人溝通是否達成共識

是否可揣摩別人在想些什麼？理解他人的心情？要對自己做出客觀的評價極其困難。再者，當ASD的症狀較為嚴重時，甚至無

難以靠自己判斷是否與對方互相理解

發展障礙的自我診斷很難。當出現ASD的症狀時，要客觀地判斷與對方溝通是否達成共識實有難度，因此必須前往醫療機構接受客觀性的診斷。

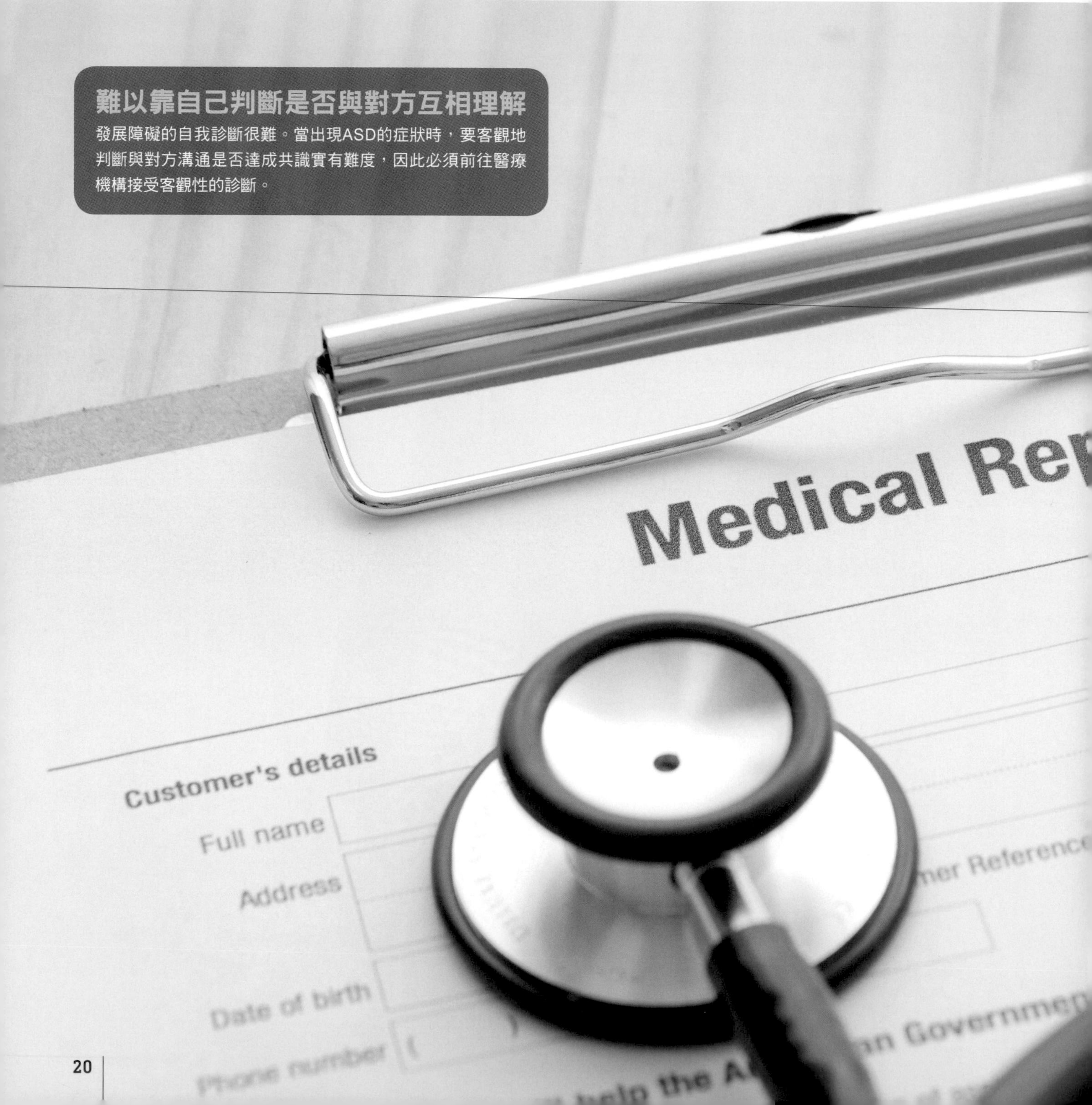

法判斷與他人溝通是否成功。

由於不少人都認為自己與別人溝通無礙，所以要客觀地診斷自身特性更是難上加難。

正因如此，比起自己主動地接受診察，有更多的案例是聽從上司或同事等來自周遭旁人的建議才前往受診的。

自己是否有辦法解讀非語言訊息

DSM-5診斷準則中的社交溝通障礙，是指在與他人的社會人際互動方面有顯著困難。在上述的人際互動中，也包含了能否從表情、視線解讀對方本意的診斷準則。不過，要自己做出是否正確理解非語言訊息的判斷很難，所以才說發展障礙要自我診斷並非易事。

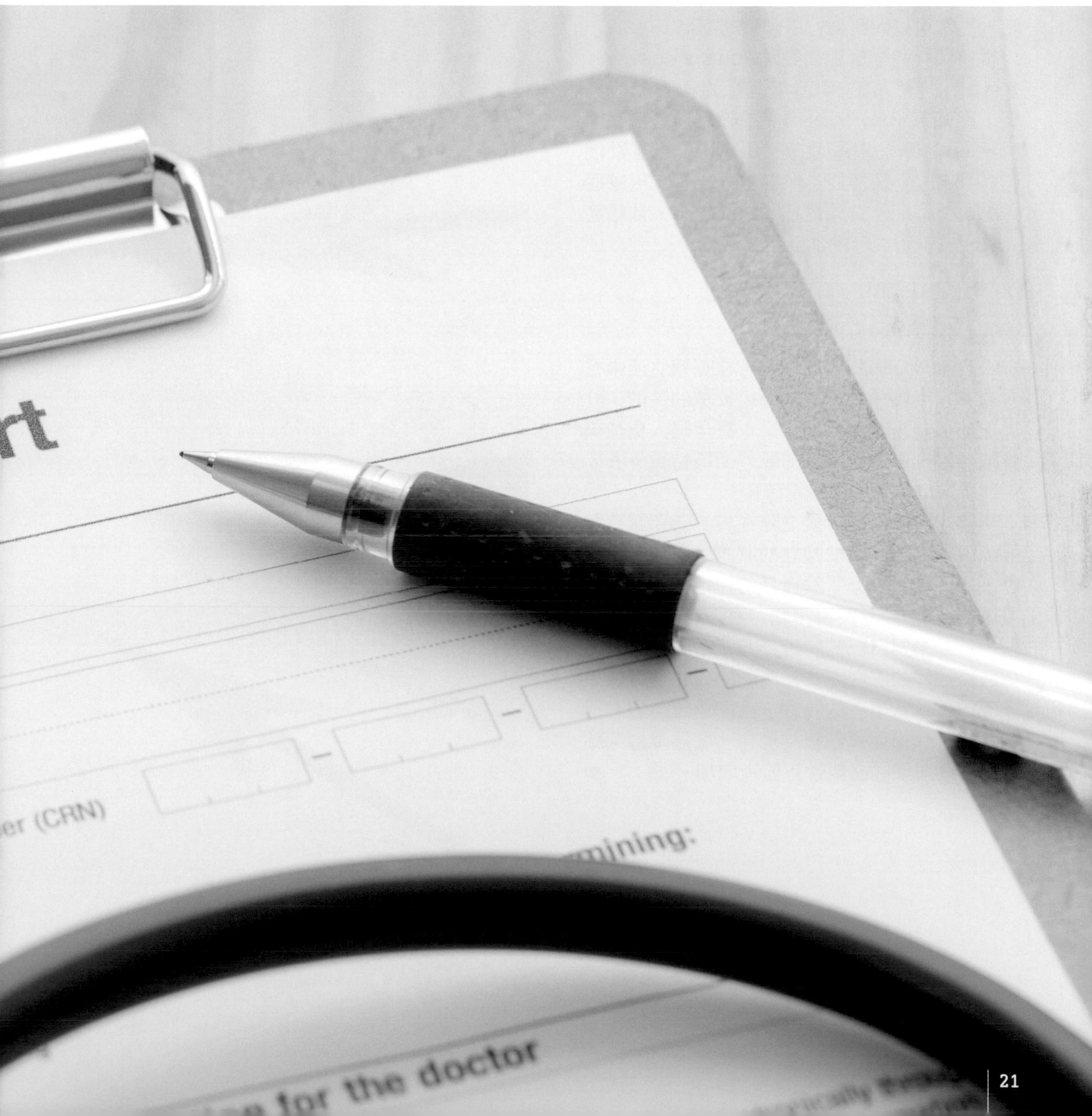

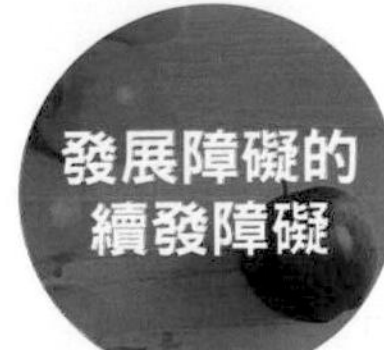

為預防發展障礙的併發症，須找出符合個人特性的應對方式

有不少成人的發展障礙是在憂鬱症、焦慮症、依賴症等併發症發生後才注意到的。若本身有發展障礙的症狀，又發作的其他心理疾病稱為續發障礙。

在調查憂鬱症、焦慮症等症狀的根本原因時，經常可以觀察到發展障礙的症狀。

根據精神科醫師凱斯勒（Ronald Kessler，1943～）等人於2006年進行的美國成人調查，已知38.3%的ADHD發展障礙患者會有情感疾患，像是重鬱症（18.6%）、輕鬱症（12.8%）、躁鬱症（19.4%），還有焦慮症（47.1%）、社交恐懼症（29.3%）、依賴症（15.2%）等共存的症狀。

續發障礙源於無法適應自己的特性

一旦出現發展障礙的症狀，在團體生活中會遭遇許多問題，許多人在歷經反覆的失敗、社交上的孤立後變得自暴自棄，甚至陷入更加焦慮的惡性循環。若這樣的惡性循環持續下去，可能會因此引發各種續發障礙。

預防續發障礙的首要之務在於，避免讓有發展障礙特性的人處於孤立的狀態，所以發展障礙者本人也要充分了解自身的特性才行。由於發展障礙的能力表現不均，使得特徵有強有弱，可如果對自己的特性不夠了解，就有可能採取不恰當的應對方式。周圍的人也是一樣，若不能理解當事者的特性，可能會派發對方不擅長的工作進而導致孤立深化。發展障礙仰賴社會共同解決的必要性正日漸增加。

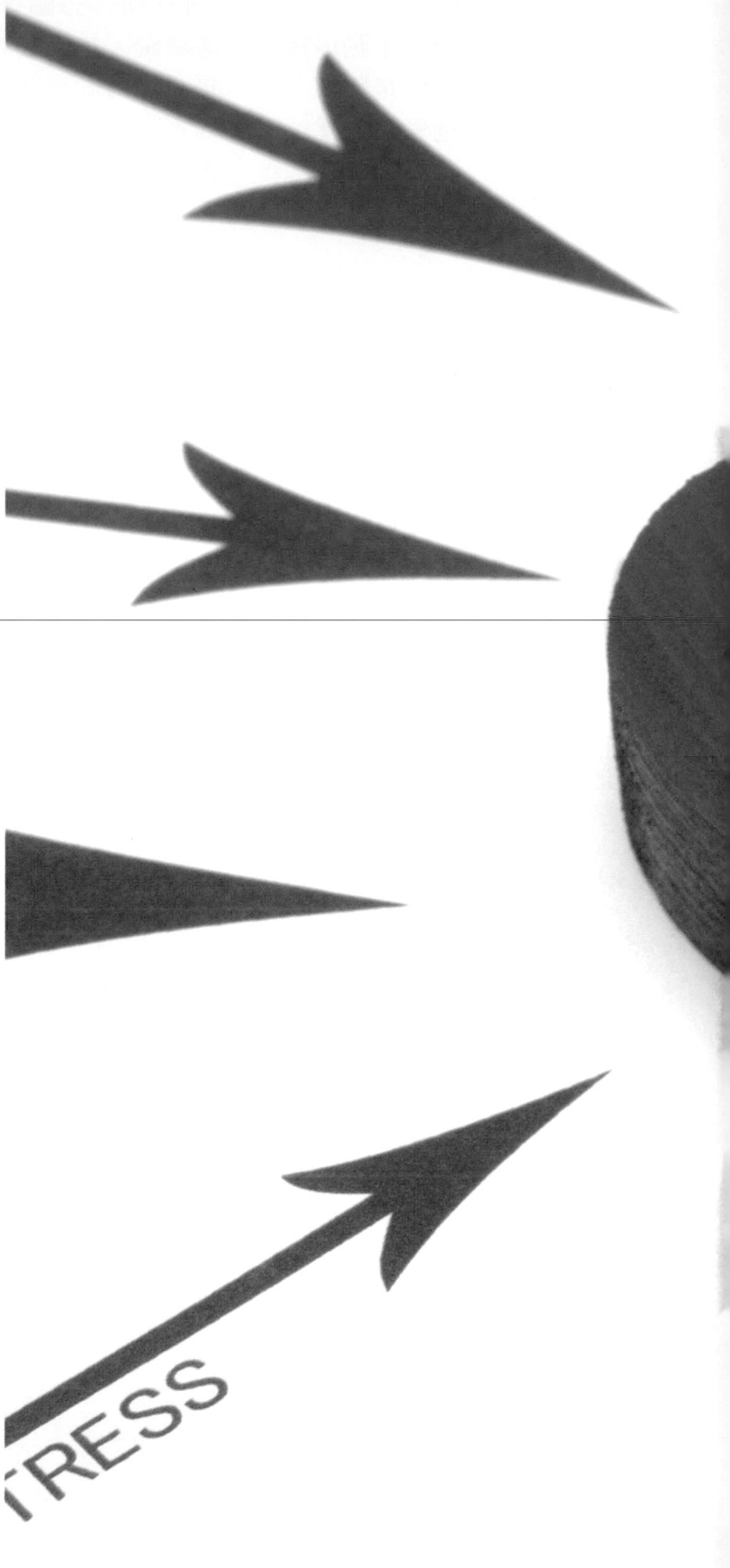

TRESS

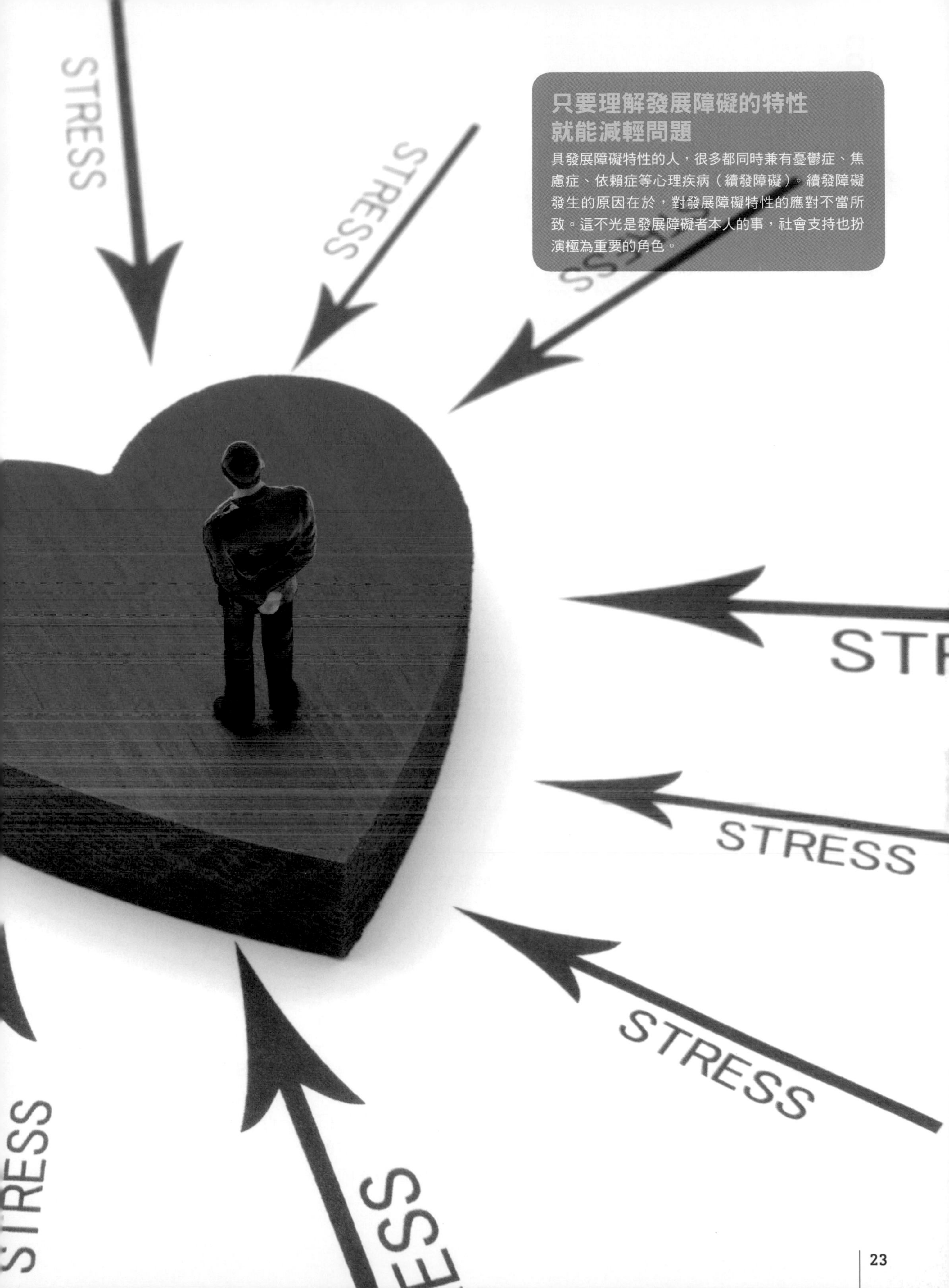

只要理解發展障礙的特性就能減輕問題

具發展障礙特性的人，很多都同時兼有憂鬱症、焦慮症、依賴症等心理疾病（續發障礙）。續發障礙發生的原因在於，對發展障礙特性的應對不當所致。這不光是發展障礙者本人的事，社會支持也扮演極為重要的角色。

column 1

不只是腦部，腸道的影響也很大

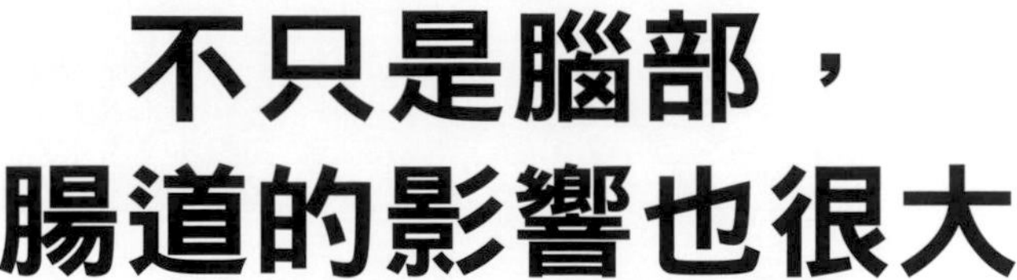

除了腦部以外，腸道菌群也有可能影響發展障礙的症狀

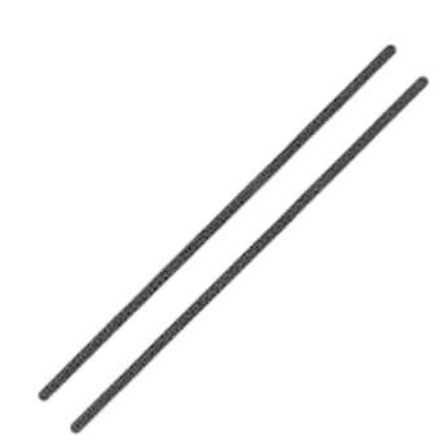

以往的研究中認為，發展障礙的特性是因為腦部功能不平衡所引起的，但近年來發表了不少腸道菌群可能影響發展障礙症狀的論文。以下將介紹腦與腸道的最新研究成果。

就如先前所述，發展障礙是一種精神、行為的失衡，而且直接原因不明。為了探究此心理問題的原因，各式各樣的假說陸陸續續提出，相關研究亦在進行當中。而近年來最受關注的假說，就是認為腸道菌群會影響憂鬱症等精神疾病的症狀。

腸道與腦的相互關係

據說人的腸道內有1000種、1000兆個細菌棲息其中。這些菌群不僅有助於吸收營養，也與維生素、蛋白質的合成以及防止新病原菌入侵有關，亦會影響激素的平衡等等，擔負著維持人體健康的重任。

從最近的研究已知，腸道菌群也會對腦部功能帶來很大的影響，稱之為「腦腸交互作用」（brain-gut interaction）。隨著腦與腸道的關聯性越來越明朗，印證腸道問題為精神疾病原因的研究也漸趨熱絡。

舉例來說，根據2016年日本國立精神神經醫療研究中心神經研究所之研究團隊發表的研究結果顯示，若腸道菌群中的益生菌不足，罹患憂鬱症的風險就會升高。

發展障礙也會受到腸道影響

在至今為止的研究中，也認為發展障礙與腸道有相互關係。例如有ASD症狀的小孩，也會有腹瀉、便祕這類與消化系統相關的各種症狀。根據美國亞利桑那州立大學的調查，有ASD症狀的兒童中約有3～5成會出現腹瀉、便祕等症狀，也確認了ASD的狀態與腸道狀態有相互關係。

已知與正常發育的兒童相比，患有ASD的兒童的腸道菌

腦與腸道息息相關，彼此互相影響

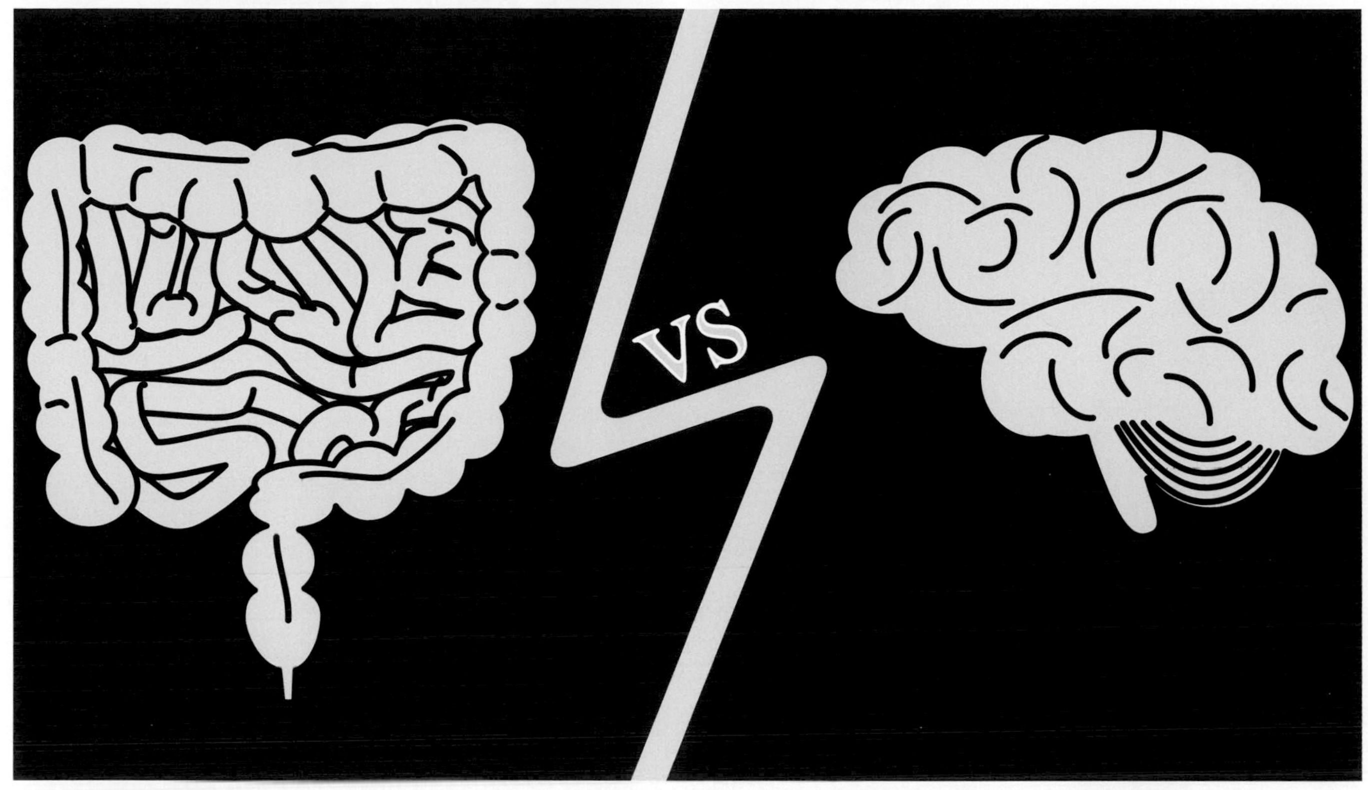

有ASD發展障礙症狀的孩童中，約有3～5成會出現便祕、腹瀉等消化系統的問題。根據過去的研究，已知腦與腸道之間存在著交互作用，當ASD的症狀越嚴重，腸道菌群失衡的情況就會越顯著。

群中，比菲德氏菌等益生菌明顯較少。這導致了腸內的細菌種類失衡，因而使得腸道環境更容易惡化。

研究顯示移植腸道菌群可以改善症狀

亞利桑那州立大學的布朗（Rosa Krajmalnik-Brown）與姜待旭（Dae-Wook Kang）等人的研究團隊，曾對有ASD症狀的孩童進行糞便微生物移植（Fecal Microbiota Transplant）的治療，結果如下所述。

首先，讓有ASD症狀的18名兒童受試者進行腸內洗淨，接著植入一般健康人的腸道菌群。結果發現在治療過後，ASD特有的行為症狀逐漸減少，腸道增加多樣化菌種之後，腹瀉和便祕的問題也隨之改善。再者，治療2年後的追蹤調查報告也顯示ASD的症狀減少了45%。

研究團隊表示，今後的重點將放在腸內的哪種細菌會對發展障礙造成什麼樣的影響，並找出其機制為何。

參考文獻：Dae-Wook Kang, Rosa Krajmalnik-Brown,et.,al. Long-Term Benefit of Microbiota Transfer Therapy in Autism Symptoms and Gut Microbiota, Scientific reports, 9（1）,5821, 2019

2

何謂自閉症譜系障礙（ASD）？

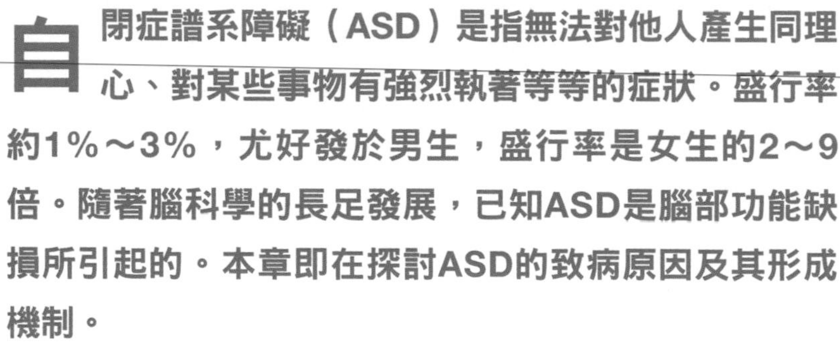

自閉症譜系障礙（ASD）是指無法對他人產生同理心、對某些事物有強烈執著等等的症狀。盛行率約1%～3%，尤好發於男生，盛行率是女生的2～9倍。隨著腦科學的長足發展，已知ASD是腦部功能缺損所引起的。本章即在探討ASD的致病原因及其形成機制。

監修　（第 26 ～ 55、62 ～ 75 頁）**山末英典**
（第 56 ～ 61 頁）**大隈典子**

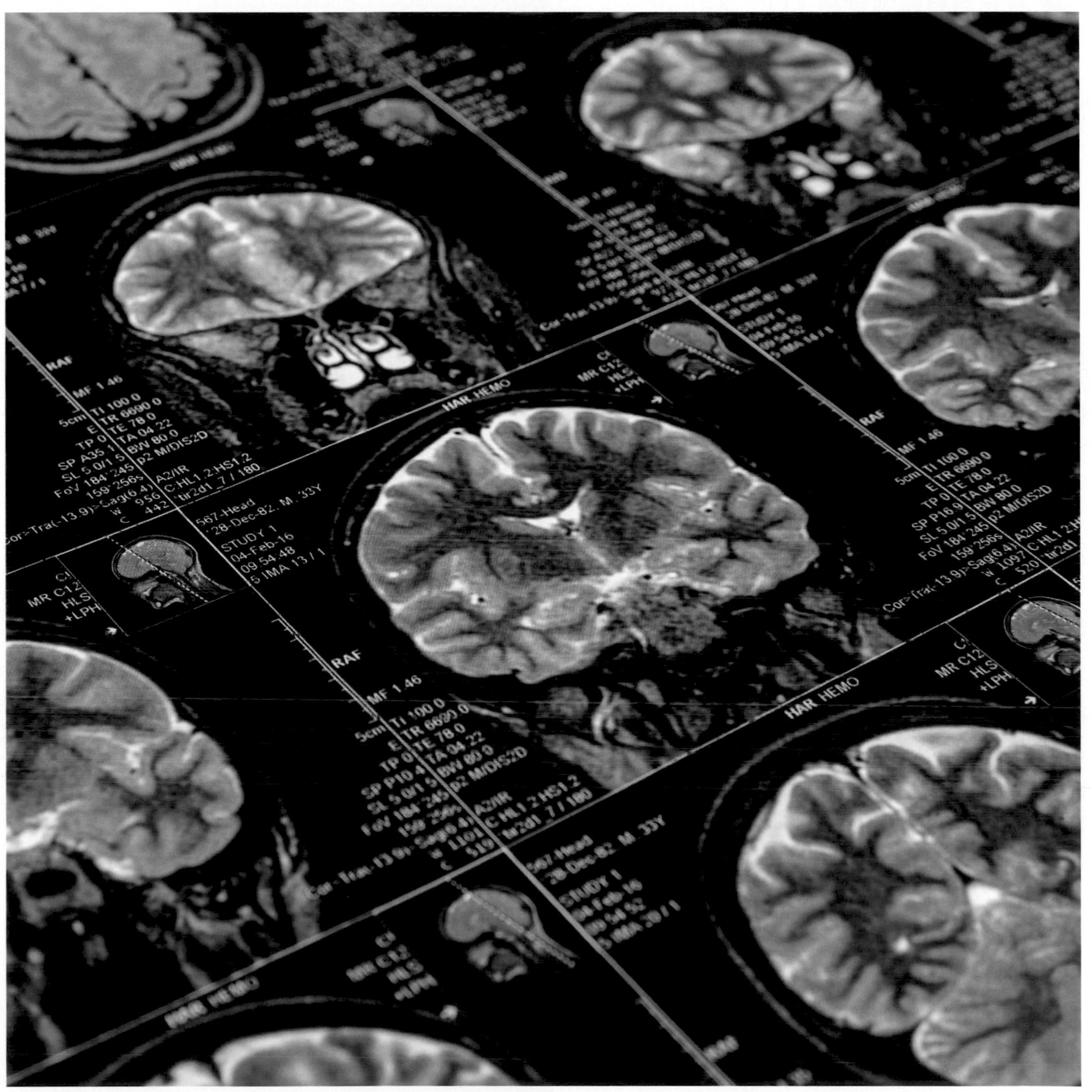

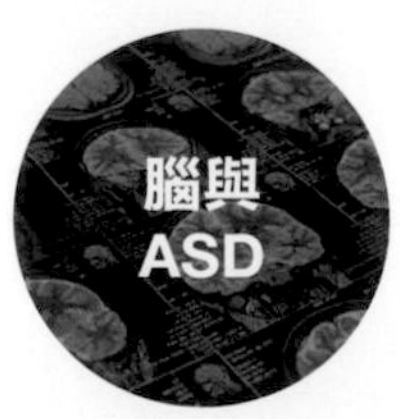

最新腦科學所揭露的ASD致病機制

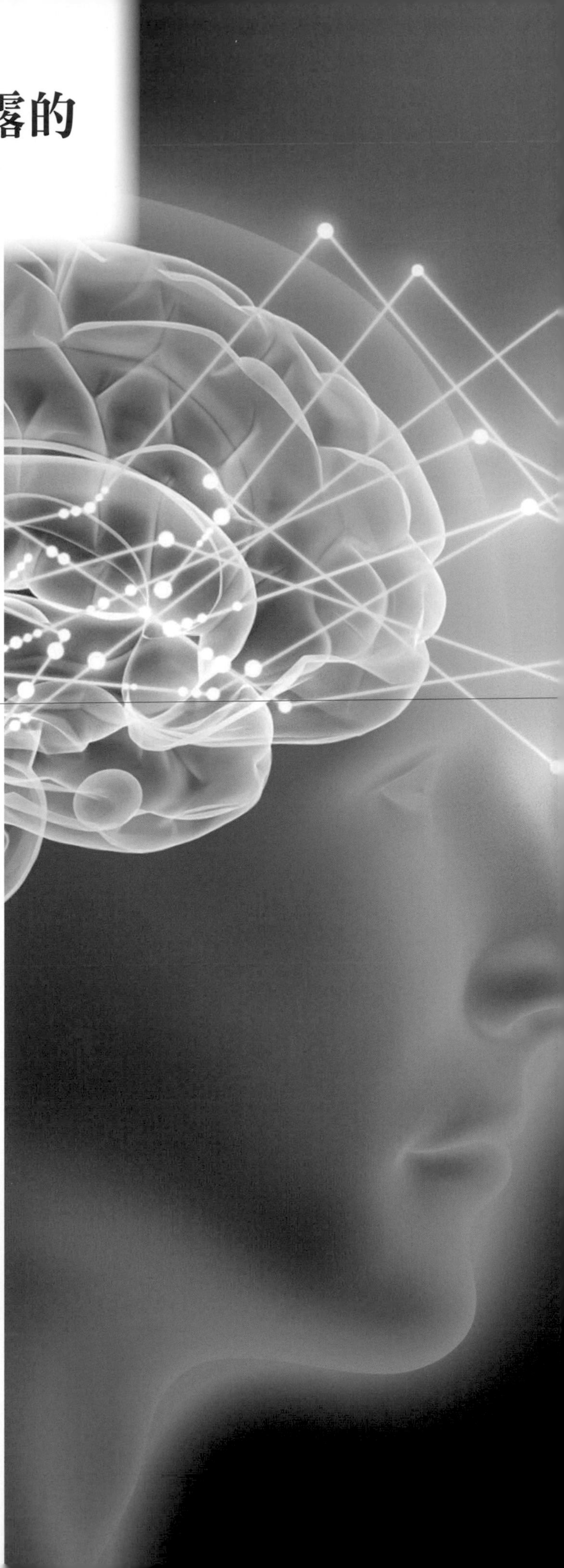

自閉症的概念最早是源自於1943年，由兒童精神科醫師肯納（Leo Kanner，1894～1981）所發表。他提出自閉症的特徵為對人缺乏情緒交流、對某些事物或狀況有強烈執著等症狀。當時認為自閉症是一種無法以口語與人溝通，且伴隨智能障礙的罕見病例。

自閉症和亞斯伯格症候群

1944年小兒科醫師亞斯伯格（Hans Asperger，1906～1980）發表論文，闡述具有與自閉症相似的行為特徵但沒有智能障礙的「亞斯伯格症候群」。到了1981年有精神科醫師吳引（Lorna Wing，1928～2014）發表研究論文，認為肯納和亞斯伯格的病例有諸多類似點，因而提出了症狀其實沒有明確界線的假說。她倡導應以自閉症譜系（如連續的光譜）這個名稱來稱呼，此觀點廣受學界認同，所以目前才統稱為自閉症譜系障礙（Autism Spectrum Disorder，簡稱ASD）。

ASD患者腦部運作與鏡像神經元假說

在近年的研究中，已逐漸釐清ASD與腦部功能的關聯性。透過MRI（磁振造影）及可觀測腦部活動影像的fMRI（功能性磁振造影）等腦影像研究，得以探究到底是腦部的哪個區域會對自閉症譜系障礙症狀造成影響。過去有段時期認為，與語言習得相關的鏡像神經元系統（mirror neuron system）可能和自閉症的症狀有關。不過，目前則認為只以鏡像神經元系統受損為由還無法完全解釋症狀，因此尚在嘗試從多方角度切入進行更深入的研究。

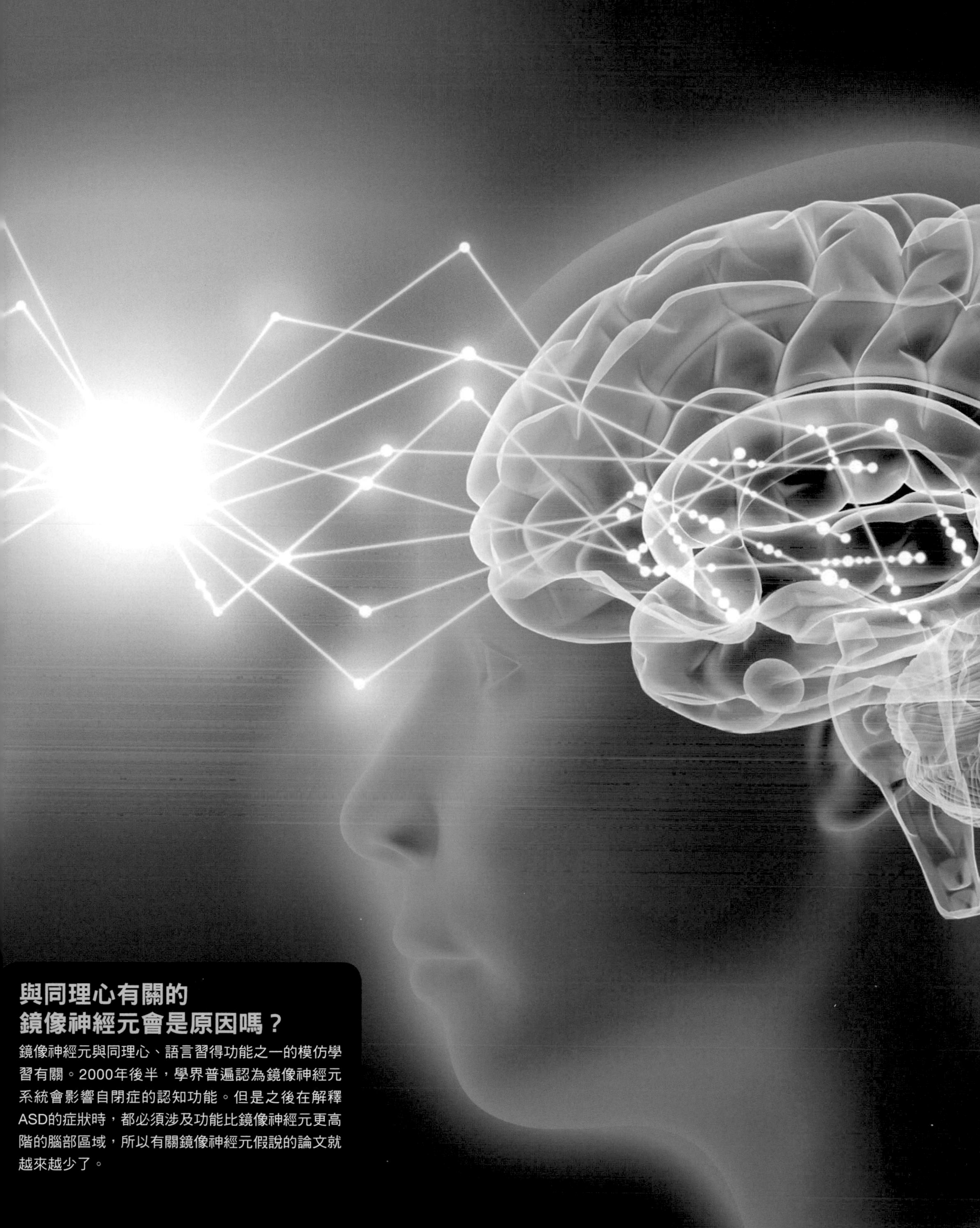

與同理心有關的鏡像神經元會是原因嗎？

鏡像神經元與同理心、語言習得功能之一的模仿學習有關。2000年後半，學界普遍認為鏡像神經元系統會影響自閉症的認知功能。但是之後在解釋ASD的症狀時，都必須涉及功能比鏡像神經元更高階的腦部區域，所以有關鏡像神經元假說的論文就越來越少了。

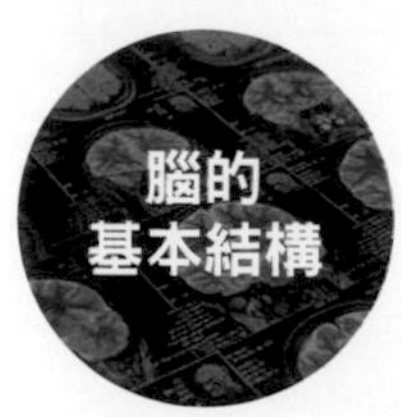

控制身體所有部位的神經細胞集合體

在介紹最先進的研究之前，先來說明腦的基本結構。

成人的腦重約1200～1500公克。在顱內有名為「腦脊髓液」（cerebrospinal fluid）的無色透明液體包覆浸潤著腦。腦是由「神經元」（neuron）與「神經膠細胞」（glia cells）這兩種細胞所構成。

人腦表面布滿了許多皺褶（**A**）。這些「皺褶」就是能控制知覺、思考、運動的「大腦皮質」（cerebral cortex）。皺褶分布並非完全隨機，大型皺褶（腦溝）的位置大致上是固定的。以這些大型皺褶為界，可將腦分成額葉、頂葉等區域（下圖）。順帶一提，「葉」（lobe）為解剖學用語，是指臟器的某個部位。

腦基本上是左右對稱的結構（**B**）。其表面的「大腦皮質」顏色較深，這裡是神經細胞「本體」（細胞體）的聚集處。至於

腦的結構

這裡整理了腦的側剖面與橫剖面結構。然而，腦的結構十分複雜，沒辦法在這裡盡數詳細說明。這裡的介紹以代表性結構以及第2、3章解說的部位為主。

B. 從腦的前方看向腦的剖面圖

腦表面（大腦皮質）是許多神經細胞的細胞體聚集的地方，腦內部（大腦髓質）則含有許多神經細胞的軸突。

由插圖可以看出，腦的內部也有「尾狀核」（caudate nucleus）與「殼核」（putamen）等顏色如大腦皮質一樣深、聚集了許多神經細胞的區域，且呈左右對稱分布（基底核）。像是大腦皮質、基底核這種聚集了許多神經細胞的部位（圖中深色部分）合稱「灰質」（gray matter）。

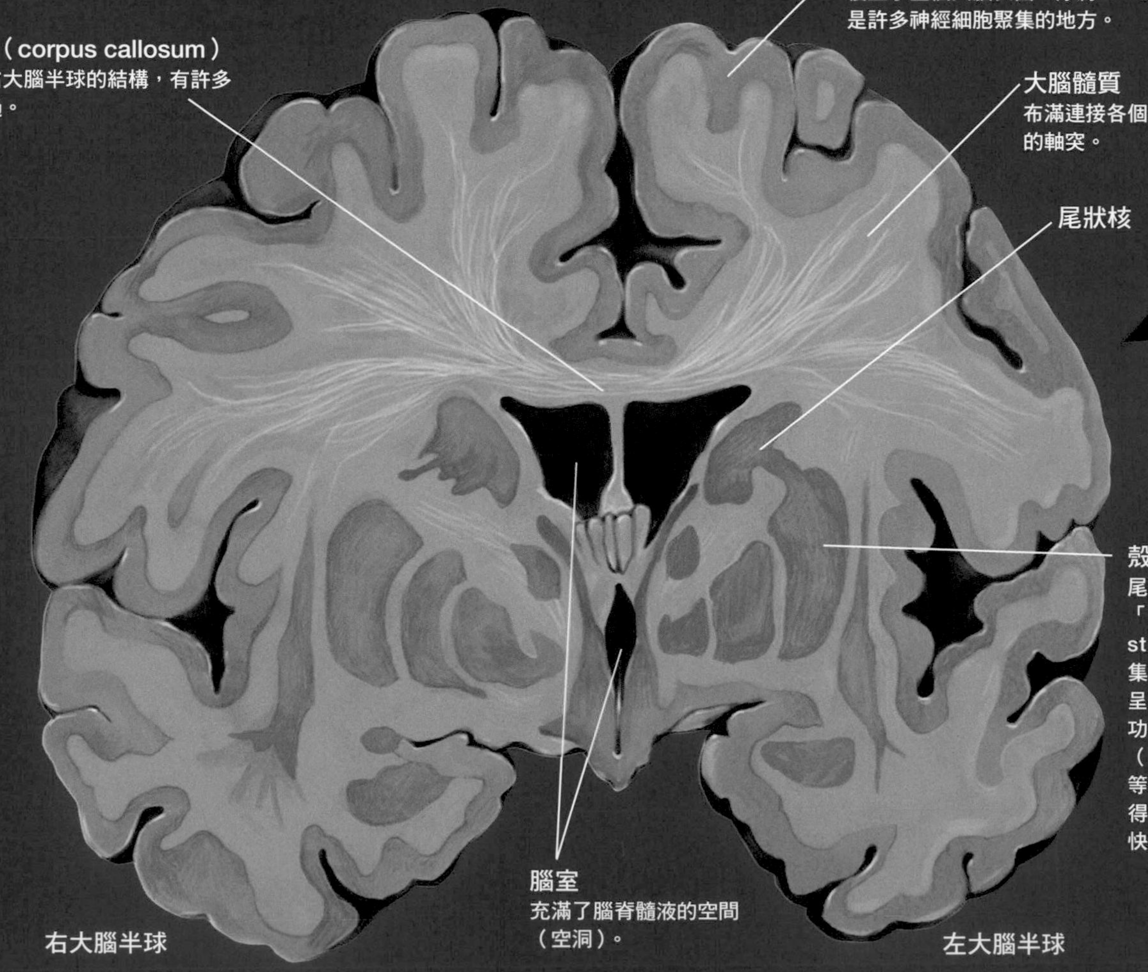

大腦皮質
覆蓋了整個大腦表面，厚約2～4毫米，是許多神經細胞聚集的地方。
胼胝體（corpus callosum）
連接左右大腦半球的結構，有許多軸突經過。
大腦髓質
布滿連接各個神經細胞的軸突。
尾狀核
殼核
尾狀核與殼核合稱「紋狀體」（corpus striatum），這裡聚集了許多神經細胞，呈左右對稱分布。其功能與「酬賞系統」（reward system）等相關，當人的需求得到滿足時就會產生快感。
腦室
充滿了腦脊髓液的空間（空洞）。
右大腦半球
左大腦半球

腦內部則是顏色較淡、偏白的「大腦髓質」（白質）。其內有許多「纜線」（軸突）將大腦左右半球的神經細胞連接在一起，也將大腦深處與表面的神經細胞連接在一起。

另外，腦內某些特定區域聚集了許多神經細胞，在腦內呈左右對稱分布，稱作「基底核」（basal ganglia），與採取行動的熱忱有關。

沿著左右半腦的界線切開，其剖面圖如（**C**）所示。被大腦包覆的「間腦」（diencephalon）位於腦深處中央部位，其中心為「視丘」（thalamus）。視丘能收集嗅覺之外的各種感覺訊號並將之傳送到大腦。

視丘下方有「橋腦」（pons）、「延腦」（medulla）等部位，可以調整呼吸與心臟的節奏。

視丘右下方則有「小腦」，表面有比大腦更細緻的無數皺褶。小腦可以調節眼球、手腳動作、姿勢等。

如果把腦比喻成一棵樹，間腦、橋腦、延腦就相當於「樹幹」的部分，所以三者合稱為「腦幹」。延腦末端與沿著脊椎骨延伸的神經束「脊髓」相連。

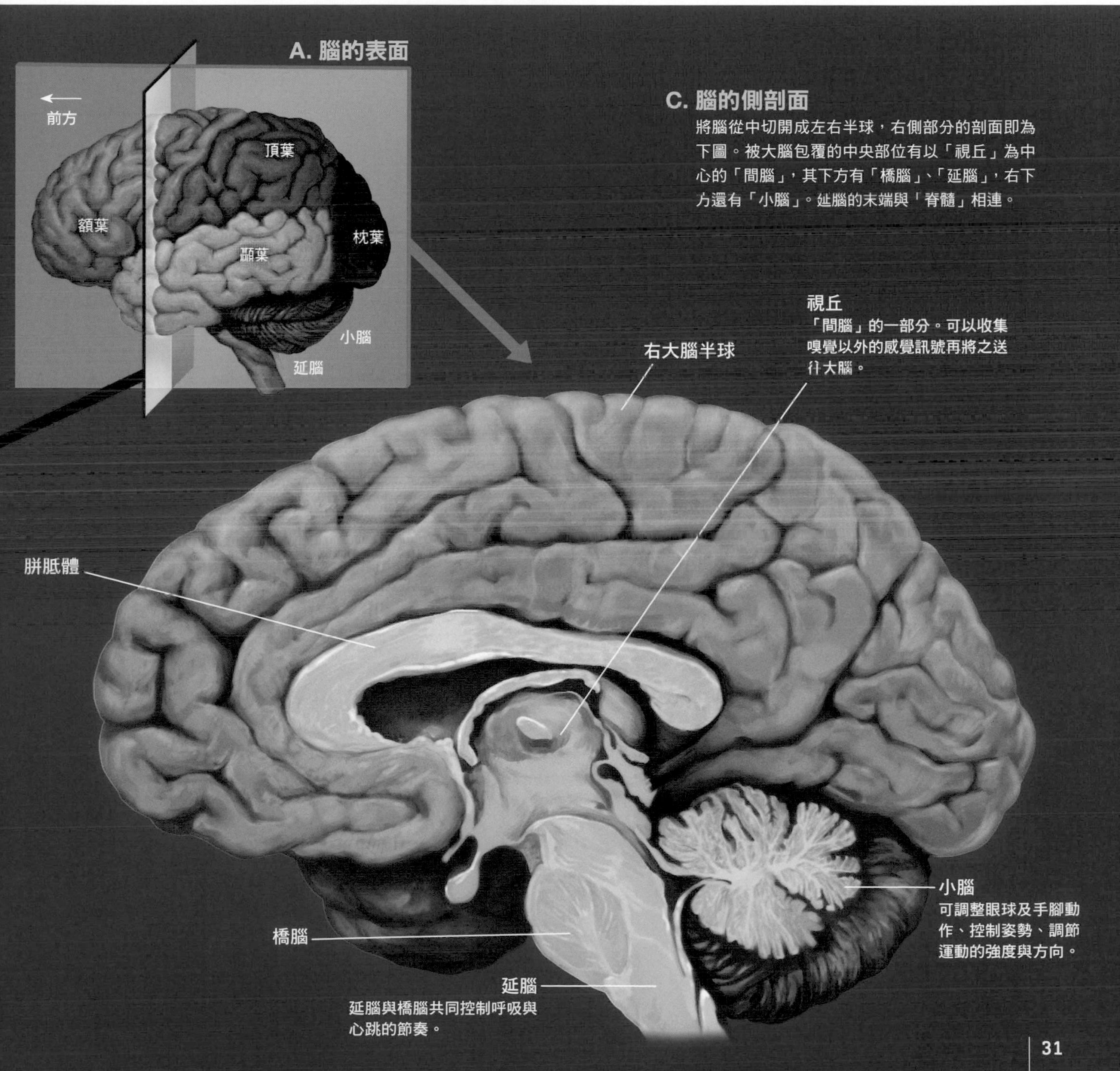

A. 腦的表面
前方
頂葉
額葉
枕葉
顳葉
小腦
延腦
C. 腦的側剖面
將腦從中切開成左右半球，右側部分的剖面即為下圖。被大腦包覆的中央部位有以「視丘」為中心的「間腦」，其下方有「橋腦」、「延腦」，右下方還有「小腦」。延腦的末端與「脊髓」相連。
視丘
「間腦」的一部分。可以收集嗅覺以外的感覺訊號再將之送往大腦。
右大腦半球
胼胝體
小腦
可調整眼球及手腳動作、控制姿勢、調節運動的強度與方向。
橋腦
延腦
延腦與橋腦共同控制呼吸與心跳的節奏。

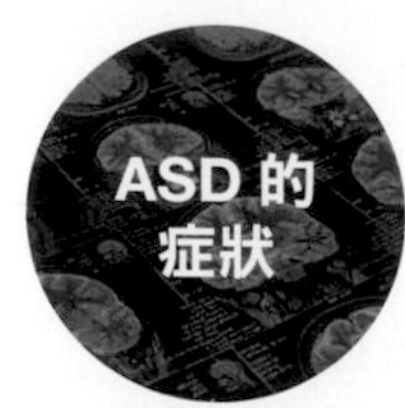

ASD的症狀可分成兩大類

自閉症譜系這個名稱是由精神科醫師吳引所提出，帶有「連續」的含義。譜系的英文「spectrum」若以彩虹的「光譜」去聯想，應該就比較容易理解了。雖然各顏色都有明顯的特徵，但每種顏色之間卻又呈現連續性分布，沒有清晰的界線。自閉症的特性就如同彩虹的顏色，是連續沒有界線之分的症狀表現。比方說有的人自閉症的特性很強，也有的人是雖具有自閉症特性但程度未達自閉症的診斷準則。上述連續性現象正是ASD的特徵。也因為這樣，2013年美國精神醫學會制定的精神疾病診斷準則DSM-5中，已將自閉症和亞斯伯格症候群統稱為ASD。

ASD的主要症狀從三大類改為兩大類

本書是以「自閉症譜系障礙」來指稱ASD。不過近來也有人主張ASD是先天的特性而非障礙，應以「自閉譜系疾患」稱呼為佳。DSM-5中文版（合記圖書，2018年）中所刊載的診斷名稱則為「自閉症類群障礙症」。

早期ASD有三個診斷準則，分別是：①在與他人社交互動上有障礙；②只了解表面語意的溝通障礙；③反覆的行為模式。其中的①和②指的是隨著年齡增長，發展出與他人在非語言和語言溝通上的問題。由於有些特性同時橫跨了①和②，所以DSM-5中是將這兩個項目合併為社交溝通障礙。至於③的部分指的是對特定興趣或行為的侷限、執著，不過近來連聽覺、皮膚之類的感覺敏感以及獨特記憶等等也都涵蓋在內了。

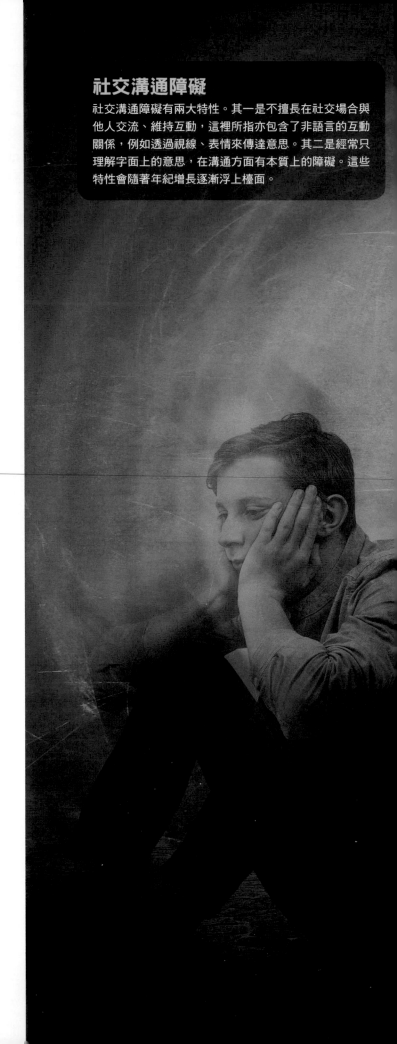

社交溝通障礙

社交溝通障礙有兩大特性。其一是不擅長在社交場合與他人交流、維持互動，這裡所指亦包含了非語言的互動關係，例如透過視線、表情來傳達意思。其二是經常只理解字面上的意思，在溝通方面有本質上的障礙。這些特性會隨著年紀增長逐漸浮上檯面。

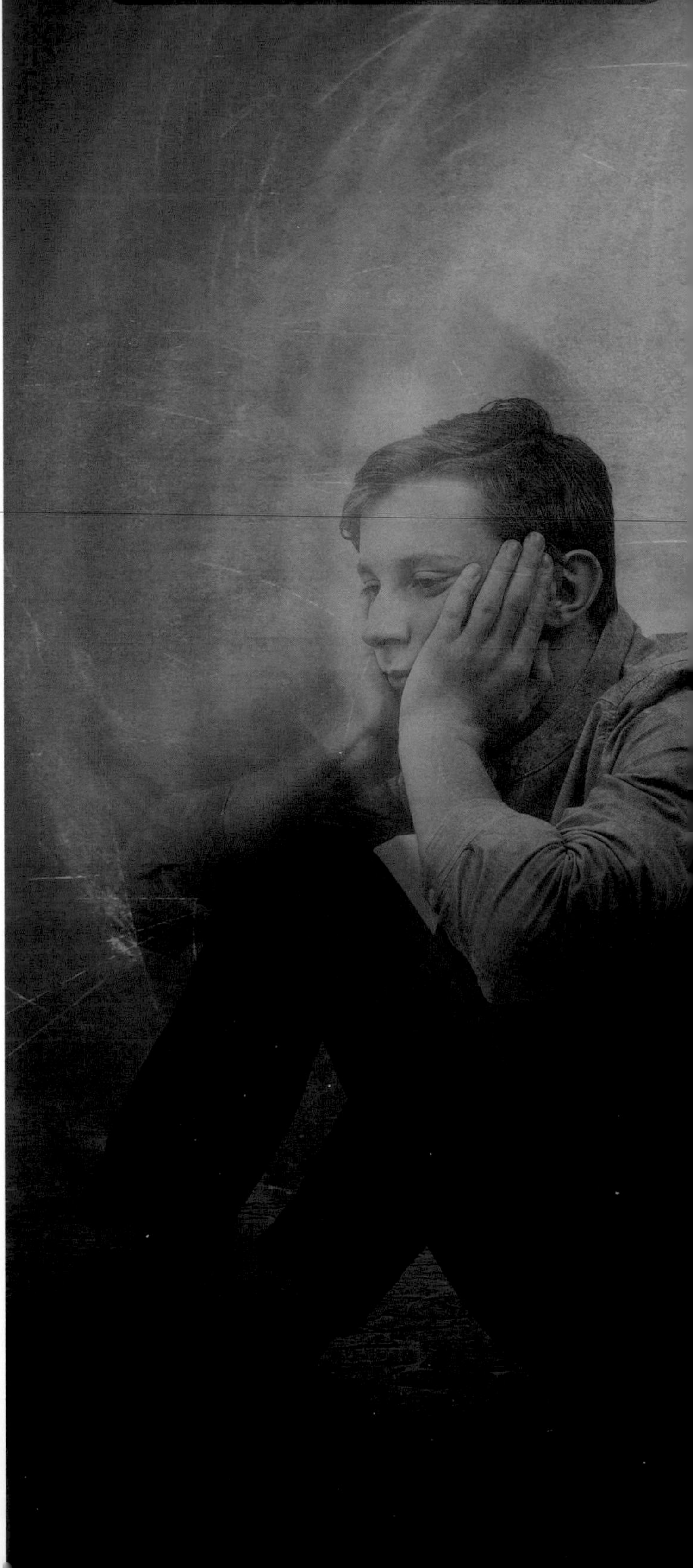

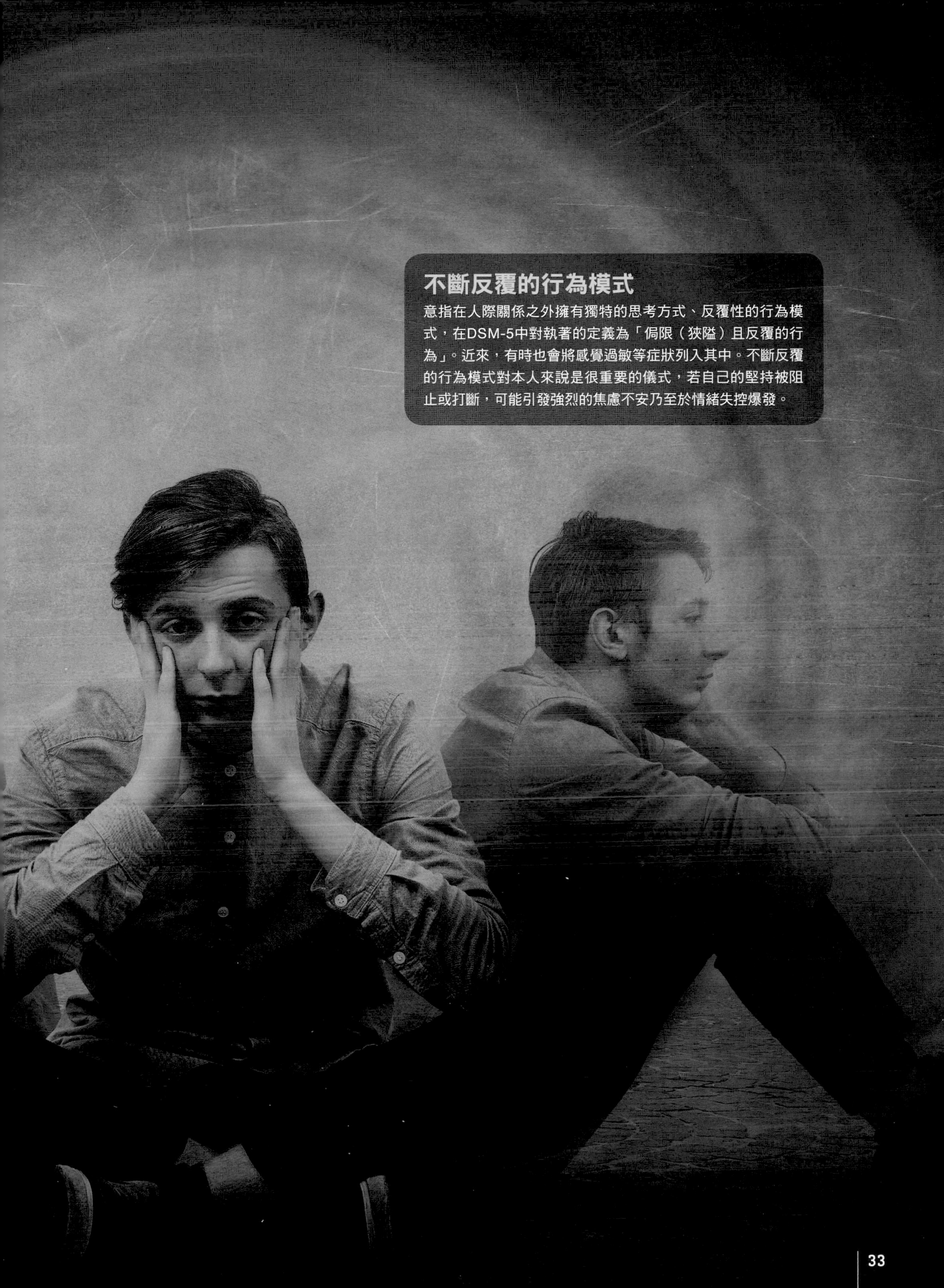

不斷反覆的行為模式

意指在人際關係之外擁有獨特的思考方式、反覆性的行為模式，在DSM-5中對執著的定義為「侷限（狹隘）且反覆的行為」。近來，有時也會將感覺過敏等症狀列入其中。不斷反覆的行為模式對本人來說是很重要的儀式，若自己的堅持被阻止或打斷，可能引發強烈的焦慮不安乃至於情緒失控爆發。

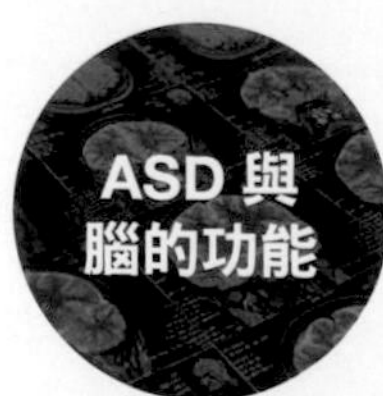

內側前額葉皮質的功能較弱

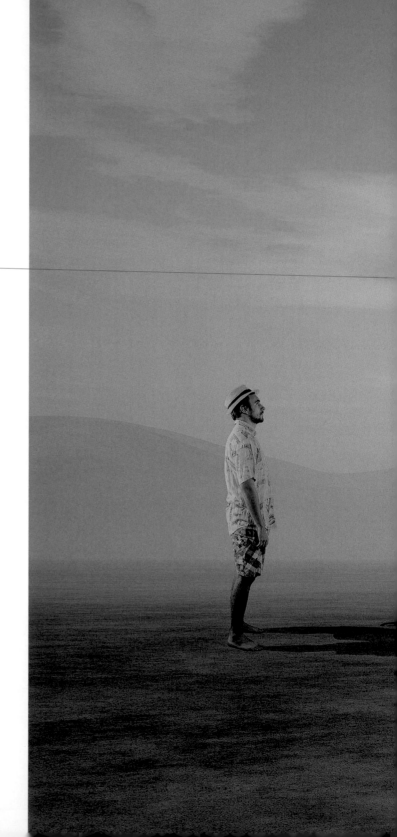

為探究ASD致病原因的腦部研究，如今進展到什麼程度了呢？目前針對腦中掌管社交能力的區域已有諸多研究及成果，與社交活動息息相關的內側前額葉皮質之功用也逐漸明朗。

一般來說，溝通成立的前提是在說話的人傳達訊息之後，聽者對該訊息做出一定的反應。如果對方的反應很熱絡，說話的人才會願意繼續聊下去。此時，負責綜合性判斷對方反應究竟是「覺得有趣」還是「感到無聊」的就是內側前額葉皮質。

而且內側前額葉皮質還會將判斷訊息傳送至基底核中名為酬賞系統（或稱為獎賞系統）的神經迴路。依判斷訊息可以揣摩聽者的內心想法，決定是要繼續這個主題還是要換個話題聊聊比較好。

非語言溝通的判斷也與內側前額葉皮質有關

內側前額葉皮質會對聽者的反應做出綜合性判斷，而且依據並不侷限於話語，對於視線、表情等非語言訊息的判斷也有很大占比。關於這點，已由山末英典博士等人所組成的研究團隊予以證實。在透過fMRI觀察腦部活動狀態時，發現有ASD特性的人在內側前額葉皮質處理非語言訊息之區域的功能較弱。具ASD特性的人難以解讀非語言訊息的臉部表情，因此傾向從話語、談話內容等語言訊息去判斷對方的反應。由此可知，不擅長社交溝通的原因與腦部活動有關。

控制社交行為的腦部區域

與人溝通時，是由位於額葉的內側前額葉皮質負責判斷對方反應。為了能迅速處理表情、語調、談話內容的分歧等訊息，備有複雜的神經網路。具ASD特性的人在內側前額葉皮質處理非語言訊息之區域的功能較弱，所以要解讀對方微妙的表情變化實有難度。

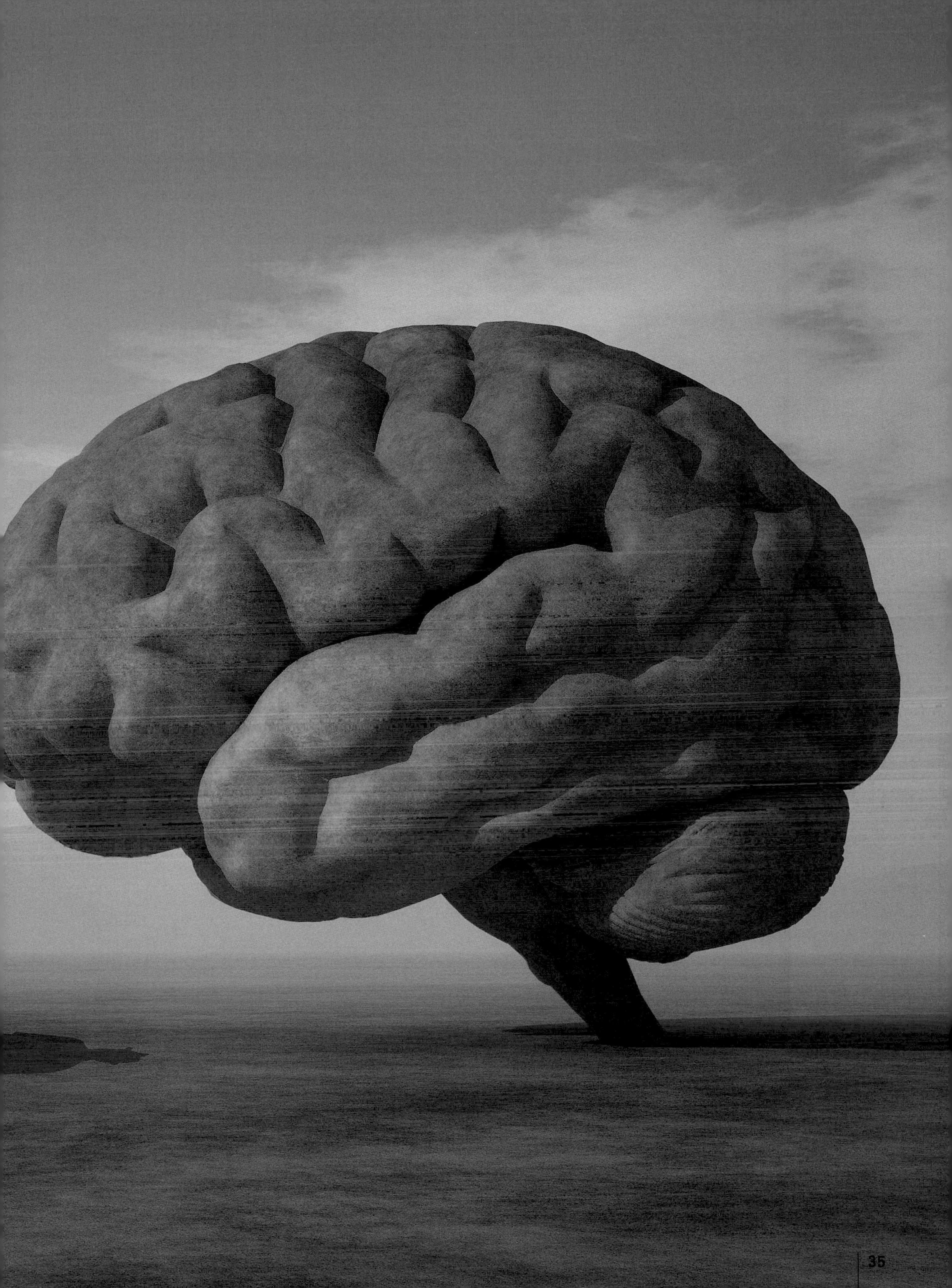

負責讀取他人想法的腦部區域

從前頁的介紹可知，在判斷對方反應或是要對表情、視線等非語言訊息做出合宜的反應時，內側前額葉皮質扮演著很重要的角色。而且最近的研究還發現內側前額葉皮質也掌管揣摩他人想法的能力。

獼猴也能站在對方立場考慮問題

確認是否理解他人想法的方法之一為「錯誤信念作業」（false belief task）。也就是在對方不知道自己已知實情的狀況下，能否正確預測對方行為的測試。

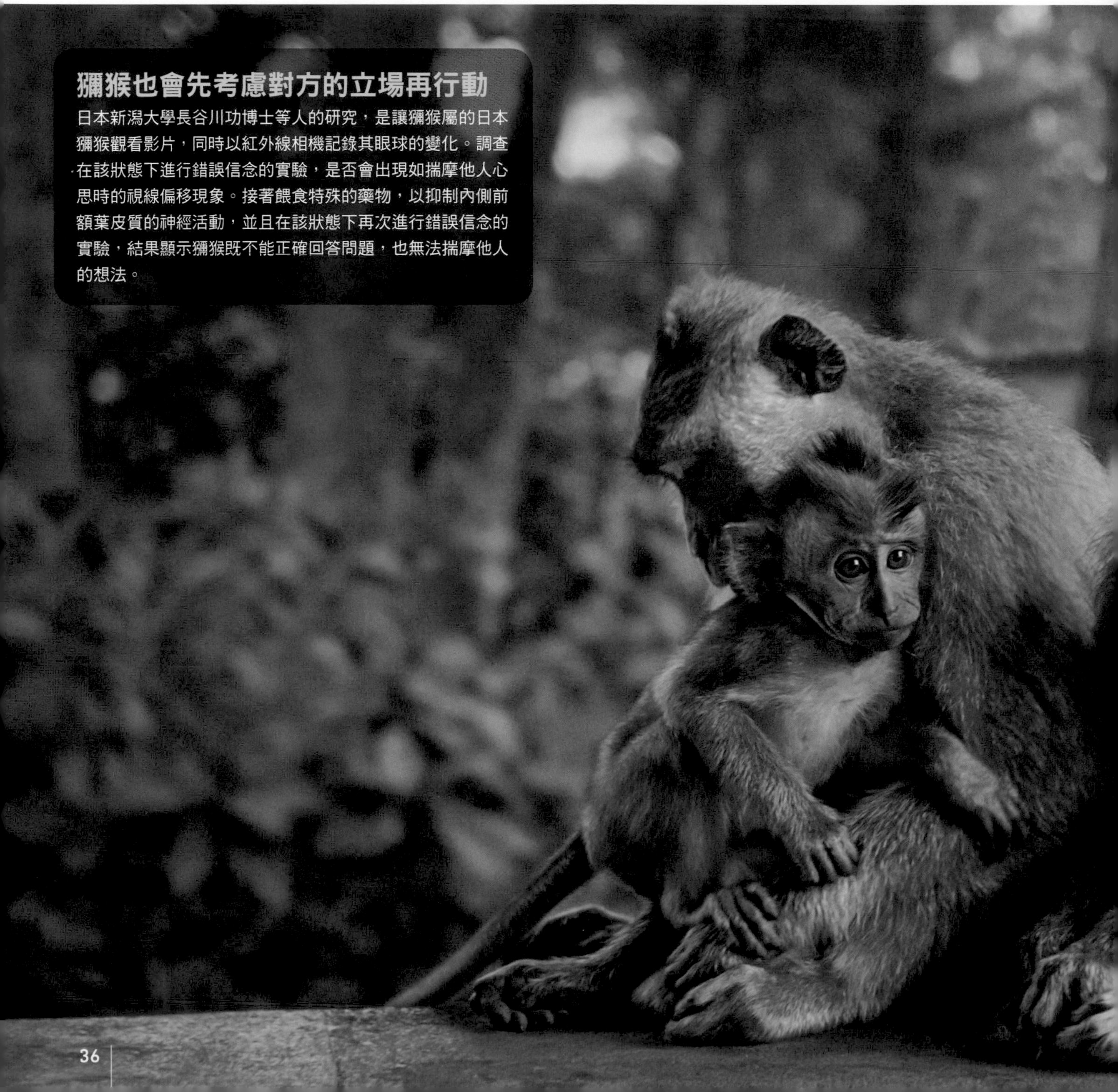

獼猴也會先考慮對方的立場再行動

日本新潟大學長谷川功博士等人的研究，是讓獼猴屬的日本獼猴觀看影片，同時以紅外線相機記錄其眼球的變化。調查在該狀態下進行錯誤信念的實驗，是否會出現如揣摩他人心思時的視線偏移現象。接著餵食特殊的藥物，以抑制內側前額葉皮質的神經活動，並且在該狀態下再次進行錯誤信念的實驗，結果顯示獼猴既不能正確回答問題，也無法揣摩他人的想法。

在以人類為對象的腦部影像研究中，已知在進行錯誤信念作業的過程中，包含內側前額葉皮質在內的大範圍腦部迴路都處於活化的狀態。話雖如此，與心智理論（theory of mind）有直接因果關係的腦部區域尚待解明。

日本新潟大學長谷川功博士等人所組成的研究團隊，曾經讓與人科（Hominidae）親緣關係相近的獼猴屬（Macaca）動物日本獼猴觀看影片，進行錯誤信念的實驗。研究結果顯示，人類以外的動物在與內側前額葉皮質功能相關的「讀取他人想法之能力」也進化了。

內側前額葉皮質的神經活動與讀取他人想法的功能有關

此外，在抑制獼猴內側前額葉皮質神經活動的狀態下對其進行錯誤信念實驗後，發現獼猴既不能理解登場人物的錯誤信念，也無法預測對方接下來的行為，不過依舊保有視覺、眼球運動、記憶等能力。也就是說，從實驗結果可知當內側前額葉皮質的神經網路沒有正常運作，就無法揣摩他人的想法。

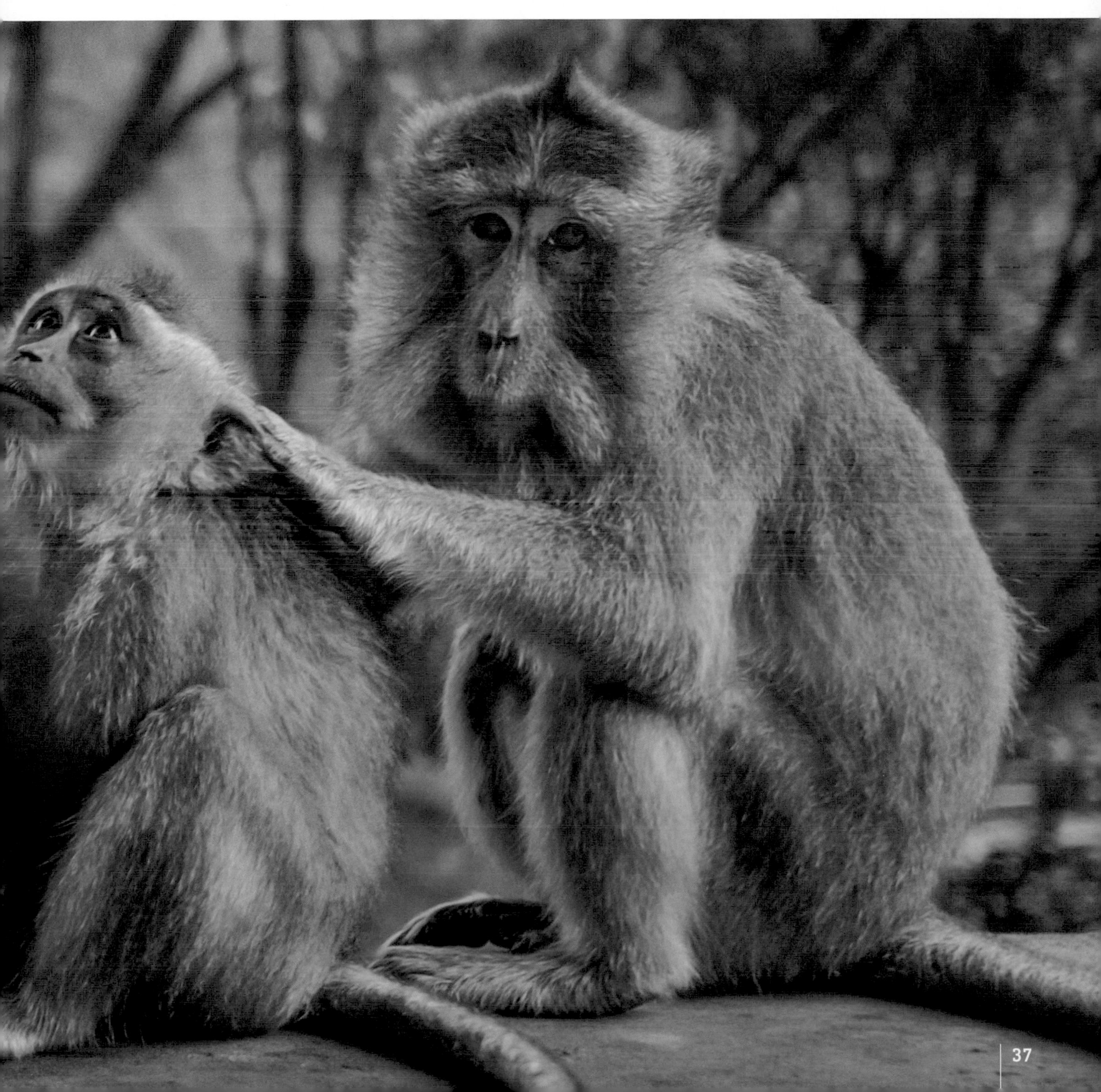

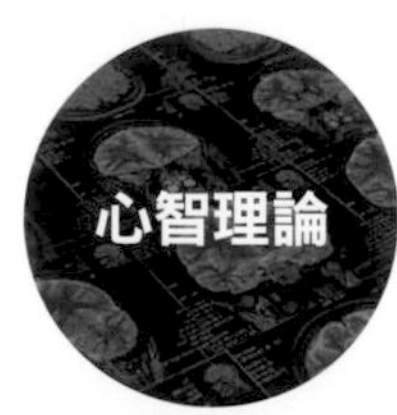

何謂表現同理心的「心智理論」？

預測、說明自己或他人行為的心理狀態，其相關的知識和理論稱為「心智理論」。前述的獼猴實驗也是在針對「心智理論」是否作用所進行的驗證。

研究契機為靈長類的行為

這個理論是源自於靈長類研究學者普馬克（David Premack，1925～2015）等人的研究理論。普馬克等人觀察到黑猩猩等靈長類好像會以欺騙等行為，去推論同伴或其他動物個體的心理狀態。

而凡是能夠理解自己或他人的目的和意圖、知識和信念、推

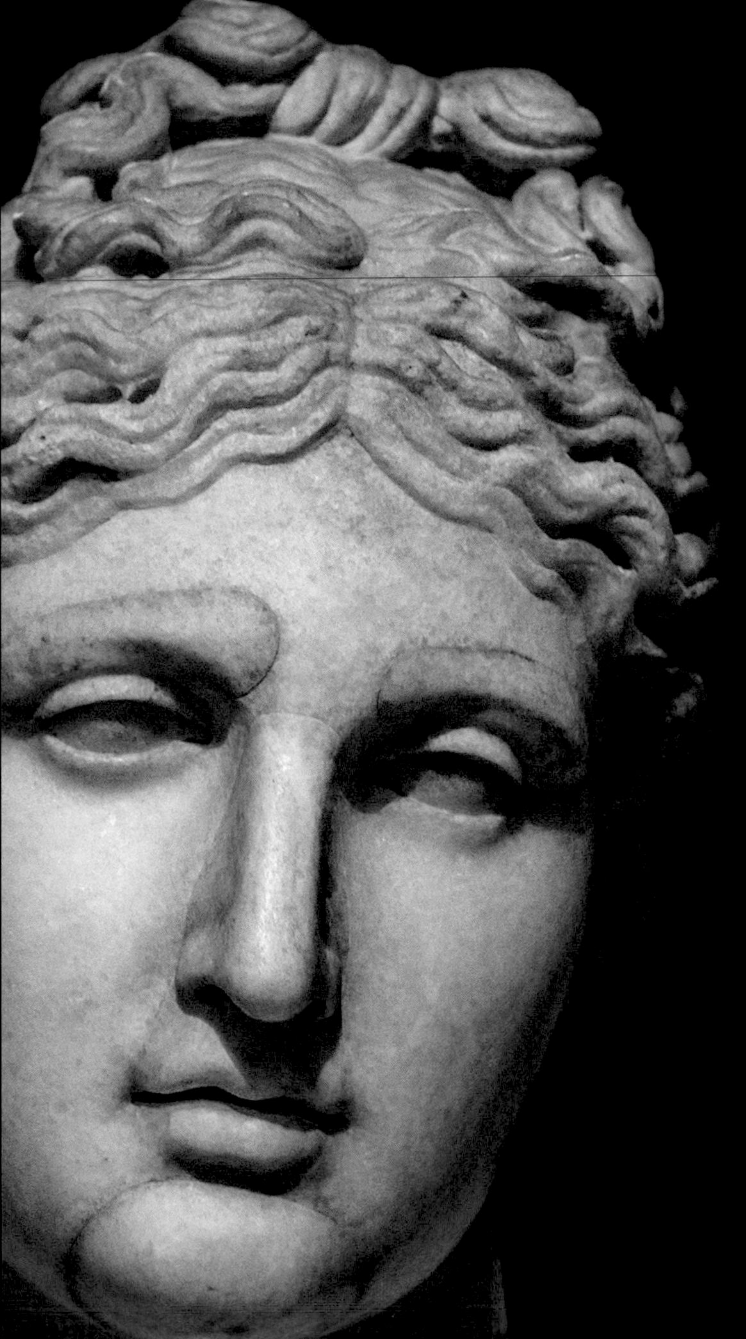

「心智理論」的研究除了自閉症還有哲學等研究領域

普馬克等人提出的「心智理論」自1980年代以後，除了靈長類動物研究之外，在發展心理學和自閉症、哲學等研究領域也有貢獻。例如在發展心理學，是運用在「心智理論」發展過程的檢討。至於哲學領域，則是活用在關於信念、意圖運作的說明原理。

測、偽裝、喜好等內容，就代表該動物或人類擁有「心智理論」。這個說法收錄在1978年發表的論文<黑猩猩是否擁有心智理論>中。

「心智理論」的兩個由來

採用理論這個科學用語的理由主要有兩個。其一是雖然眼睛可以看見行為，卻無法直接觀察到其背後的心理狀態，所以必須以科學理論般的推論為基礎進行研究。其二是只要心理相關理論得以建構，就能和科學理論一樣在某種程度上預測其他人類或動物的行為。是基於這兩個理由才取名為「心智理論」。

「心智理論」於1980年代以後又逐漸發展出「哲學研究」、「靈長類研究」、「發展心理學研究」、「自閉症研究」四個領域。在自閉症研究的領域，目前是以「心智理論」功能不足會導致發展障礙的假說為基礎在進行研究。

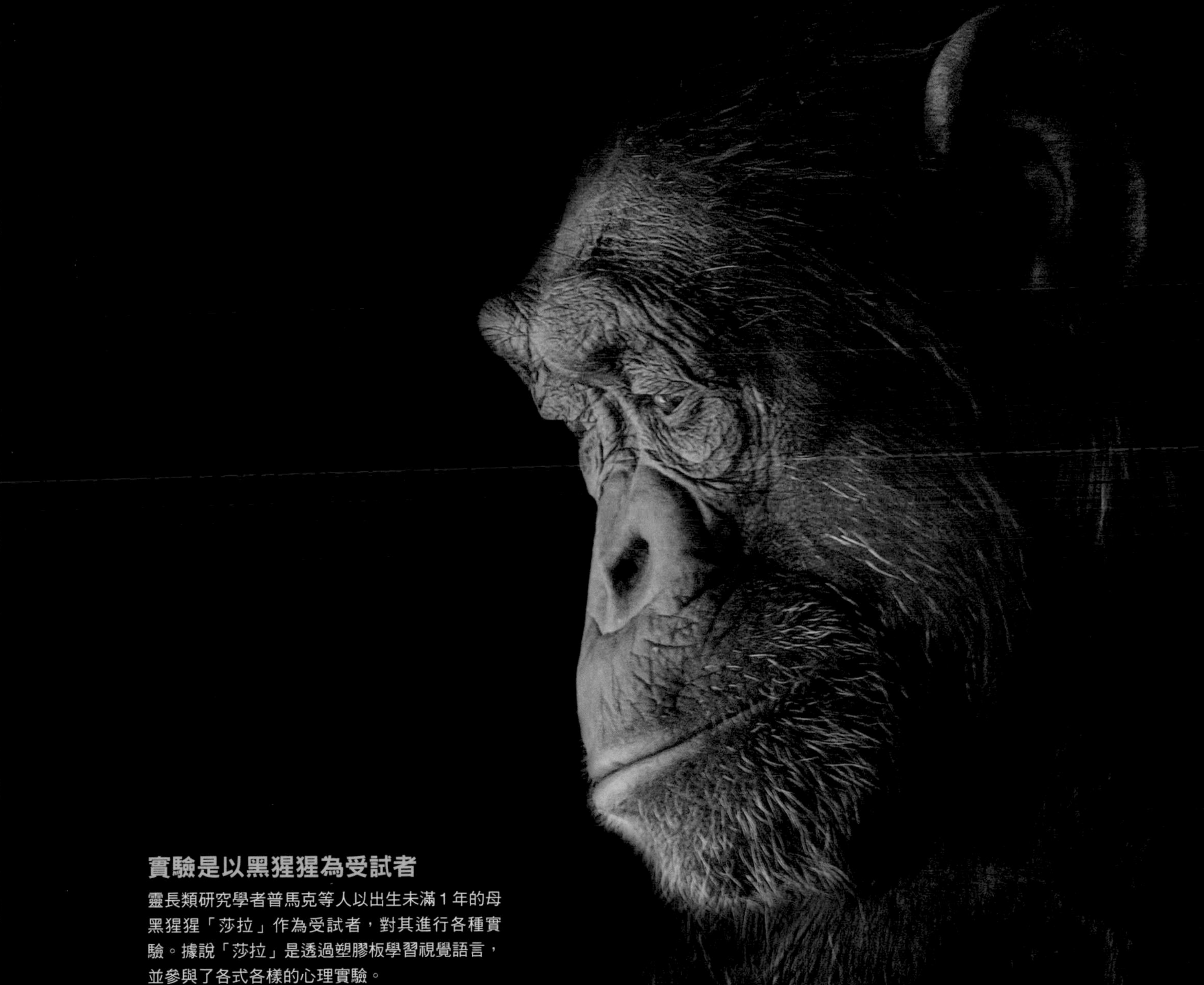

實驗是以黑猩猩為受試者

靈長類研究學者普馬克等人以出生未滿1年的母黑猩猩「莎拉」作為受試者，對其進行各種實驗。據說「莎拉」是透過塑膠板學習視覺語言，並參與了各式各樣的心理實驗。

正確預測他人行為的信念作業

1983年奧地利薩爾茨堡大學的威默（Heinz Wimmer）和英國薩塞克斯大學的佩納（Josef Perner）以普馬克等人提出的「心智理論」為基礎，採用了「錯誤信念作業」來調查研究幼兒期「心智理論」的發展過程。錯誤信念作業就是在對方不知道自己已知事實的狀況下，能否正確預測對方行為的信念作業。

裝了鉛筆的糖果盒

接下來就以佩納等人於1987年設計的「聰明豆作業」，來說明以3歲兒童為研究對象的測試過程。

① 在兒童受試者看不見的地方，將鉛筆放入聰明豆（下方照片）的盒子內。
② 在兒童面前展示糖果盒，並詢問裡面裝了什麼。
③ 打開糖果盒，讓兒童看到盒子裡面裝的是鉛筆而不是巧克力。
④ 關上糖果盒。
⑤ 詢問兒童「糖果盒內實際上裝了什麼」以及「如果把糖果盒拿給小明（不在場的人）看，他會覺得裡面裝了什麼」。

藉由這個作業可以測試，兒童本身能否理解糖果盒內裝著鉛筆是以前的錯誤信念，以及是否理解他人（小明）的錯誤信念。一般認為，3至4歲的兒童已經能夠逐漸理解錯誤信念。

已知3至4歲的兒童在這些錯誤信念作業的答對率不高，但4至7歲兒童的答對率呈現上升趨勢。1991年佩納等人針對這一連串的研究結果做出了總結性判斷，認為要到4歲左右才會具備「心智理論」的能力。

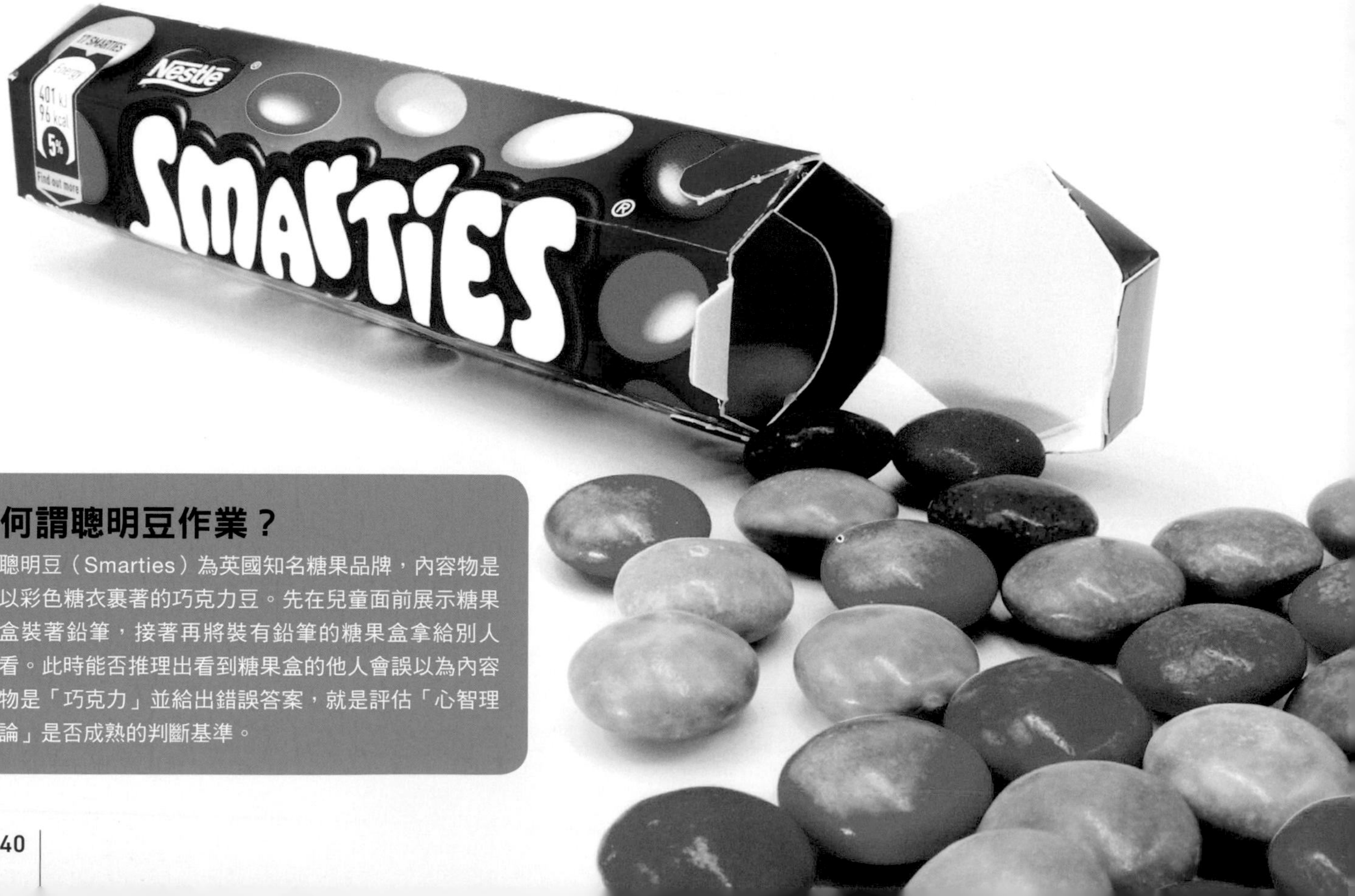

何謂聰明豆作業？

聰明豆（Smarties）為英國知名糖果品牌，內容物是以彩色糖衣裹著的巧克力豆。先在兒童面前展示糖果盒裝著鉛筆，接著再將裝有鉛筆的糖果盒拿給別人看。此時能否推理出看到糖果盒的他人會誤以為內容物是「巧克力」並給出錯誤答案，就是評估「心智理論」是否成熟的判斷基準。

「莎莉與安娜作業」

1. 左邊的女孩是安娜，右邊的女孩是莎莉。
2. 安娜將皮球放進「籃子」內，莎莉在一旁看著。
3. 安娜走出了房間。
4. 趁安娜離開房間時，莎莉把皮球從「籃子」裡拿出來，改放進「箱子」內。
5. 不久，安娜回到房間。當安娜想拿出皮球時，她會打開「籃子」還是「箱子」呢？

正確解答：「籃子」。照理說安娜不曉得皮球已經移到「箱子」裡，所以會從自己剛才將皮球放入的「籃子」開始找起。

5歲兒童的測試答對率大約有8成，但4歲兒童的答對率只有5成左右。像自閉症譜系障礙患者這類「心智理論」沒有發展完全的人，就會認為「皮球已經在箱子裡了，所以安娜應該會打開箱子尋找」。

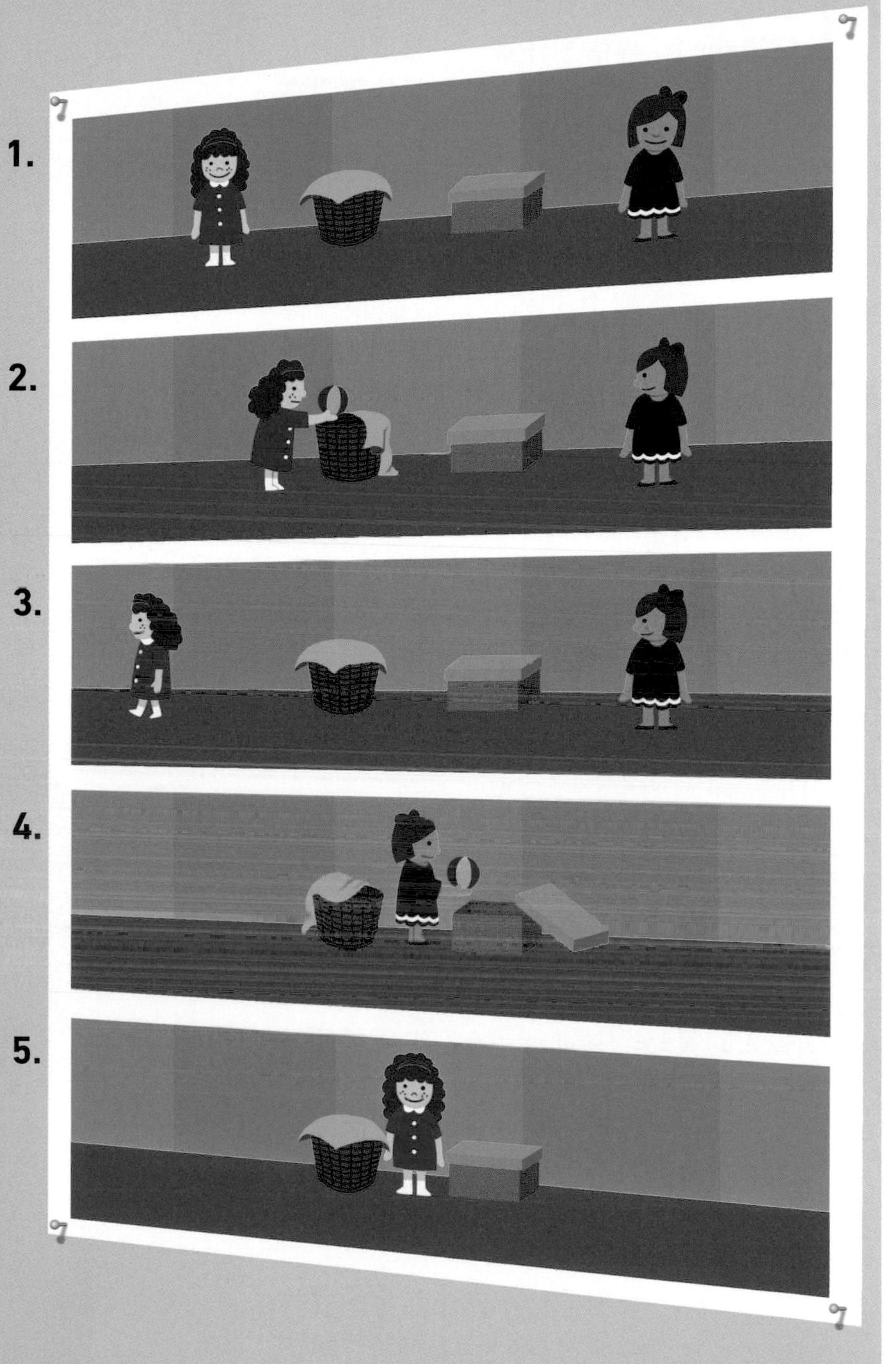

1.
2.
3.
4.
5.

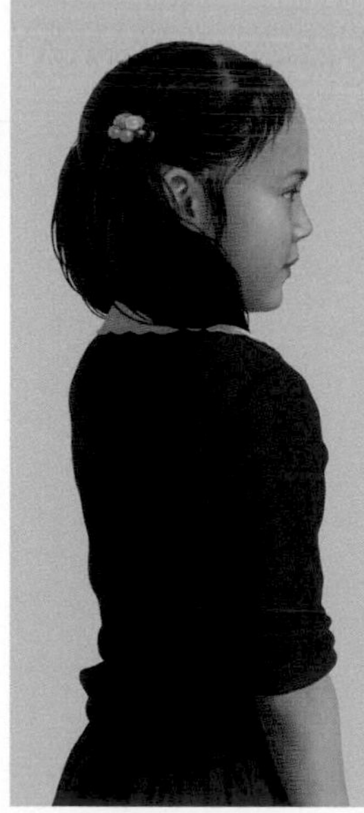

評估是否具備站在別人角度思考之能力的「莎莉與安娜作業」
上圖的「莎莉與安娜作業」也是只要站在別人立場換位思考就能正確回答的測驗，但對自閉症譜系障礙患者來說有困難。

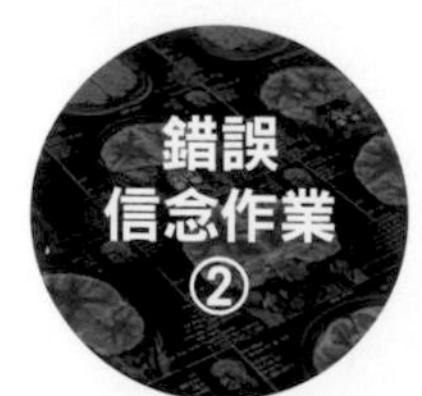

何謂冰淇淋車作業？

佩納和威默在1985年的實驗中，採用了一個複雜的錯誤信念作業 ── 冰淇淋車作業（右方內容）。這個錯誤信念作業的重點在於，是否能正確理解以下兩個關係。

① A誤以為物體X在場所Y
② B誤以為A覺得物體X在場所Y

①是初級錯誤信念（first-order false beliefs）的理解能力，②是次級錯誤信念（second-order false beliefs）的理解能力。根據佩納和威默的實驗結果，人要到4歲以後才具備理解這些關係的能力。

複雜的錯誤信念作業

登場人物有約翰和瑪麗，而受試者得推理出到底約翰認為移動式冰淇淋車在哪裡。隨著故事演進，冰淇淋車從公園移動到教堂。在此作業中，必須能夠推理出約翰誤以為瑪麗覺得老闆還待在公園。

實驗的方法是利用街區的模型，研究人員以角色扮演的方式將情境實際演出來。

7歲以上的兒童約有8成可以正確回答

佩納等人的實驗總共進行了6次，正確回答的各年齡層比例如下所述。

5歲以下的正確回答率僅19%，但6歲就上升至66%，7歲為78%，8歲為88%，9歲為94%。因此，佩納等人提出6至9歲是次級錯誤信念理解能力的發展階段。

在後續研究中，考量到冰淇淋車作業的目標設定過高，所以將故事情節的敘述縮短、登場人物的數量減少，並導入了由研究人員實際演出等方法，結果發現6歲兒童的正確回答率也有顯著提升。

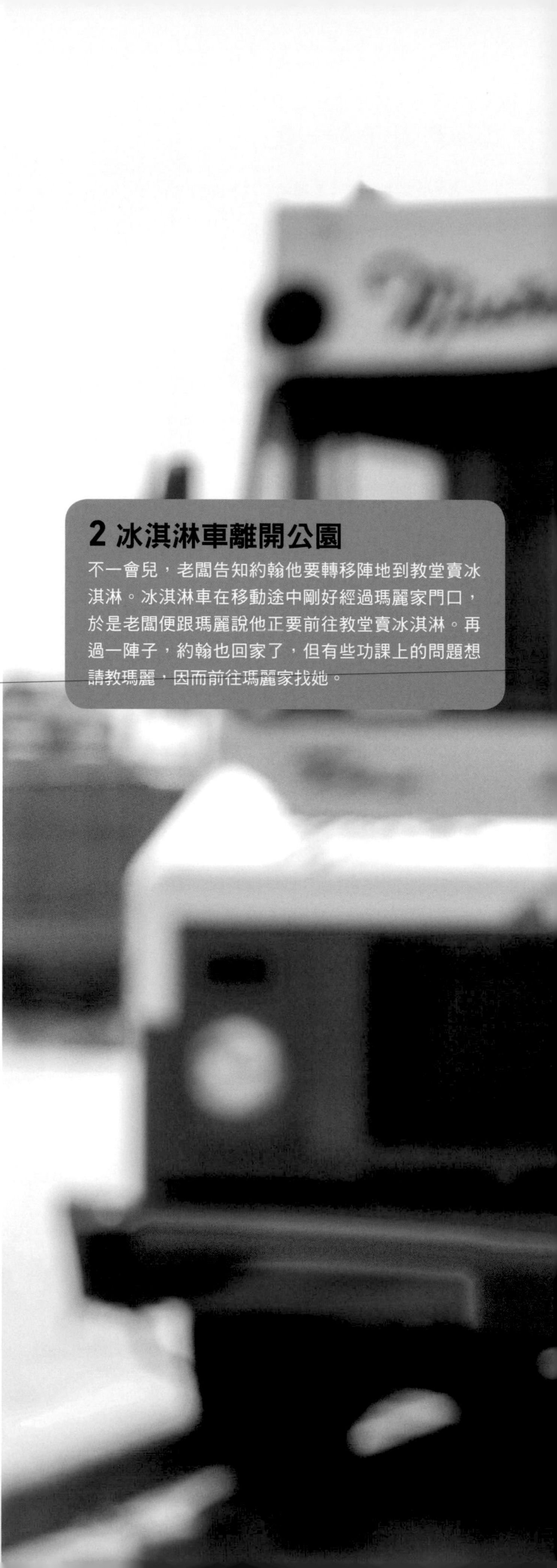

2 冰淇淋車離開公園

不一會兒，老闆告知約翰他要轉移陣地到教堂賣冰淇淋。冰淇淋車在移動途中剛好經過瑪麗家門口，於是老闆便跟瑪麗說他正要前往教堂賣冰淇淋。再過一陣子，約翰也回家了，但有些功課上的問題想請教瑪麗，因而前往瑪麗家找她。

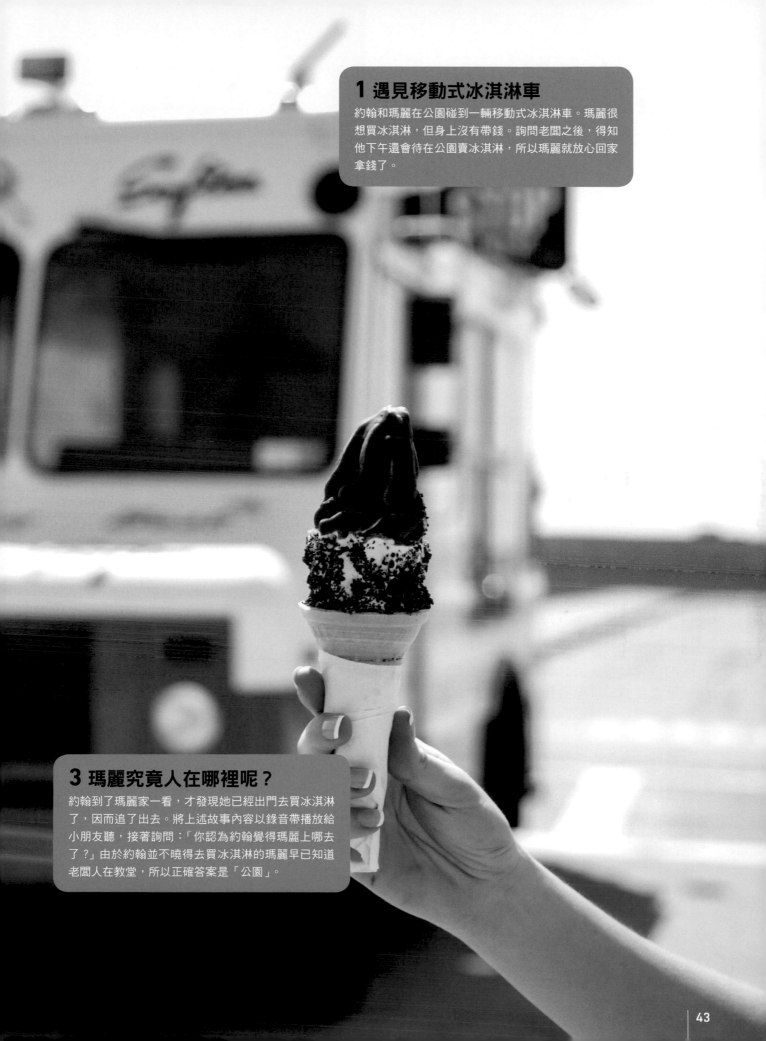

1 遇見移動式冰淇淋車

約翰和瑪麗在公園碰到一輛移動式冰淇淋車。瑪麗很想買冰淇淋，但身上沒有帶錢。詢問老闆之後，得知他下午還會待在公園賣冰淇淋，所以瑪麗就放心回家拿錢了。

3 瑪麗究竟人在哪裡呢？

約翰到了瑪麗家一看，才發現她已經出門去買冰淇淋了，因而追了出去。將上述故事內容以錄音帶播放給小朋友聽，接著詢問：「你認為約翰覺得瑪麗上哪去了？」由於約翰並不曉得去買冰淇淋的瑪麗早已知道老闆人在教堂，所以正確答案是「公園」。

察言觀色的腦部功能較弱

負責「察言觀色」的腦部區域究竟在哪裡呢？陸續有眾多的研究結果顯示，位於額葉的內側前額葉皮質扮演著重要的角色。

在社會生活中，必須要能辨別出話語、文字等語言訊息與眼神、表情、語調等非語言訊息之間的差異，進而理解對方的內心真意。根據山末英典博士等人於2012年進行的研究，已知內側前額葉皮質擁有階層式的神經網路，能夠理解話語和表情、語調之間的差異並迅速處理，以理解對方真正的意圖。

ASD患者的腦部對於表情和語調會如何反應？

實驗的受試者有兩組：一組是沒有智能障礙也沒有服用精神藥物，診斷為ASD的15名成人；一組是智力、年齡、成長環境幾乎相同，沒有精神疾病的17名成年男性。先讓受試者觀看一段由藝人演出的影片，接著請受試者依據說話內容、表情及神色等，判斷該藝人傳達的訊號是「友好」還是「敵對」。在受試者判斷的同時會以fMRI觀測其腦部活動的變化。

結果發現，沒有精神疾病的受試者腦中對於表情、語調等非語言訊息較為重視，判斷他人意圖的機會較多。而且當下內側前額葉皮質等腦部區域都處於高度活化的狀態，也就是與理解他人意圖、情緒或判斷曖昧態度相關的腦部區域。

反觀診斷為ASD的受試者腦中判斷他人意圖的機會較少，且對不安、恐懼等威脅性刺激有所反應的杏仁核有活躍的傾向，內側前額葉皮質的活化程度反而降低。意即內側前額葉皮質活性越弱的人，日常生活中的溝通障礙就越嚴重，大腦功能不足以理解別人在諷刺、開玩笑背後的意圖。

內側前額葉皮質的活性較弱

ASD患者腦中的杏仁核活性增加，但重視表情及語調等非語言訊息、能正確解讀他人意圖的腦部區域（內側前額葉皮質）的活性卻降低了。反觀沒有精神疾病的受試者，腦中重視非語言訊息的腦部區域則處於活躍狀態。已知當話語的內容和表情、語調不一致時，ASD患者的腦中在訊息處理上會變得更為困難。

參考文獻：Watanabe T , et al., Diminished Medial Prefrontal Activity Behind Autistic Social Judgments of Incongruent Information, Journal.pone,003-561,2012

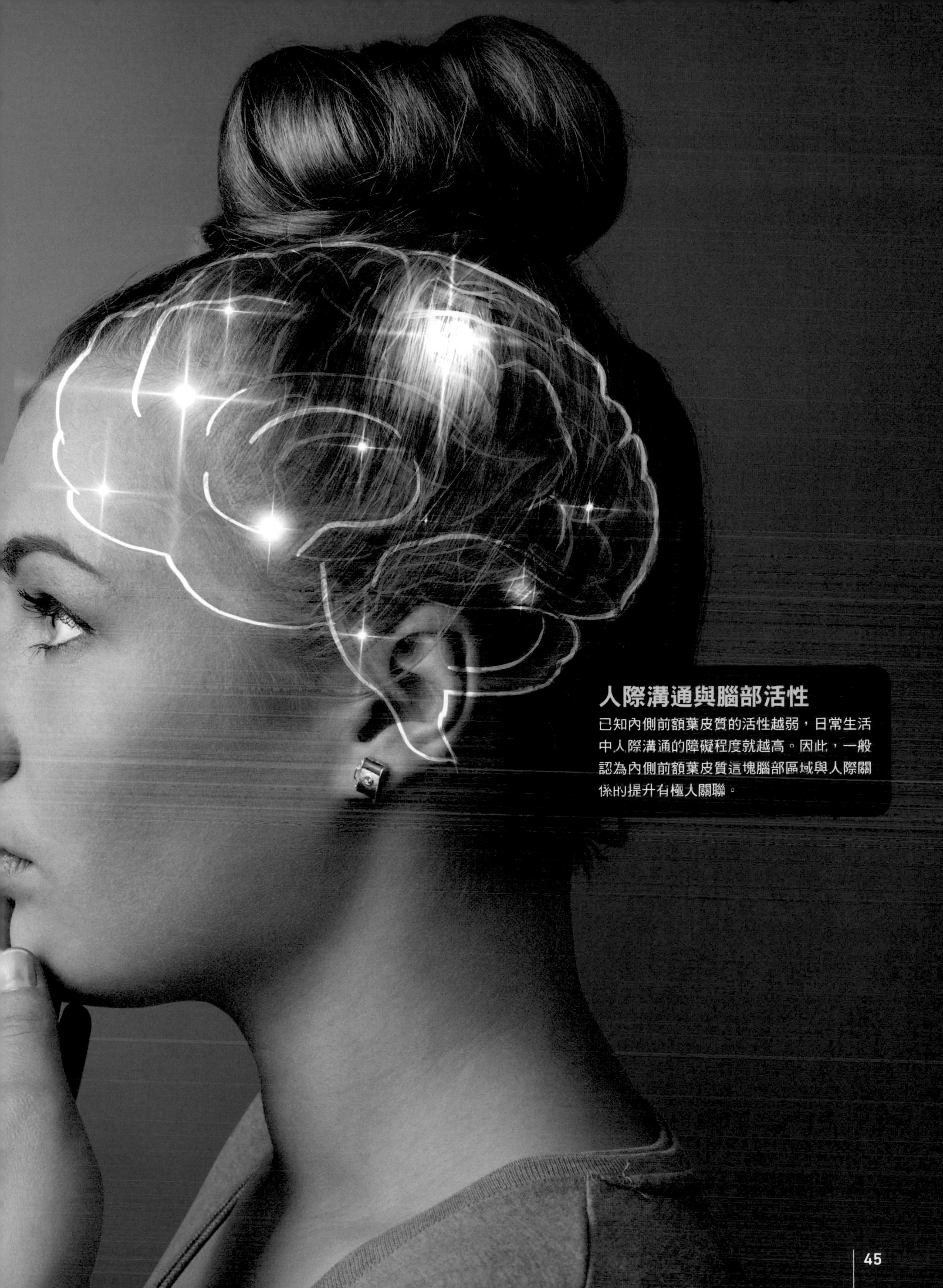

人際溝通與腦部活性

已知內側前額葉皮質的活性越弱，日常生活中人際溝通的障礙程度就越高。因此，一般認為內側前額葉皮質這塊腦部區域與人際關係的提升有極大關聯。

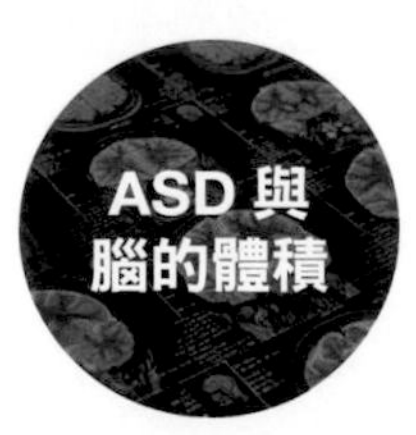

協調性及同理心相關的腦體積較小

由過去的經驗可知ASD的症狀會隨年齡漸增而趨緩。這是因為腦部會隨著成長逐漸發育，特性也會發生變化所致。

ASD患者的腦部在1、2歲就開始急速發育

灰質位於腦的表面，是神經細胞聚集之處。灰質的體積自出生後會慢慢增加，在青春期達到高峰，之後開始逐漸縮減。相對於此，ASD患者的腦體積在出生後1～2年期間會急速增加，之後才趨緩下來至逐步接近一般孩童

腦體積會因為年齡有所增減

已知一般人的腦部是出生後開始慢慢發育，不過ASD患者的腦部卻是在出生後1～2年就急速發育。一般認為，這樣急劇的腦部發展亦是造成ASD患者人際關係障礙的一大原因。

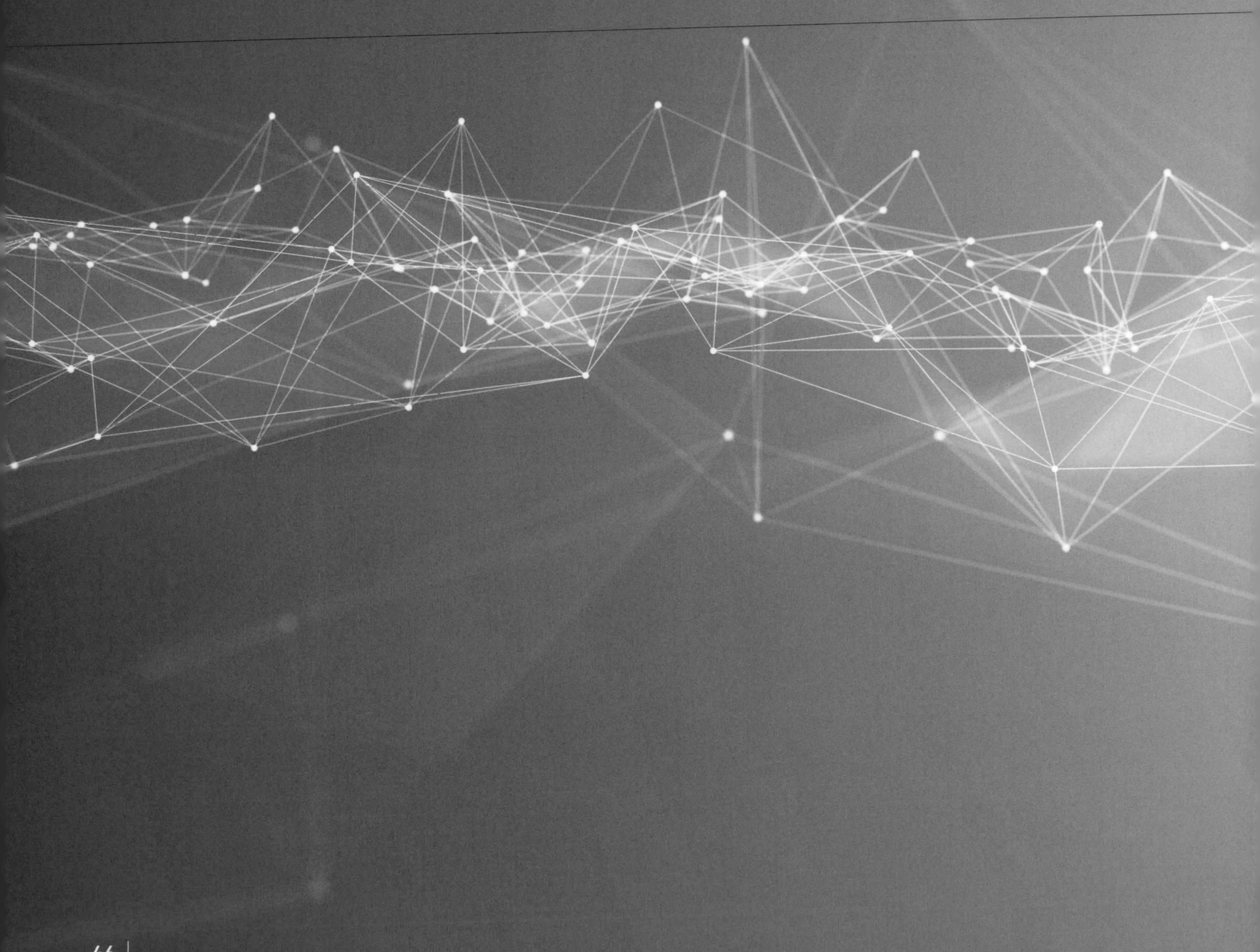

的腦體積大小，最終跟一般正常發展的人相去無幾。

腦體積異常是否會影響ASD的症狀？

依1～2歲時期腦部發育過程的不同，會導致部分腦區的體積比一般腦部來得大或小。

舉例來說，腦體積可能出現異常的部位就有以下幾個。與表情認知有關的杏仁核、專司人臉辨識以及眼神接觸的梭狀迴（fusiform gyrus）、在人際溝通中負責處理訊息的內側前額葉皮質，還有掌管行為及運動功能協調的小腦等等。由此可知，腦體積異常恐會造成人際關係的障礙，進而對社會生活造成影響。

參考文獻：Yamasue, et al., Neuroanatomy in monozygotic twins with Asperger disorder discordant for comorbid depression.neurology,65;491-492,2005
Elizabeth Redcay, et al., When is the brain enlarged in autism? A meta-analysis of all brain size reports. Biol Psychiatry, 58(1):1-9,2005
Yamasaki S, Yamasue H, Abe O et al., Reduced gray matter volume of pars opercularis is associated with impaired social communication in high-functioning autism spectrum disorders..Biol Psychiatry, 68(12):1141-7,2010

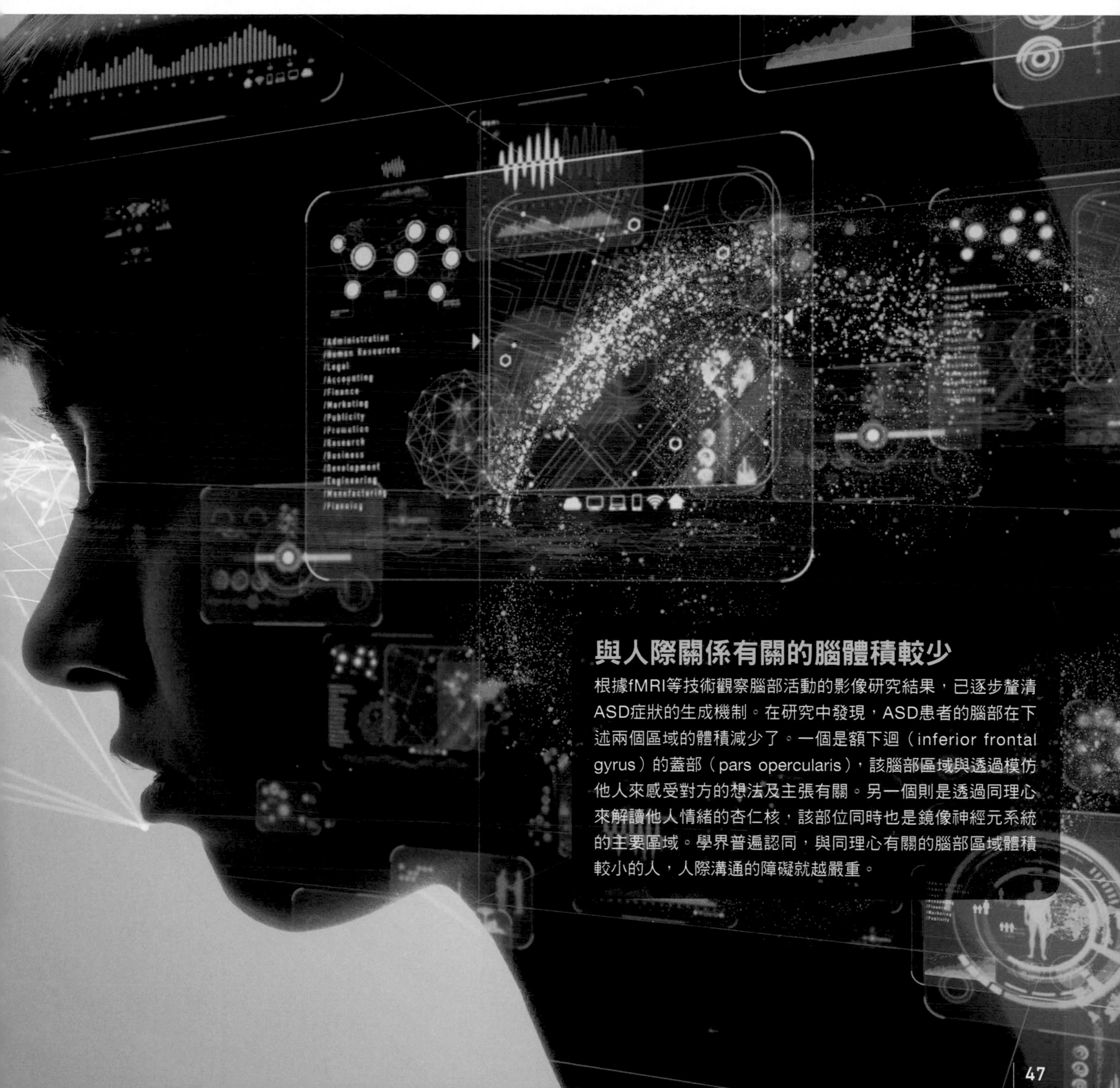

與人際關係有關的腦體積較少

根據fMRI等技術觀察腦部活動的影像研究結果，已逐步釐清ASD症狀的生成機制。在研究中發現，ASD患者的腦部在下述兩個區域的體積減少了。一個是額下迴（inferior frontal gyrus）的蓋部（pars opercularis），該腦部區域與透過模仿他人來感受對方的想法及主張有關。另一個則是透過同理心來解讀他人情緒的杏仁核，該部位同時也是鏡像神經元系統的主要區域。學界普遍認同，與同理心有關的腦部區域體積較小的人，人際溝通的障礙就越嚴重。

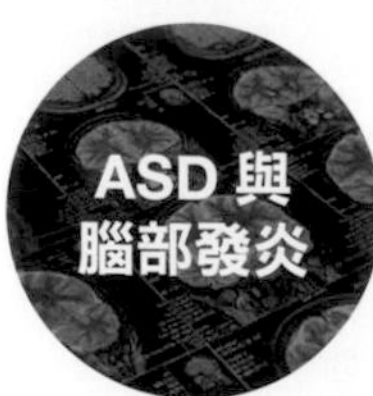

微膠細胞會引起發炎？

近年來有個新的精神疾病假說備受關注，稱為腦的「微膠細胞假說」。微膠細胞（microglia）在腦內扮演免疫細胞和巨噬細胞的功能。

具有雙重身分的微膠細胞

微膠細胞為神經膠細胞的一種，分布在腦和脊髓等中樞神經系統。在一般的清除模式下，會伸出分枝狀的突起將死去的神經細胞消化掉，以及檢查腦內的環境變化。可是當受到壓力或病原體入侵時，便會促使微膠細胞活性化，轉為攻擊模式。攻擊模式下的微膠細胞會變成變形蟲狀，往標的部位移動。接著釋出發炎的訊息傳導物質 — 細胞介素（cytokine），呼喚其他微膠細胞前往支援，並釋出分子自由基

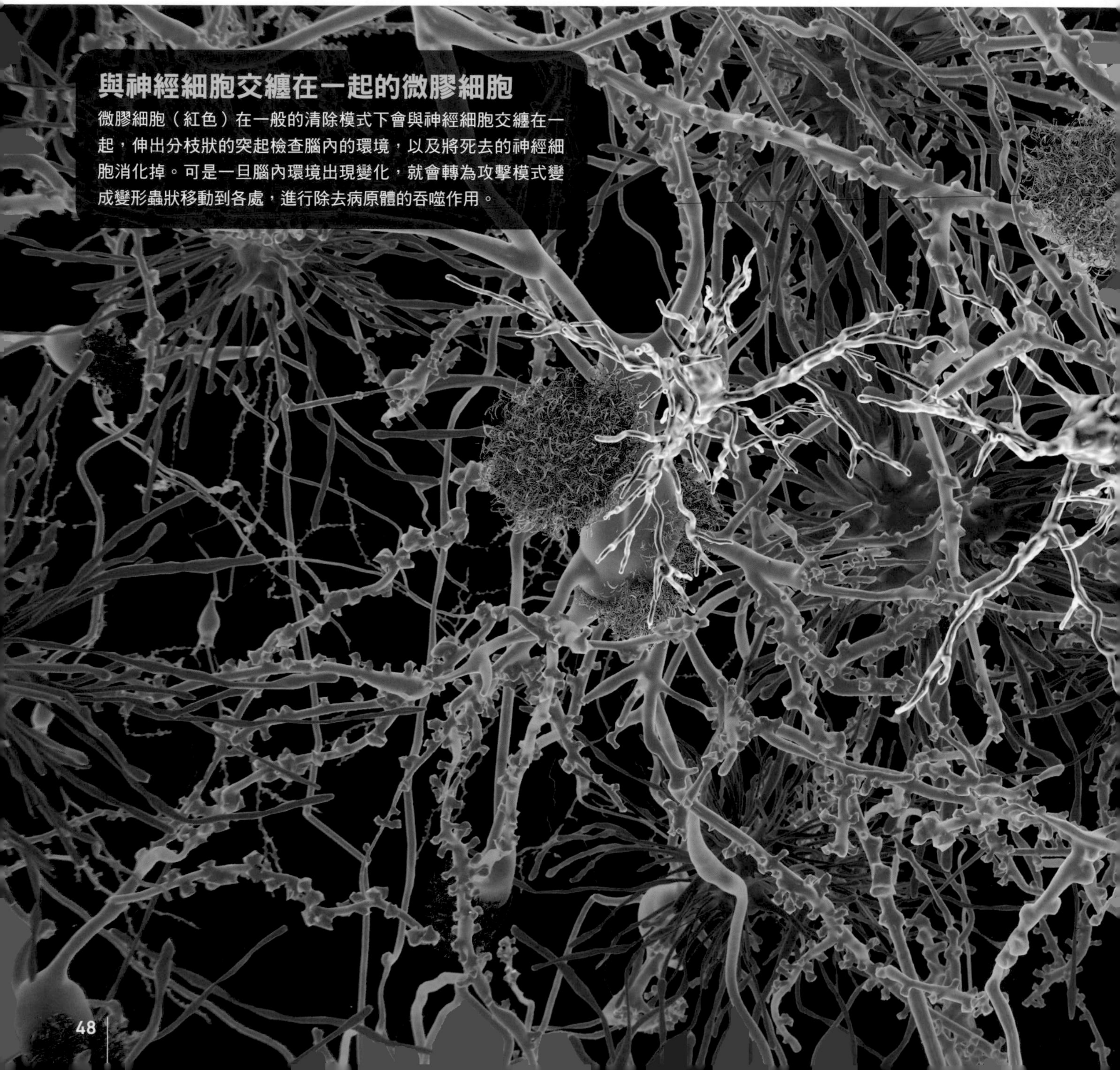

與神經細胞交纏在一起的微膠細胞

微膠細胞（紅色）在一般的清除模式下會與神經細胞交纏在一起，伸出分枝狀的突起檢查腦內的環境，以及將死去的神經細胞消化掉。可是一旦腦內環境出現變化，就會轉為攻擊模式變成變形蟲狀移動到各處，進行除去病原體的吞噬作用。

(free radical)破壞受病原體侵犯的細胞。一般認為，這些活化的微膠細胞與引發阿茲海默症等多種疾病有關。

活化的微膠細胞可能會改變腦的形狀

在以人為對象的ASD流行病學調查中，有報告指出懷孕中感染病毒會提高胎兒ASD的發病風險。由日本筑波大學的武井陽介教授、佐佐木哲也副教授等人所組成的研究團隊曾利用人工方式，在小鼠腦部釋出細胞介素以令微膠細胞活化。

研究結果發現，微膠細胞會移動到扣帶迴(cingulate gyrus)的腦室區(ventricular zone)群聚，該處與人際關係中扮演重要角色的同理心和情緒記憶息息相關。此外，也觀察到了集結的微膠細胞會增強攝入細菌與其他固形物的吞噬作用。已知腦室區和腦室下區(subventricular zone)有生成神經細胞的神經前驅細胞(neural progenitor cell)，而活化的微膠細胞會造成神經前驅細胞被過度吞噬，進而影響到腦的形狀。

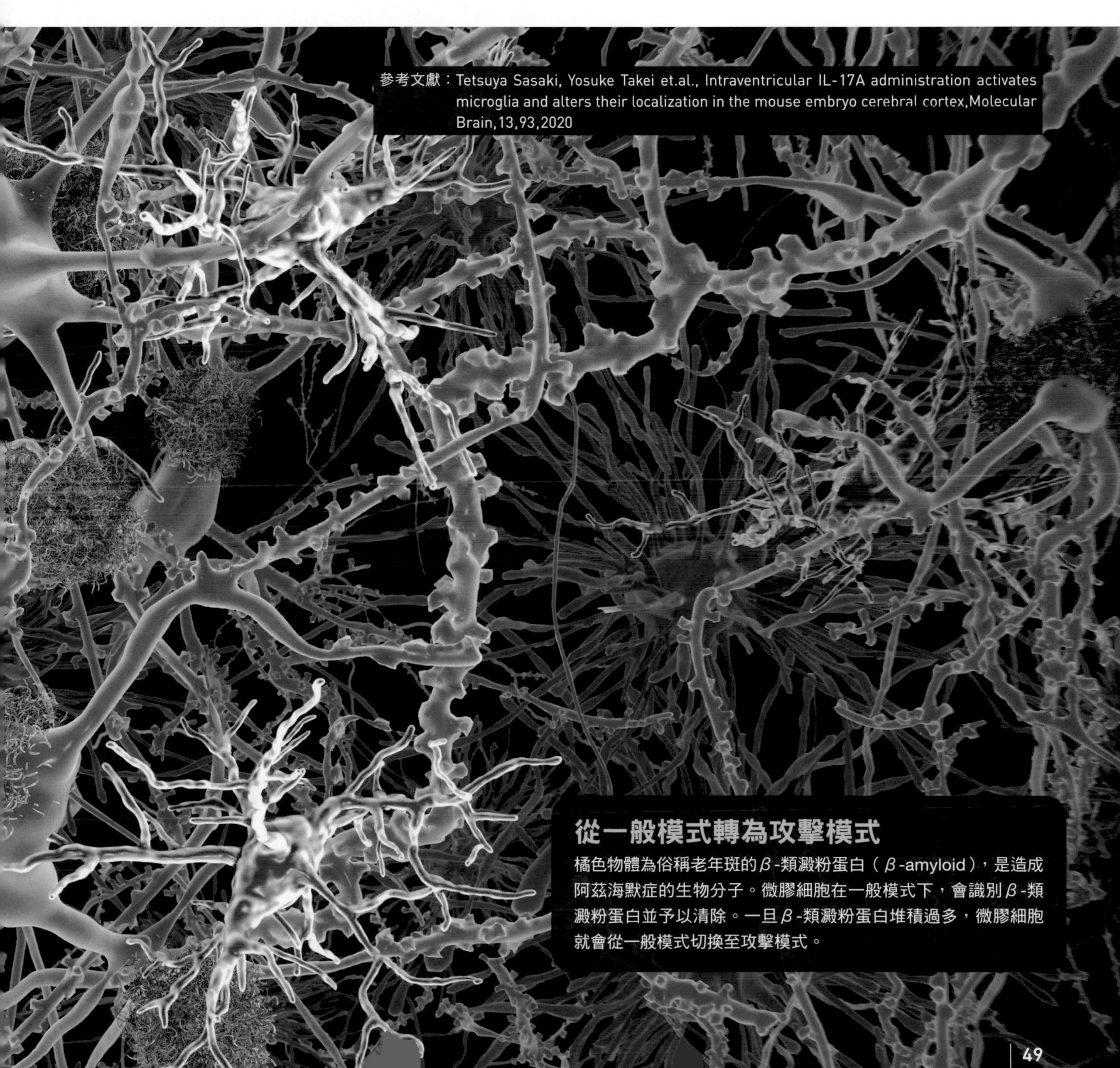

參考文獻：Tetsuya Sasaki, Yosuke Takei et.al., Intraventricular IL-17A administration activates microglia and alters their localization in the mouse embryo cerebral cortex,Molecular Brain,13,93,2020

從一般模式轉為攻擊模式

橘色物體為俗稱老年斑的β-類澱粉蛋白(β-amyloid)，是造成阿茲海默症的生物分子。微膠細胞在一般模式下，會識別β-類澱粉蛋白並予以清除。一旦β-類澱粉蛋白堆積過多，微膠細胞就會從一般模式切換至攻擊模式。

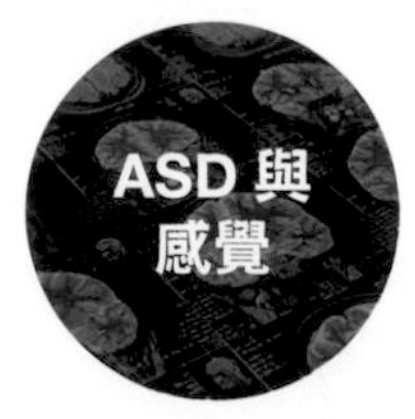

對氣味、聲音、光線出現過敏反應

已知有ASD症狀的人，視覺、聽覺、嗅覺、觸覺、味覺等會變得敏感。

ASD患者的嗅覺反應與普通人相反

研究神經科學和化學物質之訊息傳遞的萊夫勒博士（Yaara Lefler）曾著眼於陸上哺乳類動物會藉由嗅覺感知其他動物情緒的課題，並提出了一個關於嗅覺過敏的假說，認為ASD患者的自律神經對於體臭（歸為汗臭及體味的成分物質）的反應方式異於腦部發育正常的人。研究方法是採集人在感到恐懼時分泌的汗液，然後要求受試者嗅聞。結果發現，腦部發育正常者的自律神經會受到刺激並引起興奮，然而ASD患者的自律神經卻沒有受到任何刺激。除此之外還進行了另一項實驗 — 請受試者嗅聞能帶來放鬆效果的化學化合物。相較於腦部發育正常者順利獲得放鬆效果，ASD患者感受到的卻是驚恐，呈現出截然不同的結果。

ASD患者感知氣味的腦部區域異於常人

依據萊夫勒博士的實驗結果，日本東京大學岡本雅子約聘副教授等人所組成的研究團隊以觀測腦波的方式，研究腦部發育正常者和ASD患者在接收嗅覺訊息時腦部活動有何變化。最後得知腦部發育正常者與ASD患者的腦部在一開始嗅聞氣味的時候，在腦部處理方面並沒有什麼不同。不過，對於該氣味的記憶代表什麼意義的判斷過程有所差異。具體來說，在ASD患者的腦部，有偵測到活動的地方為枕葉中的楔狀葉（cuneus）、扣帶迴皮質（cingulate cortex）中的後扣帶迴皮質（posterior cingulate cortex）等等，這些與處理嗅覺以外感覺刺激有關的腦部區域。

引發關注的ASD特殊感覺

已知ASD患者對於視覺、聽覺、嗅覺、觸覺、味覺等感官刺激會產生獨特反應。例如有些聽覺敏感的人，在交談過程中除了對方的話語之外，連自己周遭的所有聲音都會傳入耳內，所以難以聽清楚對方在說什麼。根據日本國立精神神經醫療研究中心的調查，患有聽覺過敏的孩童若症狀越嚴重，就會越常在清醒時處於過度活躍的狀態。

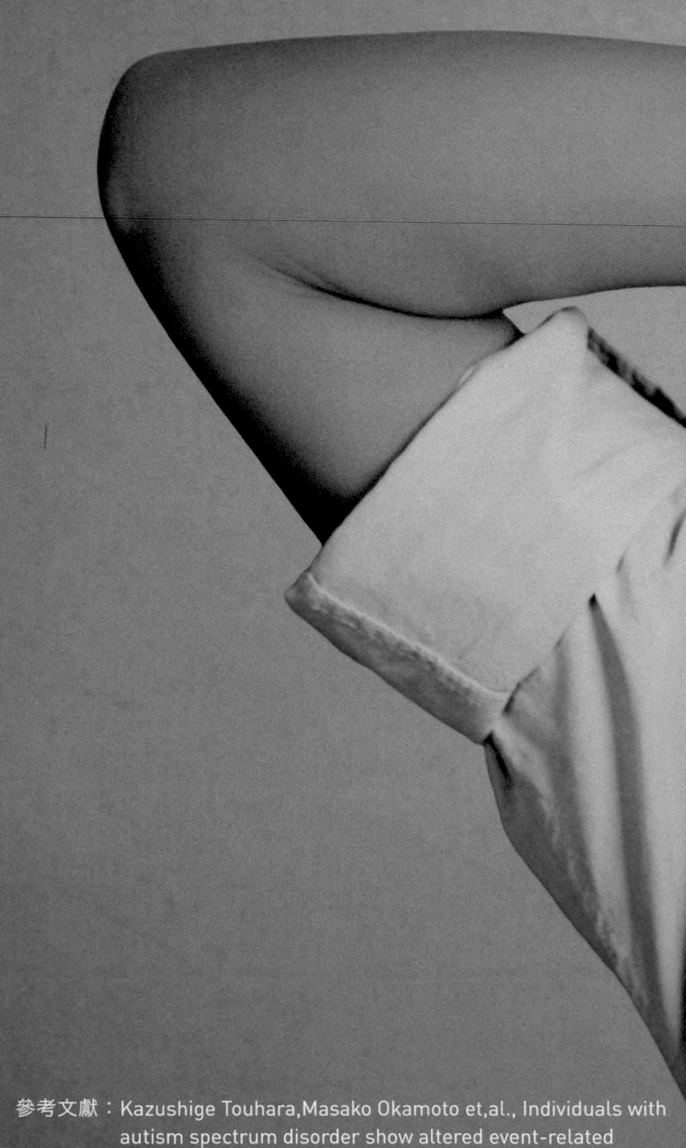

參考文獻：Kazushige Touhara,Masako Okamoto et,al., Individuals with autism spectrum disorder show altered event-related potentials in the late stages of olfactory processing,Chemical Senses,45,Issue1,37-44,2020
Hidetoshi Takahash et al.,Acoustic hyper-reactivity and negatively skewed locomotor activity in children with autism spectrum disorders: an exploratory study, Front Psychiatry,9:355,2018

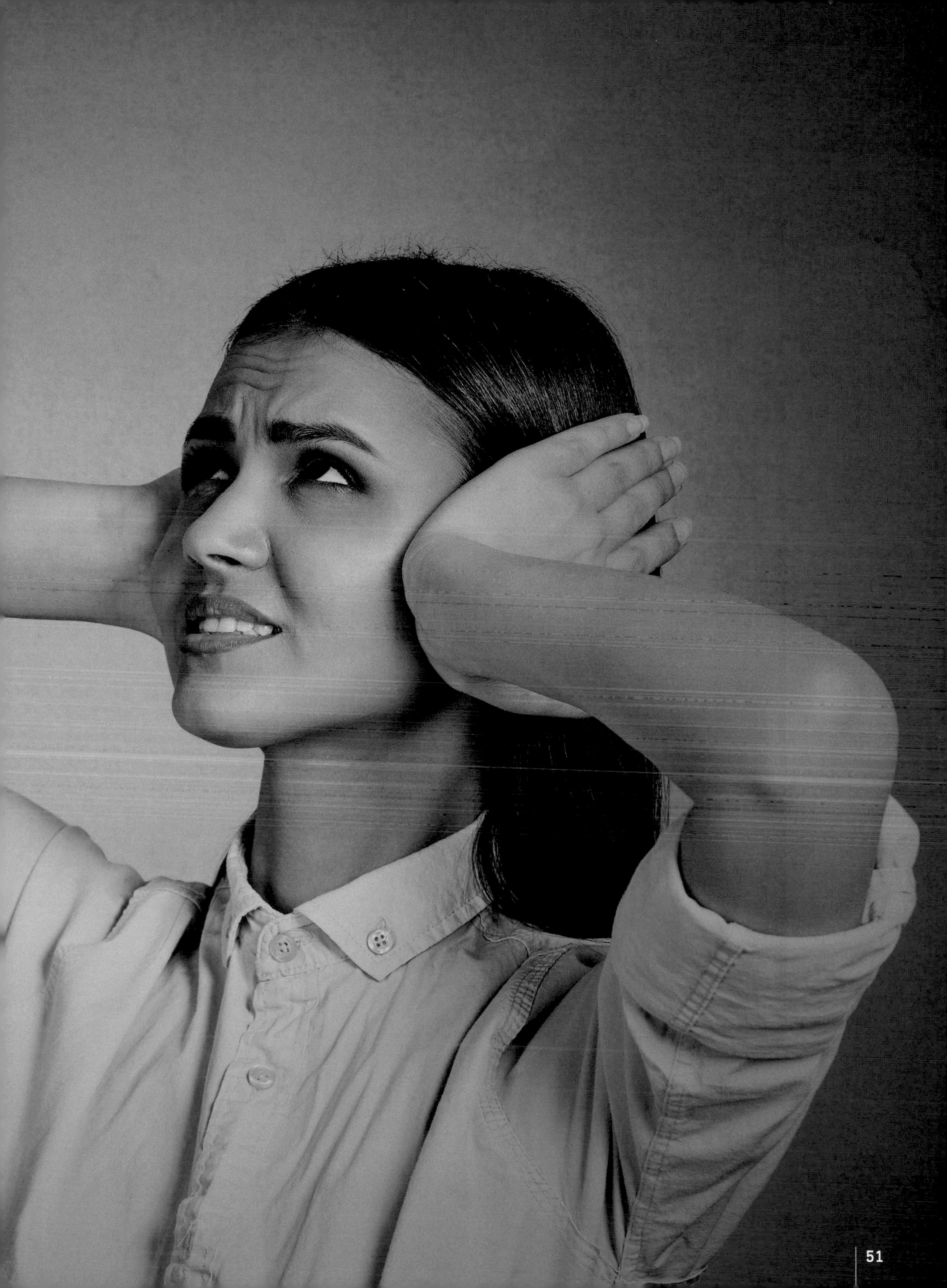

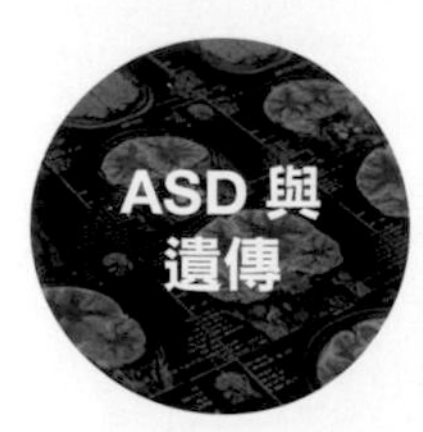

ASD的發生原因與遺傳有關

ASD的致病原因雖然目前尚無定論，但已知與遺傳因素有關。

根據以丹麥、芬蘭、瑞典、以色列、西澳大利亞州共200萬1631名新生兒為對象的ASD調查結果，與遺傳因素相關的患病率約為80%。調查對象是1998年1月1日至2011年12月31日期間出生的人，且持續追蹤至16歲為止。

ASD與遺傳有關的國別估計中

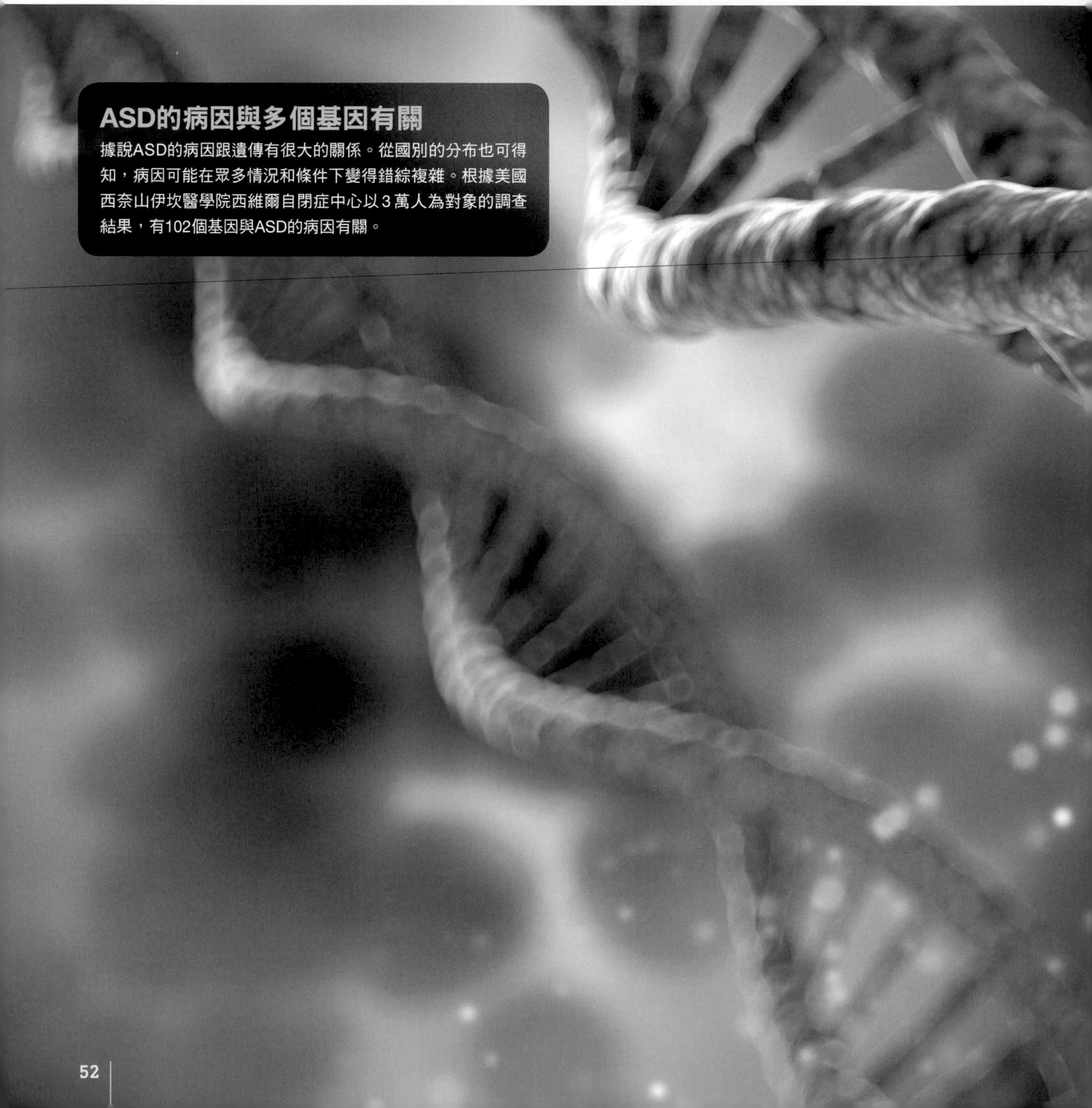

ASD的病因與多個基因有關

據說ASD的病因跟遺傳有很大的關係。從國別的分布也可得知，病因可能在眾多情況和條件下變得錯綜複雜。根據美國西奈山伊坎醫學院西維爾自閉症中心以3萬人為對象的調查結果，有102個基因與ASD的病因有關。

位數為80.8%，若將北歐諸國視為一體則為81.2%。資料範圍從芬蘭的50.9%，乃至於以色列的86.8%。

與ASD相關的基因多達102個

此外，根據美國西奈山伊坎醫學院西維爾自閉症中心於2020年以３萬多名ASD患者及其家人為對象所做的調查，得知與ASD病因相關的基因有102個之多。

在該研究中也發現，與ASD病因相關的基因早在腦部發育的初期階段就開始活化，同時也會促進其他基因的活性、影響腦神經細胞的訊息傳達。ASD的特性如此多樣，或許就是因為多個基因在腦中複雜交互作用的緣故。

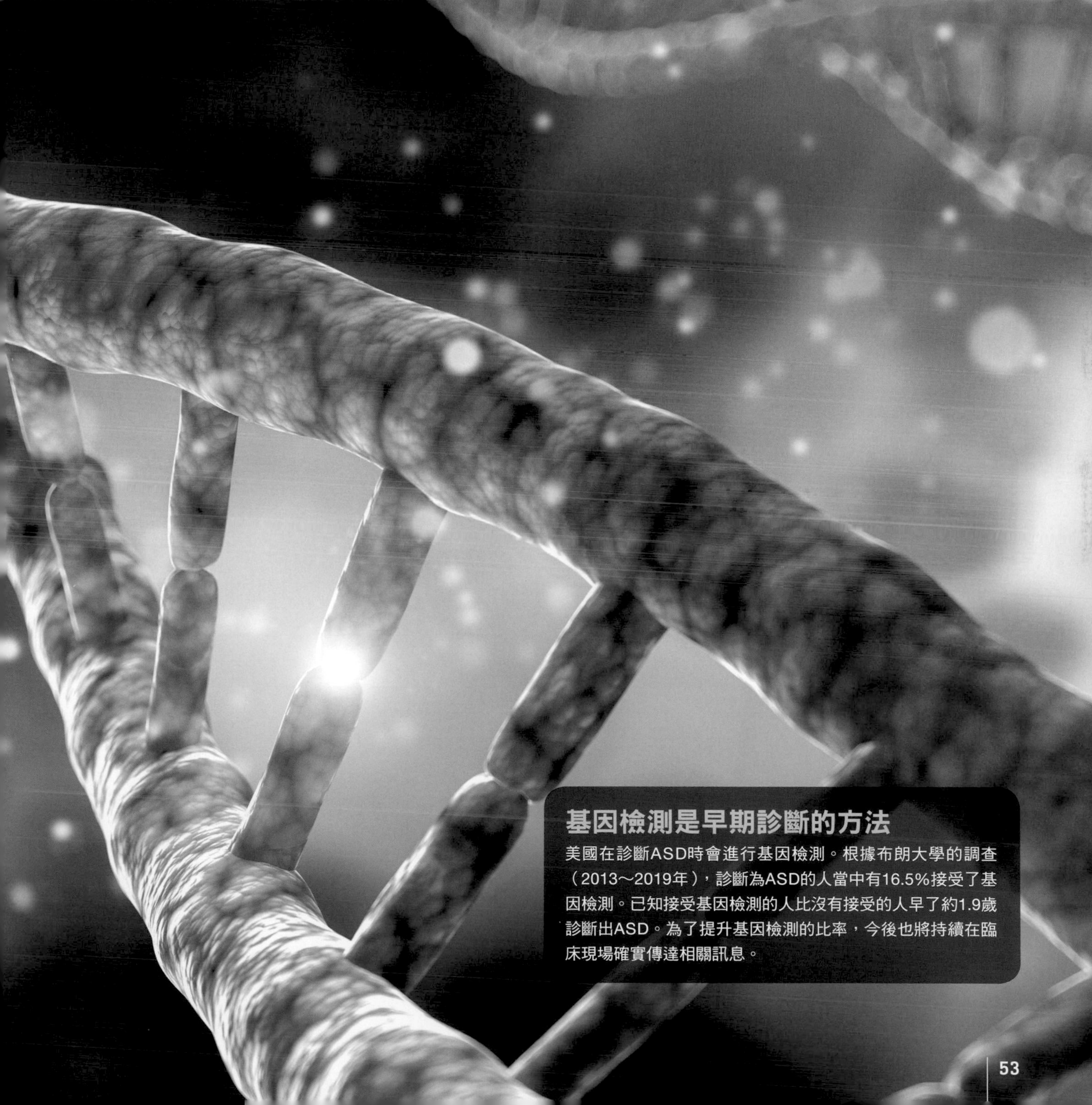

基因檢測是早期診斷的方法

美國在診斷ASD時會進行基因檢測。根據布朗大學的調查（2013～2019年），診斷為ASD的人當中有16.5%接受了基因檢測。已知接受基因檢測的人比沒有接受的人早了約1.9歲診斷出ASD。為了提升基因檢測的比率，今後也將持續在臨床現場確實傳達相關訊息。

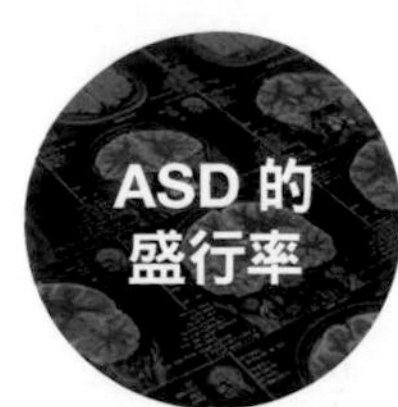

報告指出男孩的盛行率大約是女孩的2倍

世界各國的ASD盛行率都有漸增的趨勢，那日本的狀況又是如何呢？其實自從1994年精神科醫師本田秀夫博士以ICD-10（WHO於1990年制定）的診斷基準於橫濱市實施大規模調查以來，日本就沒有再進行過正式的流行病學調查了。

日本有ASD症狀的人是否增加了？

基於這樣的現狀，弘前大學研究所醫學研究科神經精神醫學講座的齊藤學博士等人便組成了研究團隊，首次依照美國精神醫學會制定的DSM-5診斷準則，在日本施行流行病學調查。

弘前大學自2013年起，每年

弘前市的ASD盛行率

雖然大家都說ASD的盛行率增加了，但實際上是否增加就連國際上的研究報告也不多，況且日本至今並沒有根據DSM-5的診斷準則進行過全國性的流行病學調查。因此，弘前大學自2013年起便以DSM-5的診斷準則為當地兒童實施發展健康診察，每年進行流行病學調查。

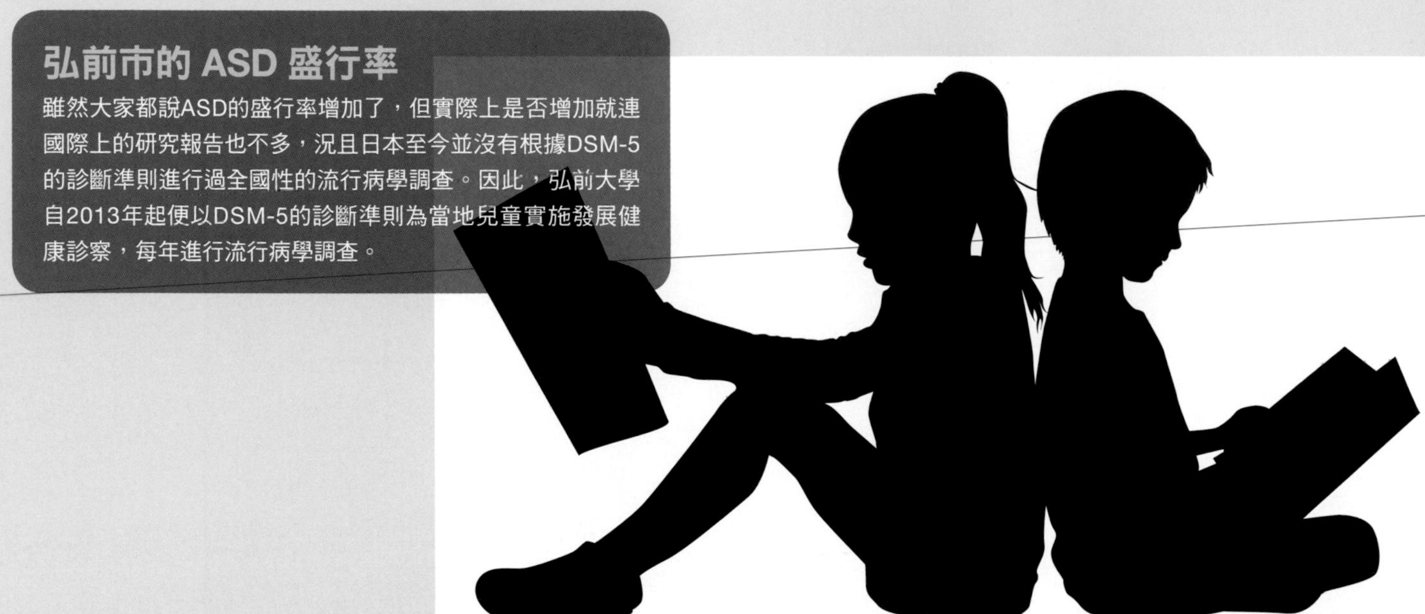

2013～2016年的每年及4年間的ASD盛行率與累積發生率

		2013年	2014年	2015年	2016年	合計
ASD確診數		22	20	25	20	87
當地出生的ASD兒童人數		13	16	20	18	67
當地所有5歲兒童人數		1310	1261	1221	1224	5016
有效樣本數		954	965	1004	1031	3954
當地出生的5歲兒童人數		1359	1258	1303	1192	5112
粗盛行率（%）（95%信賴區間）	男孩	2.04（0.98-3.10）	2.03（0.94-3.13）	3.00（1.64-4.36）	2.82（1.42-4.23）	2.35（1.76-2.94）
	女孩	1.28（0.40-2.16）	1.13（0.30-1.95）	1.13（0.30-1.96）	0.83（0.11-1.56）	1.09（0.68-1.51）
	合計	1.68（0.98-2.38）	1.59（0.90-2.28）	2.05（1.25-2.84）	1.63（0.92-2.34）	1.73（1.37-2.10）
調整盛行率（%）（95%信賴區間）	男孩	-	-	-	-	4.06（3.20-4.92）
	女孩	-	-	-	-	2.22（1.57-2.88）
	合計	-	-	-	-	3.22（2.66-3.76）
5年累積發生率（%）（95%信賴區間）	男孩	1.14（0.35-1.92）	1.39（0.49-2.29）	2.19（1.06-3.33）	2.16（1.00-3.32）	1.70（1.20-2.19）
	女孩	0.76（0.10-1.43）	1.15（0.30-1.99）	0.90（0.18-1.62）	0.85（0.11-1.59）	0.91（0.54-1.28）
	合計	0.96（0.44-1.47）	1.27（0.65-1.89）	1.53（0.87-2.20）	1.51（0.82-2.20）	1.31（1.00-1.62）

ASD=自閉症譜系障礙，盛行率（%）=（ASD數／當地所有5歲兒童人數）×100
5年累積發生率（%）=（當地出生的ASD兒童人數／當地出生的5歲兒童人數）×100
修訂自Saito et al.Molecular Autism 11:35, 2020 表

都會針對弘前市所有5歲兒童實施發展健康診察，進行流行病學調查。根據調查的結果，ASD的粗盛行率（該地區診斷出的人數÷該地區居住人口）為1.73%（95%信賴區間：1.37-2.10%）。再者，若將未接受健康診察的兒童也列入計算，以統計學推論得出的調整盛行率為3.22%（95%信賴區間：2.66-3.76%）。此外，ASD在5年期間累積發生率的4年推移為1.31%（1.00-1.62%），從統計上來看弘前市罹患ASD的人並沒有增加。

男孩的盛行率約為女孩的2倍

若以性別來區分，男孩的粗盛行率為2.35%（1.76-2.94%），女孩為1.09%（0.68-1.51%）；男孩的調整盛行率為4.06%（3.20-4.92%），女孩為2.22%（1.57-2.88%）。齊藤博士指出，若將男女性別比推定為1.83:1，則男孩的盛行率約是女孩的2倍。

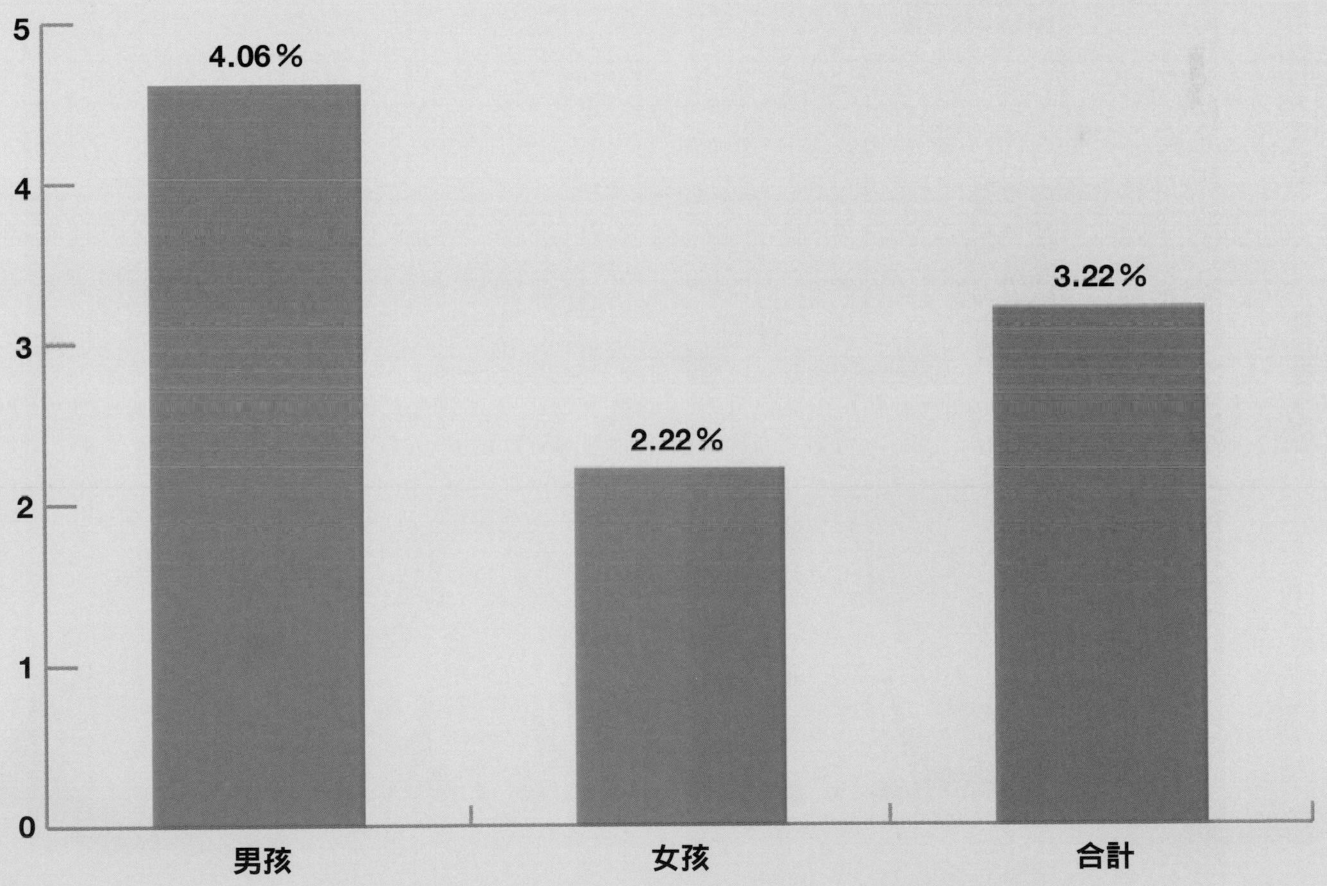

急增的ASD

高齡父親會增加罹病風險
──ASD研究報告

自閉症譜系障礙（ASD）的發生率年年都在增加。根據美國疾病管制與預防中心2016年的調查，每54人中就有 1 人確診。ASD是一種會在社會生活和人際關係方面造成困難的發展障礙。近年的研究發現，父親的年齡越大生出ASD孩子的風險就越高，目前的調查也鎖定了與發病風險有關的基因。以下將介紹ASD的現狀及其相關研究。

協助
大隅典子
日本東北大學副校長
研究所醫學研究科
發展神經科學 教授

威格勒（Michael Wigler）
美國冷泉港實驗室 教授

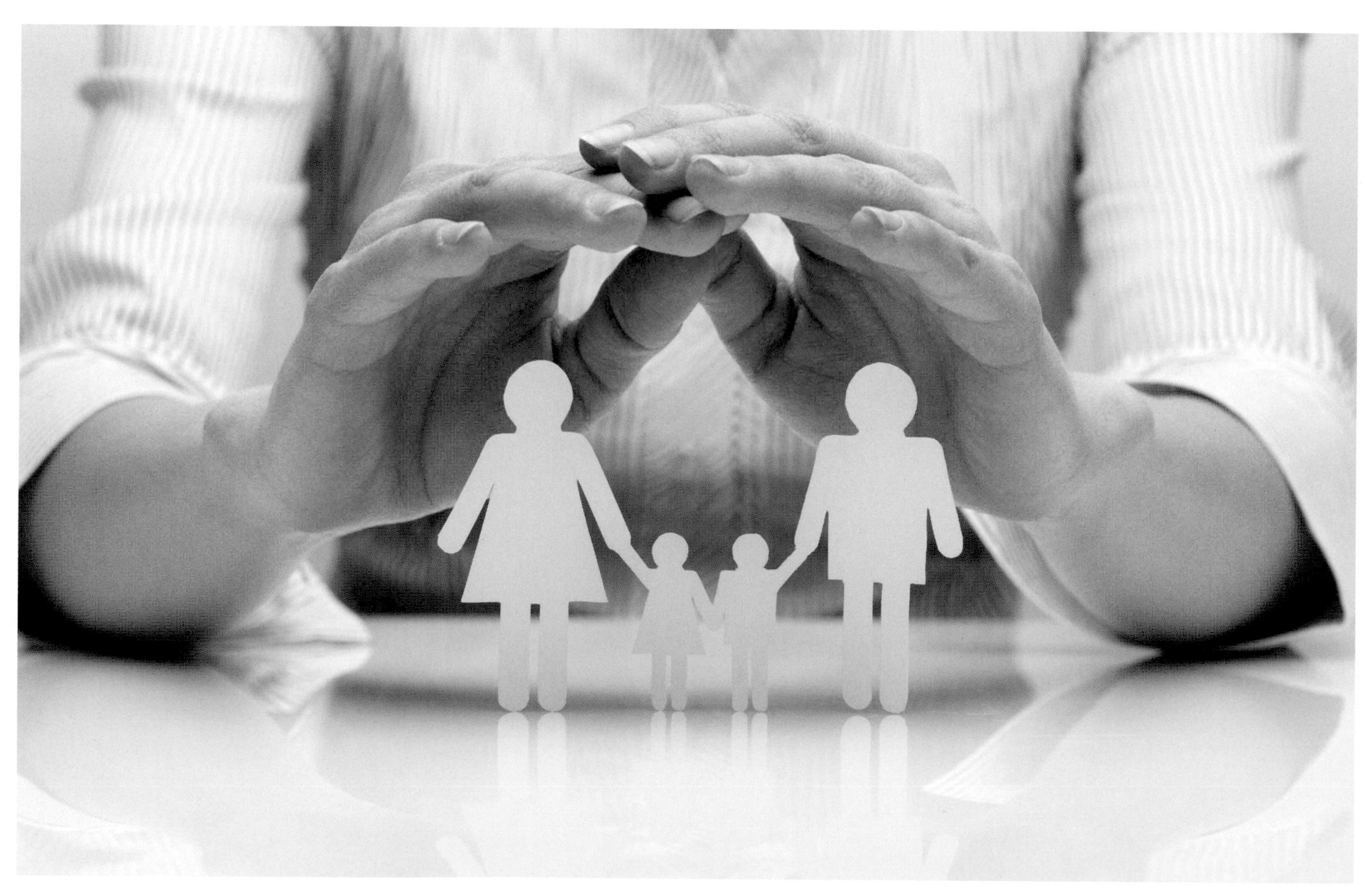

罹患自閉症譜系障礙（ASD）的孩童有增加的趨勢。根據英國科學雜誌《Nature》的刊載內容，美國診斷為ASD的孩童比例（盛行率），1975年為每5000人中有1人，但1995年已上升至每500人中有1人，2009年更來到了每110人就有1人。而且，根據美國疾病管制與預防中心（CDC）2016年的調查結果，估計每54人中就有1名孩童（約1.85%）診斷為ASD。日本的自閉症發生率也是1%左右。

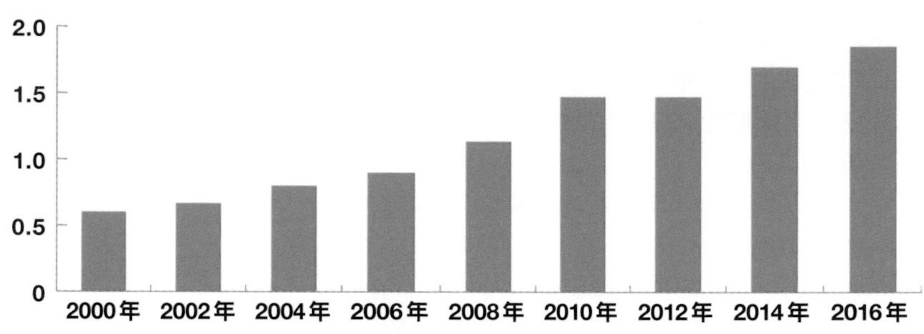

持續上升的ASD盛行率

美國的ASD盛行率有漸增的趨勢，從原本1975年時每5000人中只有1人（0.02%），到了2016年已上升至每54人中就有1人（約1.85%），而其他的先進國家亦有增加的傾向。增加的原因有對ASD的認識提高（15%）、診斷準則的改變（25%）、高齡父母（10%）等等。也有人認為1978年以來人工受精技術普及的影響也是原因之一。（資料來源：美國疾病管制與預防中心）

何謂ASD

ASD是一種會在社會生活和人際關係等方面造成困難的發展障礙，由1940年代美國的精神科醫師肯納及澳洲的小兒科醫師亞斯伯格分別提出。

3歲前若出現以下兩個症狀即可診斷為ASD。一個是「社交溝通障礙」，症狀諸如迴避眼神接觸、在超市裡突然大叫或亂跑，且語言發展遲緩，像是會不斷重複某句話、回到家時把「我回來了」說成「你回來了」等等。另一個是「活動及興趣過於極端，行為模式重複」，比方說堅持走相同的路線、對時刻表或日曆有強烈興趣甚至能整個背起來等等。

符合上述兩個症狀的典型自閉症經常會伴隨智能障礙（低IQ、智能發展遲緩）。至於沒有伴隨智能障礙的病例，則另外歸類為「高功能自閉症」或「亞斯伯格症候群」。除此之外，還有障礙程度較輕的類型以及發病年齡較晚的類型。上述這些病症現在皆統稱為「自閉症譜系障礙」（Autism Spectrum Disorder，ASD）。

雖然說都叫作ASD，但是症狀的程度和特徵五花八門。直到目前為止，還沒有可以徹底根治的方法。或許也因為病名的關係，有時會讓人產生「ASD就是縮在自己殼裡的狀態」、「ASD兒童的個性較為陰沉」之類的誤解，但這些都不正確。

已知的「遺傳要因」和「環境要因」

ASD到底是什麼原因所造成的呢？

過去有段時期盛行「原因在於缺乏父母的關愛」的說法，但後來發現擁有相同基因體（所有遺傳資訊）的同卵雙胞胎間罹患ASD的一致率很高（80～90%，異卵雙胞胎約為10%），以及特定的家族成員有較明顯的發生率，所以現在多認為受到遺傳因素的影響較大，缺乏父母關愛的說法基本上已經被否定了。

另一方面，世界各國也紛紛從懷孕時的母體環境、出生之後的營養狀態等環境要因之中，調查和研究ASD發病的可能因子。

而種種調查與研究的結果指出，懷孕初期吸菸、嬰幼兒期缺乏特定營養素、生產時是高齡父母、人工受精等不孕症治療等等，都有可能是ASD發病的風險要因（請參照第58頁的插圖）。

⊙ 可能提高ASD發病風險的環境要因案例

A. 根據瑞典的研究，懷孕初期吸菸會使ASD發病風險提升1.4倍。

B. ASD孩童缺乏維生素、礦物質等特定營養素的案例經常可見。

C. 報告指出：父親的年齡每增加10歲，ASD發病風險就會增加2倍以上；高齡母親、人工受精等不孕症治療也會導致ASD發病風險升高。

D. 英國的研究顯示，夏天（6～8月）懷孕的ASD發病風險比秋天（9～11月）懷孕要高出2倍左右。

上面舉出的只是其中幾個例子，可能提高ASD發病風險的環境要因還有很多。此外，也須留意這些結果的信度和複製性會有誤差。

（參考文獻：藤原武男／高松育子 保健醫療科學 59 330-337, 2010）

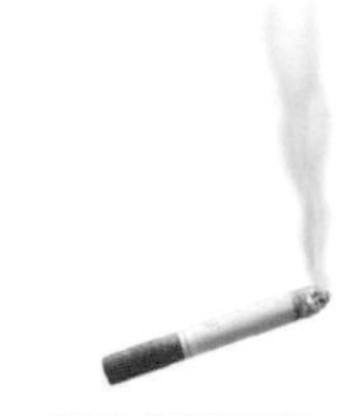

A. 懷孕初期吸菸

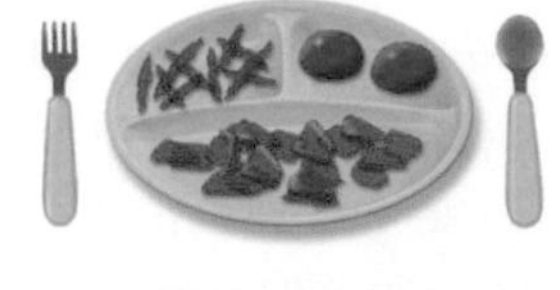

B. 嬰幼兒期缺乏特定的營養素

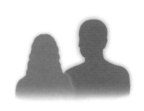

C. 出生時父母年紀較大／人工受精等不孕症治療

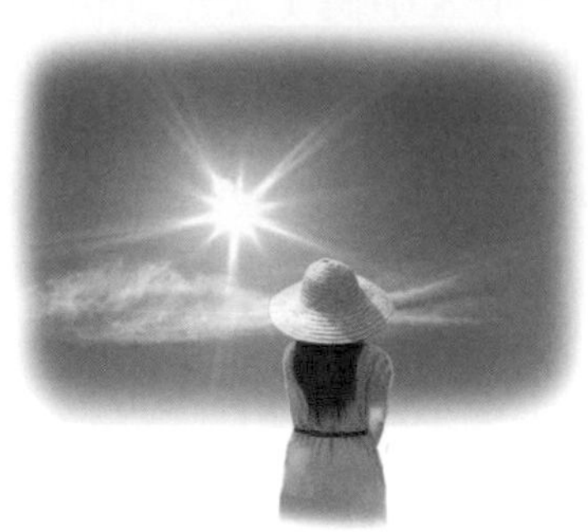

D. 夏天懷孕

高齡父親會增加罹病風險——小鼠實驗驗證

近年來ASD急速增加，究竟是什麼原因造成的呢？經常提及的要因有「對ASD的認識提高」和「診斷準則的改變」。前者指的是大眾對ASD的認識普及，使得接受診斷的機會變多，在先進國家尤其明顯；後者指的是1980年代以來對ASD的概念變廣，導致診斷準則改變所帶來的影響。不過，研究ASD致病分子機制的日本東北大學研究所醫學研究科的大隅典子教授表示：「根據最近的統計，對ASD認識的提高和診斷準則的改變並不足以說明ASD為何會增加。」

大隅教授關注的其中一個要因是「高齡父親」。以先進國家為首的晚婚化現象造成父親的生育年齡逐年遞延。以前也有調查結果顯示高齡父親會提高ASD的發病風險，但是沒有經過實驗確認其因果關係。因此，大隅教授的研究團隊以小鼠為實驗對象，針對高齡父親與ASD發病頻率的關係進行了驗證。

剛出生的幼鼠會發出人耳幾乎聽不見的哭聲與母鼠溝通，若此「超音波發聲」的頻率越低，幼鼠就會出現類似ASD的症狀。

大隅教授等人利用這個指標，來確認公鼠的年齡大小是否會影響幼鼠出現類似ASD症狀的頻率。結果顯示公鼠的年紀越大，幼鼠出現類似ASD症狀的頻率就越高。此實驗就算執行人員不同也能得到同樣的結果，目前以預刊本（同行評審論文）的形式發表在bioRxiv（https://www.biorxiv.org）網站上。

遺傳要因以及人工受精的影響

大隅教授等人也針對遺傳要因的影響加以調查並進行了實驗，其中最引人關注的就是在腦部發育過程中扮演重要角色的PAX6基因。

PAX6基因位於第11號染色體上，若有先天性缺損就會罹患「WAGR症候群」（WAGR syndrome）。約20%的WAGR症候群患者會出現ASD的症狀，因此認為PAX6是ASD的相關基因之一。

針對基因相同但PAX6出現變異的公鼠進行實驗後，發現就算公鼠的年紀不大，幼鼠仍會出現類似ASD的症狀。也就是說，引發ASD致病風險的公鼠年齡「提前」了。

此外，大隅教授在人工受精與ASD風險的關聯性方面也取得了重要的數據。讓帶有ASD高風險遺傳要因的公鼠（PAX6基因變異的公鼠）進行人工受精，結果顯示即便公鼠還年輕，其幼鼠出現類似ASD症狀的比例還是比自然受孕高。

大隅教授表示：「人工受精對於許多求子的夫妻來說是很重要的技術，但假若人工受精的確存在某些缺點，設法釐清問題並予以補足改善，盡量降低對新生兒的健康威脅也是至關重要的。」

ASD兒童的腦中出了什麼問題

與ASD有關的基因有哪些呢？當前全世界都致力於找出這些基因，並從分子的層面進行研究，試圖解開ASD的致病機制。根據目前的結果，與ASD病因相關的可能基因，包含前述的PAX6在內總共有100多個（下圖）。

其中的SHANK3、NLGN3、NLGN4X基因，皆與形成神經細胞間的連接處（突觸）有關。UBE3A、FMR1等基因，與製造維持神經細胞功能的必要蛋白質群有關。至於前述的PAX6基因，則認為具有開啟和關閉的功能，能夠調控列表中多個基因的運作。或許就是這些基因的運作方式因何故產生變化，使得腦神經迴路在形成過程中出現問題，才導致了自閉症。

在此列表中，也包含了許多X染色體（性染色體）上的基因。這也符合ASD好發於男孩的現狀，頻率甚至是女孩的4倍之多。女孩有2條X染色體，但男孩只有1條X染色體（另一條為Y染色體）。若X染色體上的基因出現異常，女孩還有另一條X染色體上的相同基因備用，但男孩就沒有這樣的「保護機制」了。因此，當男孩X染色體上的基因發生異常，影響就會直接顯現出來。

與ASD病因相關的主要基因列表

紅線代表與ASD有關的主要基因以及在各染色體（第1號～第22號和X、Y）上的位置。根據觀察特定家族成員ASD的研究報告等，目前為止已經發現了100多個相關的基因，這裡僅列舉其中的一部分而已。另外，黃色是由冷泉港實驗室威格勒教授等人所提出，ASD孩童基因上常見之12種變異（de novo CNV，詳情請參照本文）的位置（de novo CNV的資料來源：Levy et al., Neuron 70 886-897, 2011）。

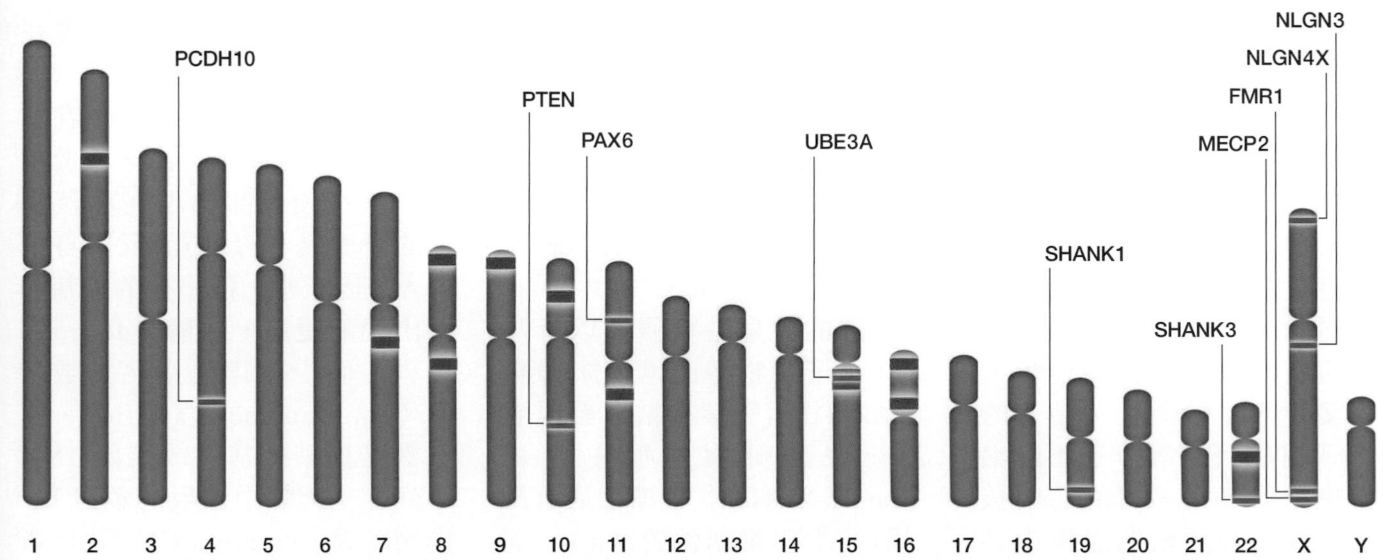

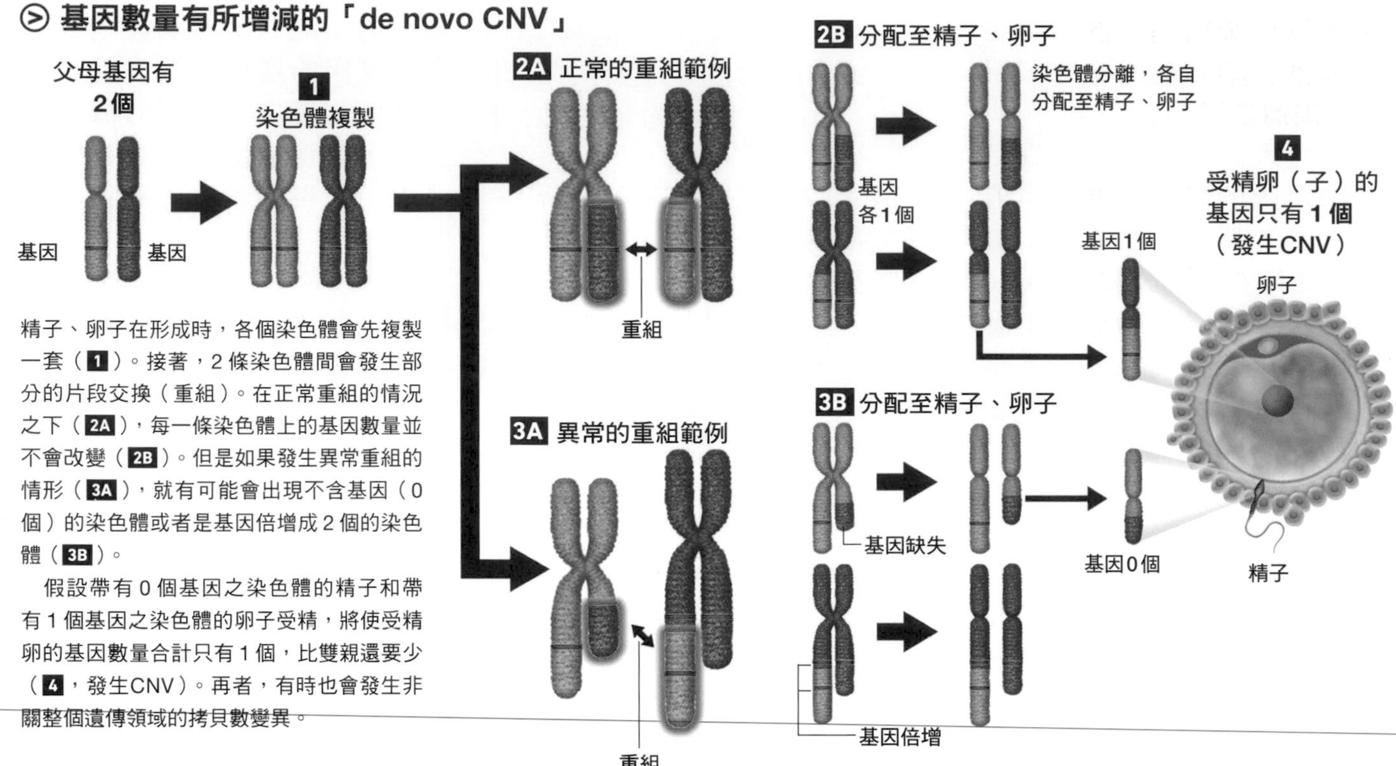

精子、卵子在形成時，各個染色體會先複製一套（1）。接著，2條染色體間會發生部分的片段交換（重組）。在正常重組的情況之下（2A），每一條染色體上的基因數量並不會改變（2B）。但是如果發生異常重組的情形（3A），就有可能會出現不含基因（0個）的染色體或者是基因倍增成2個的染色體（3B）。

假設帶有0個基因之染色體的精子和帶有1個基因之染色體的卵子受精，將使受精卵的基因數量合計只有1個，比雙親還要少（4，發生CNV）。再者，有時也會發生非關整個遺傳領域的拷貝數變異。

高齡父親會對子代基因造成什麼影響

假設高齡父親確實會使ASD發病風險增加，那其機制又是如何呢？大隅教授表示：「高齡父親可能會導致精子容易出現『表觀遺傳變異』（epigenetic variation）。」

「表觀遺傳變異」是指在DNA的鹼基序列沒有改變的情況下，DNA或是與DNA纏繞在一起的組織蛋白（histone）發生特別的化學變化，導致部分基因的功能出現變化的現象。隨著父親的年齡漸長，精子的DNA或組織蛋白等分子不斷累積這些化學變化，可能造成孩童在形成神經迴路的過程中必要基因群的功能發生變化。

大隅教授指出，今後將針對與ASD相關的表觀遺傳變異、人工受精對ASD帶來的影響等等進行更詳盡的研究。

父母沒有卻出現在小孩身上的新變異

ASD盛行率越來越高的美國是投入最多心力在相關研究的國家之一，而冷泉港實驗室的威格勒教授就是站在ASD研究最前線的其中一人。

美國的冷泉港實驗室以身為研究分子生物學的世界級據點著稱，DNA雙螺旋結構發現者之一暨諾貝爾獎得主華森（James Watson）也擔任過所長一職。牛頓雜誌曾於2013年前往冷泉港實驗室拜訪威格勒教授，採訪相關研究成果。

威格勒教授曾言：「ASD孩童身上的基因變異，約有4分之3來自於父親。意即父親的年紀越大，其子女罹患ASD的風險就越高。」

威格勒教授尤其關注出現在ASD孩童身上名為「de novo CNV」的變異。「de novo」在拉丁文中有「全新」之意，用於指稱「父母沒有卻出現在小孩身上的新變異」。比方說父親身上的A基因正常，但小孩的A基因卻出現新變異，即稱為de novo變異。而CNV則是指拷貝數變異（copy number variation，拷貝數是指某種基因或某段DNA序列在基因體中出現的數目）。換句話說，de novo CNV就是新發生的拷貝數變異，例如父親的基因體中有2個A片段，但小孩的基因體卻減少為1個或增加為3個。

威格勒教授等人在美國ASD兒童患者及其家人的協助下，徹底調查了近1000組親子的基因體差異，結果成功找到了ASD孩童常見的12種de novo CNV（請參照第59頁下圖）。

「其中讓人最感興趣的案例是在第7號染色體某片段發現的de novo CNV，這裡有引起所謂威廉氏症候群（Williams syndrome）的致病基因。與ASD孩童完全相反，威廉氏症候群的小孩很早就會說話，而且會凝視對方的眼睛。若此基因的數量減少就會引發威廉氏症候群，反觀ASD孩童該基因的數量是增加的。」威格勒教授如是說。

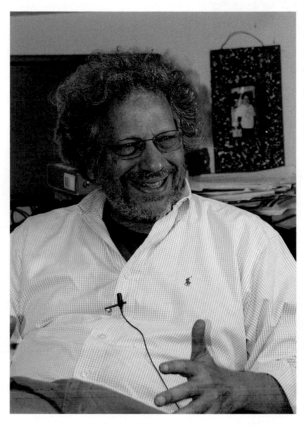

威格勒教授擁有特殊的經歷，他在學生時期原本專攻數學，後來改念分子生物學。不僅確立了針對動物細胞的基因導入法，在癌症分子機制的相關研究亦有豐碩成果，近年來則將重心放在自閉症的基因體研究上。

未來的治療可能性

威格勒教授的研究揭露了半數的ASD孩童身上都有某種de novo CNV，且推測與ASD有關的基因可能有數百種。

「有的人3歲就診斷為ASD，也有人是到6歲、7歲才確診，屆時孩童大多已經發育完成了。如果可以找出明顯與ASD有關的基因，就能趁早進行ASD診斷，讓出現ASD症狀的孩子提前接受必要的治療。」威格勒教授如是說。

將來有沒有可能治療ASD呢？威格勒教授表示：「引發ASD的基因變異多為基因體中2個基因其中1個失去功能的類型。也就是說，該基因製造的蛋白質量只有一半，進而引發ASD。因此，若能以人工方式提高剩餘基因的功能，就有可能治療該類型的ASD。我想再過10年或20年，應該就可以看到某些成果了。」

ASD需要「因數分解」

面對急速增加的ASD，雖已傾注大量心力從各式各樣的角度進行研究，可依然無法掌握其全貌。甚至隨著研究越來越深入，更加凸顯出ASD這類發展障礙的複雜程度。

大隅教授表示：「以有多項要因的生活習慣病為例，若血中總膽固醇過高就會診斷為高脂血症。ASD也是一樣，像這樣的生物學指標是有其必要的。」

將致病原因和機制各異的障礙統稱為發展障礙，或許是目前的現實狀況。雖然還在起步階段，不過我們正努力逐步抽絲剝繭，逐一找出隱藏在深處的要因。

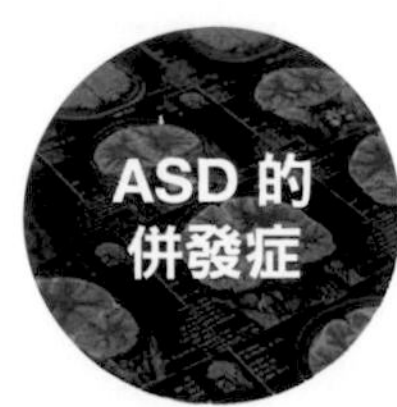

幾乎所有的ASD都有併發症

正如ASD名為自閉症譜系障礙，症狀如光譜般無明確的界線，而且通常會伴隨其他發展障礙的症狀。

由弘前大學齊藤學博士等人組成的研究團隊也有針對ASD的併發症進行調查，結果發現88.5%的ASD患者至少都合併有一種發展障礙。

有ASD症狀的兒童所伴隨的發展障礙症狀中，50.6%是注意力不足過動症（ADHD），63.2%是全身運動或手指操作有困難的發展協調障礙（DCD），36.8%是智能障礙（ID），20.7%是語言理解、形狀區辨能力欠佳的邊緣性智能（BIF）。

約9成會伴隨其他發展障礙的併發症

有ASD症狀的人有較高機率會併發其他的發展障礙症狀。若置之不理，不只是ASD的症狀，連其他發展障礙的症狀也可能繼續惡化，甚至造成融入團體及社會生活的機會越發渺茫。接受早期診斷、早期療育都是必要的因應措施。

產生焦慮症等續發障礙

發展障礙必須前往醫療機構、療育機構等處接受早期療育，越早開始效果就越好，可以減少日後對社會生活的影響。尤其患有ASD的孩子通常會感到焦慮不安，因而容易引發焦慮症之類的續發障礙。

若有ASD的症狀，與其他孩子一起學習時就會出現障礙。由於不會察言觀色等原因，導致患者無法積極地和別人交流。如果放任不管，勉強自己繼續適應團體生活的話，可能會引發焦慮症、依賴症之類的續發障礙。此外，即使在本人的努力下順利從學校畢業，但踏入社會後卻為ASD或ADHD症狀所苦的人也不少。若持續受困於症狀、社交上被孤立，就會導致生活出現障礙。為了避免這樣的狀況，在進行發展障礙的早期診斷及早期療育時，能仔細鑑別症狀的篩查機制有其必要性。

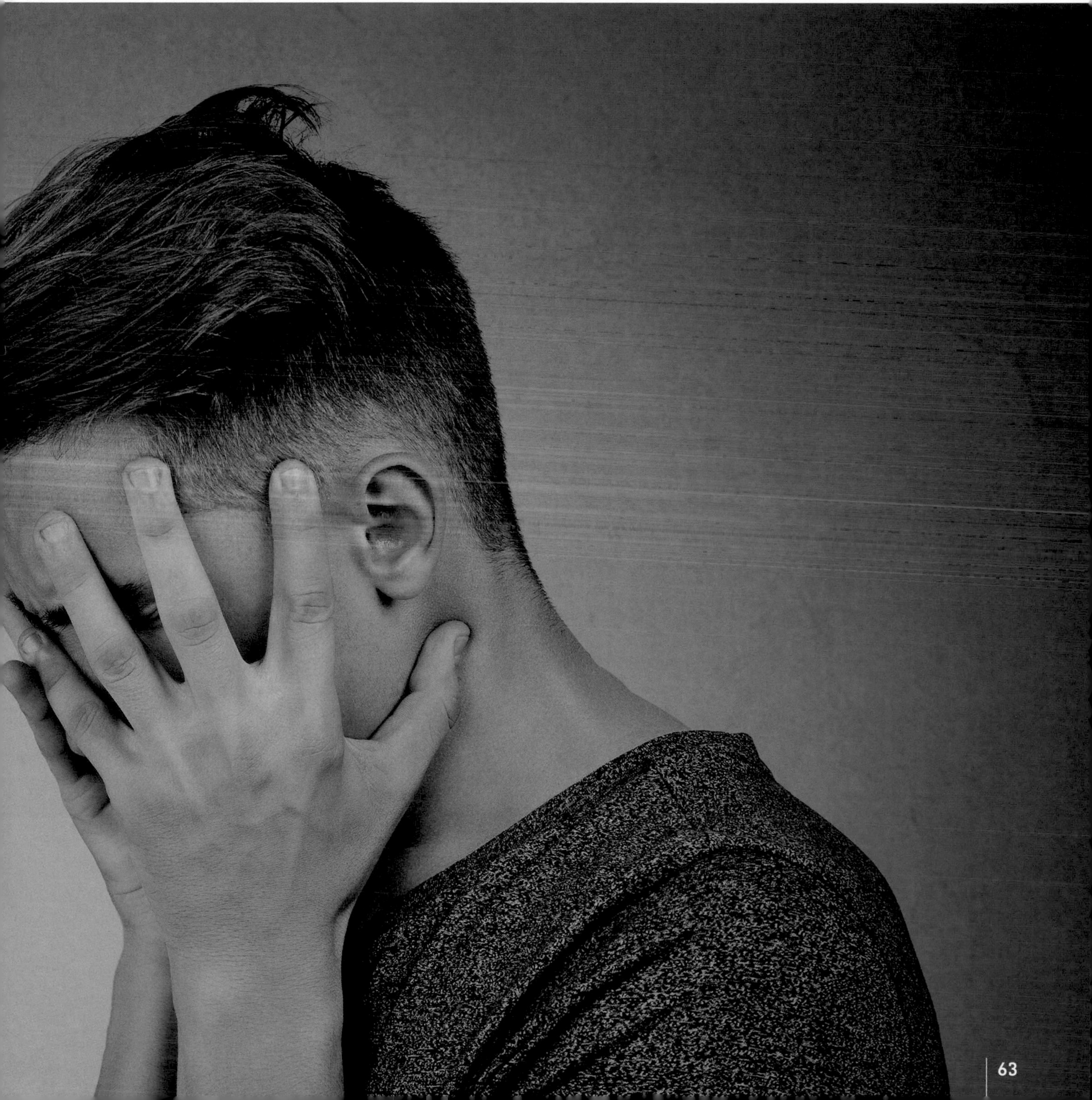

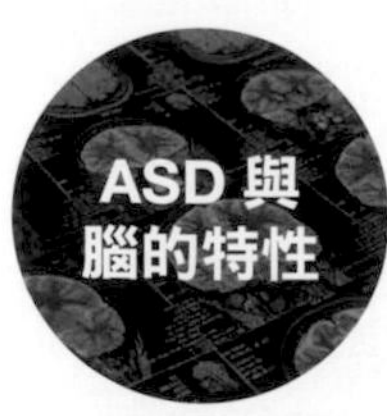

與腦特性有關的ASD沒有特效藥

很遺憾到2020年為止，尚無治療ASD的特效藥。但就如先前所述，ASD的特性可能會隨著腦部發育與年齡增長而漸趨緩和。

因此，即便是小時候特性強烈到社會生活有障礙的人，或許依舊能夠在長大的過程中慢慢調節自己的特性去配合環境。

理解自身特性 尋找處世之道

那麼該如何學習待人處世的方法呢？在第4章中將會詳盡地介紹，不過基本上重點就在於要了解自己的特性。對於常在日常生活中遭遇困難或是感到棘手的人來說，確實理解自己擁有的特性

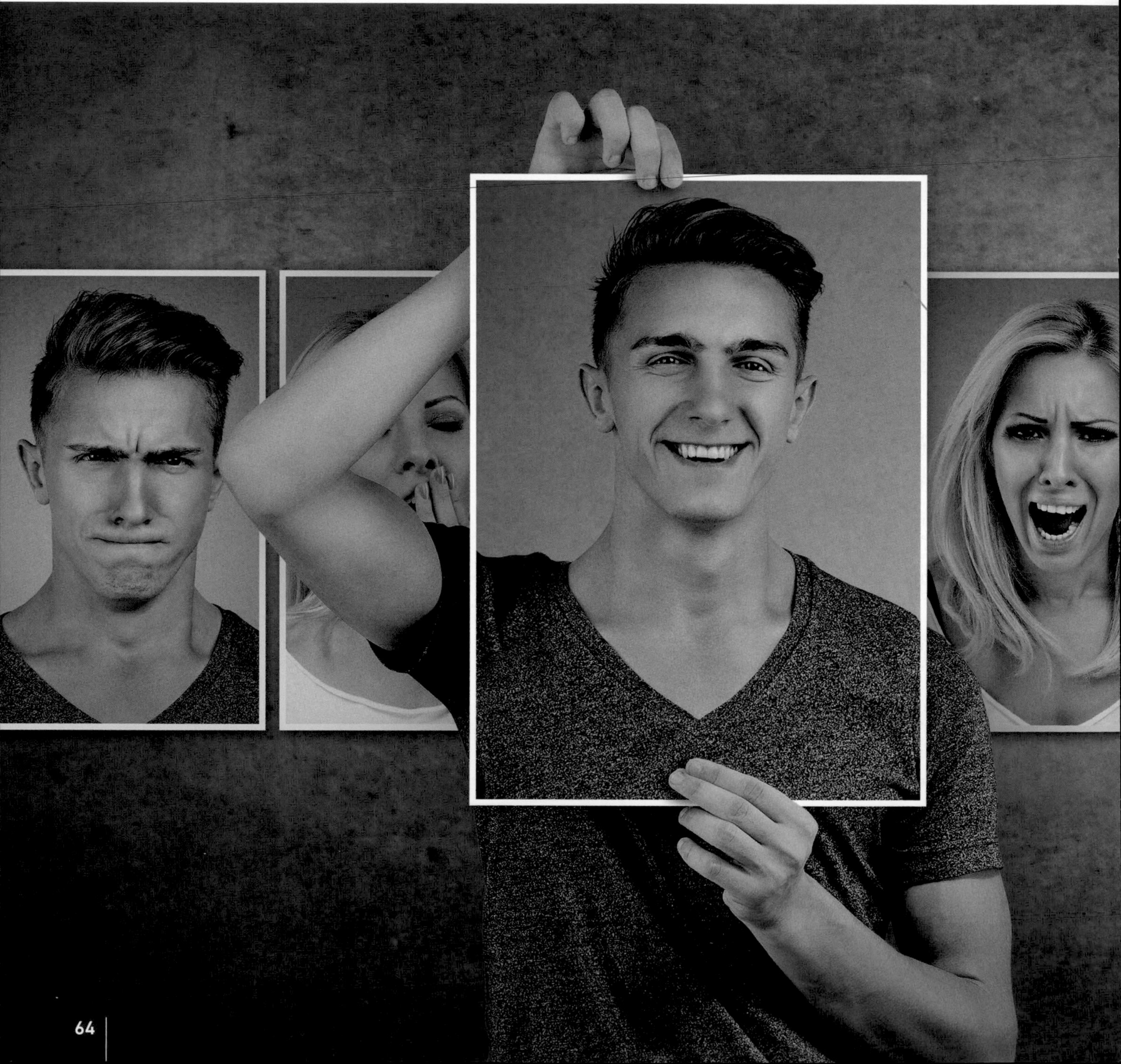

並加以實踐是相當重要的事。因為若將日常生活中感到困難或棘手的部分置之不理，就有可能引發焦慮症、依賴症等續發障礙。

特性本身並不會成為生活上的障礙

很多時候，發展障礙的特性本身不一定會成為生活上的障礙。當然有些特性的確會引發各種棘手的狀況，不過特性本身對於當事者而言並非致命性的弱點。

特性之所以會變成致命性的弱點，是因為本人和周遭旁人無法理解該特性的緣故。一旦本人和周遭旁人不能理解，失敗或衝突便會相應而生。如此一來，不只本人的自尊心受損，也無法跟周圍旁人維持良好關係。為避免落入這樣的困境，確實理解自身特性、打造出若遇到困難就能尋求他人協助的環境，就顯得十分重要了。

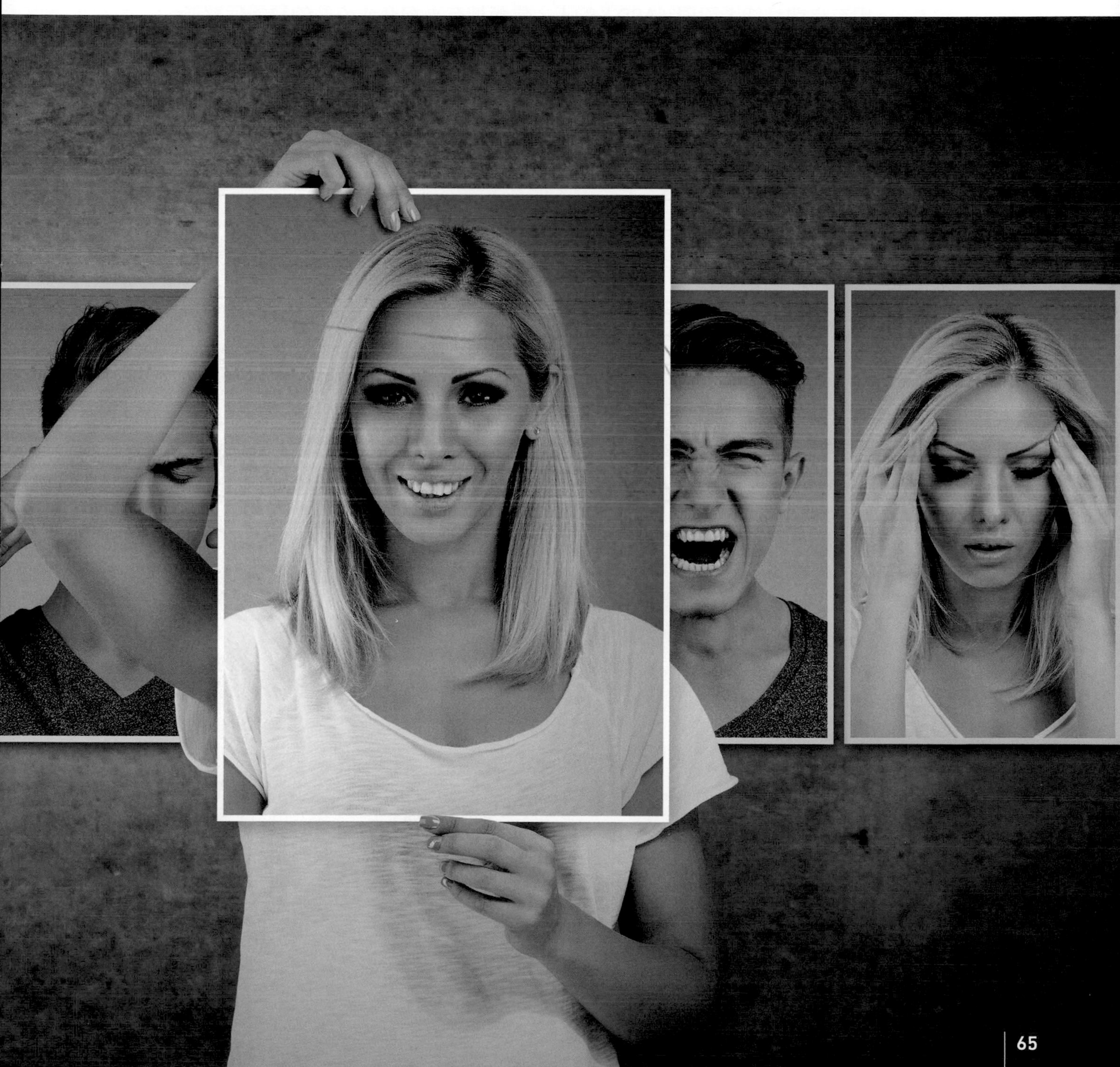

有辦法研發 ASD的治療藥物嗎？

針對無藥可醫的ASD 研發出首款治療藥物的可能性

患有自閉症譜系障礙（ASD）的人，儘管擁有高智商或優秀的語言理解能力，卻難以敏銳地察覺他人的意圖。出現症狀的患者當中，也有些人面臨到社會生活適應方面的困難。治療ASD主要有認知行為療法等諸多方法，但透過藥物來進行治療的方法尚未確立。接下來要介紹的是，或許能成為ASD治療新方法的相關藥物資訊。

協助　山末英典
日本濱松醫科大學精神醫學講座教授

從經驗中可知，ASD患者不擅長從表情或語調了解他人的真正想法。一般認為，這樣的症狀與大腦額葉中內側前額葉皮質的活性低下有關。

催產素能增加信任度

2005年進行的實驗，發現了或許可以活化控制社交溝通之腦部區域的方法。根據瑞士蘇黎世大學研究所科斯菲爾德（Michael Kosfeld）等人發表的研究論文，以鼻噴劑方式給予激素催產素（oxytocin）能增加對他人的信任感。

透過信任測試遊戲理論進行實驗

實驗目的是為了證明催產素是否能增加信任度的假說。首先將29名受試者分成兩組，一組經鼻噴劑給予催產素，另一組給予安慰劑，然後再調查對他人的信賴程度究竟有多少。

實驗中將受試者分成「投資人」和運用投資人資金的「受託人」。受託人可從投資人身上取得資金，而且受試者彼此之間並不認識。一開始投資人和受託人先各自領取了可兌換現金的12點點數。遊戲有以下兩個規則：第一是投資人交予受託人的點數可自動增加為3倍，即受託人能夠獲得投資人予其的3倍點數；第二是受託人可自由選擇是否要把受贈的點數返還給投資人，也就是說3倍點數可能全數歸還，但也有可能完全都不給。

投資人會感受到什麼風險？

投資人若將資金交給受託人，有可能全數歸零，但也有可能增加為3倍。透過這個實驗，可以調查催產素能否消除對未來不確定性的不安，並做出信任對方的舉動。

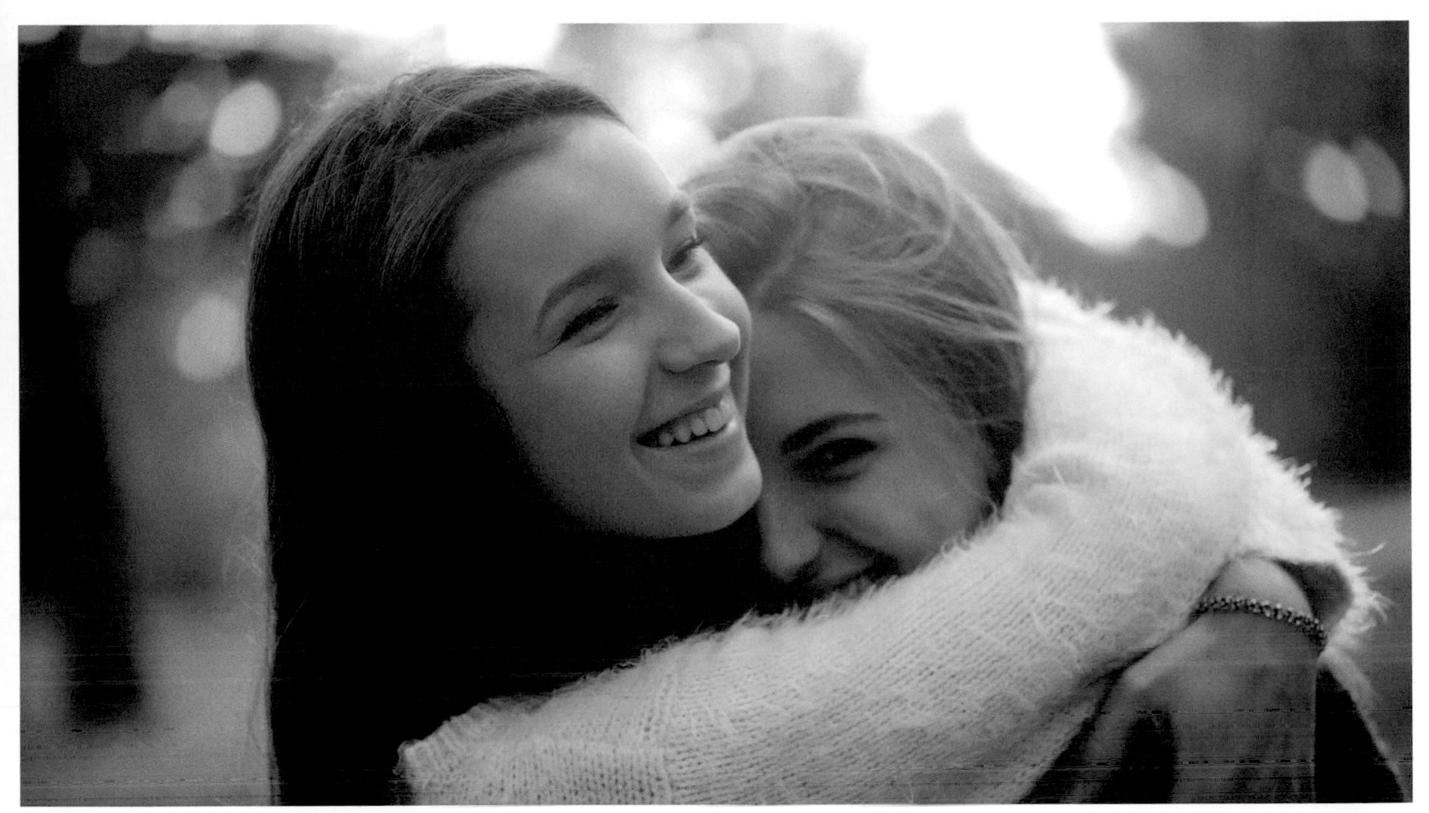

「催產素」又名為幸福激素，據說在互相擁抱等時候腦中也會釋放出催產素。催產素能增加對他人的信任感，還具有降低有壓力激素之稱的皮質醇（cortisol）濃度的效果。

選擇信任對方的投資人增加了

結果顯示，在給予催產素的組別中，投資人對受託人的信任度增加，交給受託人的點數平均有9.6點（中位數為10點）。但在給予安慰劑的組別中，信任受託人的投資人只有催產素組的一半左右，而且平均投資金額為8.1點（中位數為8點）。

催產素的研究已有顯著進展

愛和信任、理解是一切社會活動的基礎，這項研究使得各界開始關注催產素與人際互動的密切關聯性，各式各樣的研究也隨之興起。

比方說，以fMRI觀測究竟是腦的哪一個部位會對催產素起反應。

在克希（Peter Kirsch）等人於2005年發表的研究中，確認了催產素會大大影響腦內掌管不安、恐懼等反應的杏仁核活性。透過之前的動物實驗，已知杏仁核是產生不安、恐懼等情緒的部位，因此這項研究是以fMRI觀測腦部的血流來調查實際的腦部活動狀態。

進行實驗的研究人員和受試者事前都不曉得哪支藥劑是真正的催產素。先讓受試者觀看生氣的表情，促使杏仁核活化，確認催產素會造成什麼樣的影響。

實驗結果發現，在給予催產素的組別中，產生不安、恐懼情緒的部位活性會因為催產素而大幅降低。由此可知，催產素具有抑制杏仁核過度活化的作用，減少不安、恐懼等情緒產生。

催產素有助於避免對立行為

從迪岑（Beate Ditzen）等人於2008年進行的研究也可以得知，催產素具有傾向協調合作

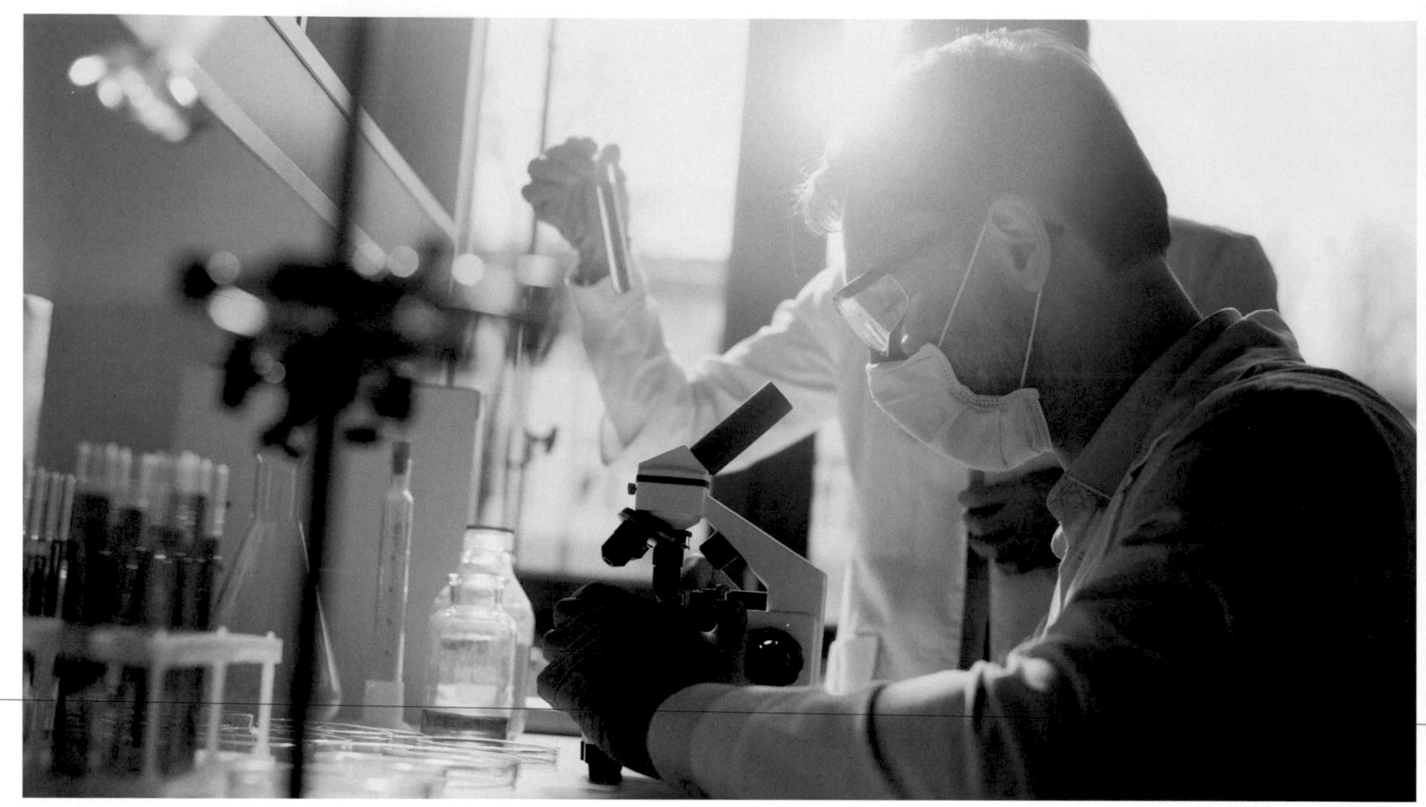

催產素對於腦部影響的研究已有相當的進展。研究結果發現，給予ASD患者催產素後不但其反覆行為變少，還會從眼神判斷對方真正的意圖，交談時的表情也變得豐富許多了。

的效果。

實驗以47對情侶為對象給予催產素和安慰劑的鼻噴劑，接著讓雙方站在對立的角度進行議論。為了排除安慰劑效應，過程中參加臨床實驗的受試者和執行實驗的人員皆不曉得藥劑是安慰劑還是催產素。

結果顯示，給予催產素的情侶從頭到尾都採取正向的溝通方式，但給予安慰劑的情侶反而對立加劇。

此外，可以視為衡量壓力程度的指標 — 皮質醇濃度，也是給予催產素的情侶才有下降的趨勢。

追隨他人視線的行為增加

亦有研究指出，給予ASD患者催產素能提升解讀表情的能力。給予催產素後，發現患者嘗試從表情判斷對方真意的行為有增加的趨勢，追隨他人視線的時間似乎也拉長了。

增加對人信任感的催產素到底是什麼？

不過，催產素究竟是什麼呢？俗稱為「幸福激素」的催產素，是由調節內分泌和自律神經功能的下視丘（hypothalamus）所製造，再運送至腦垂腺後葉（posterior pituitary）分泌的激素。

催產素的原文oxytocin是源自於希臘語，代表「快誕生」的意思。

正如其名，催產素有兩個與生產和育兒有關的作用從以前便為人所知。其中一個作用是協助分娩時的子宮收縮，下視丘中生成催產素的神經細胞產生反應並釋放出催產素，會使母親的子宮收縮引發陣痛，開始進入分娩。

另一個是促使乳腺的肌纖維收縮，刺激泌乳的作用。當嬰兒吸吮母親的乳頭，刺激會令下視丘中製造催產素的神經細胞產生反應並分泌出催產素，進而促使母乳流出。

男女的腦中皆有催產素受體

催產素不僅會影響生物的生殖行為，也會影響母性行為的構築。以小鼠為對象的實驗數據顯示，當催產素和催產素受體失去作用，不但會導致母乳分泌不出來，連育兒的母性行為都會減少。

從近年的研究已知，不只腦垂腺後葉會分泌催產素，腦中也會分泌。而且是無論男女腦中都有催產素受體，至於分泌出來的催產素究竟會在腦中產生什麼作用，則一直是大家關注的焦點。

催產素作為ASD新療法的可能性

研究ASD患者腦部活動的山末英典博士等人曾經於2013年進行實驗，調查以鼻噴劑給予催產素是不是可以改善ASD的症狀。透過該項研究，也確認了掌管社交溝通的內側前額葉皮質會對催產素產生什麼樣的反應。

實驗對象是在東京大學附屬醫院診斷為ASD的40名男性。與前面的實驗一樣，為了排除安慰劑效應，過程中參加臨床實驗的受試者和執行實驗的人員皆不曉得藥劑是安慰劑還是催產素。

結果顯示，在給予1次催產素的情況下，ASD患者利用表情、語調判斷他人真意的行為

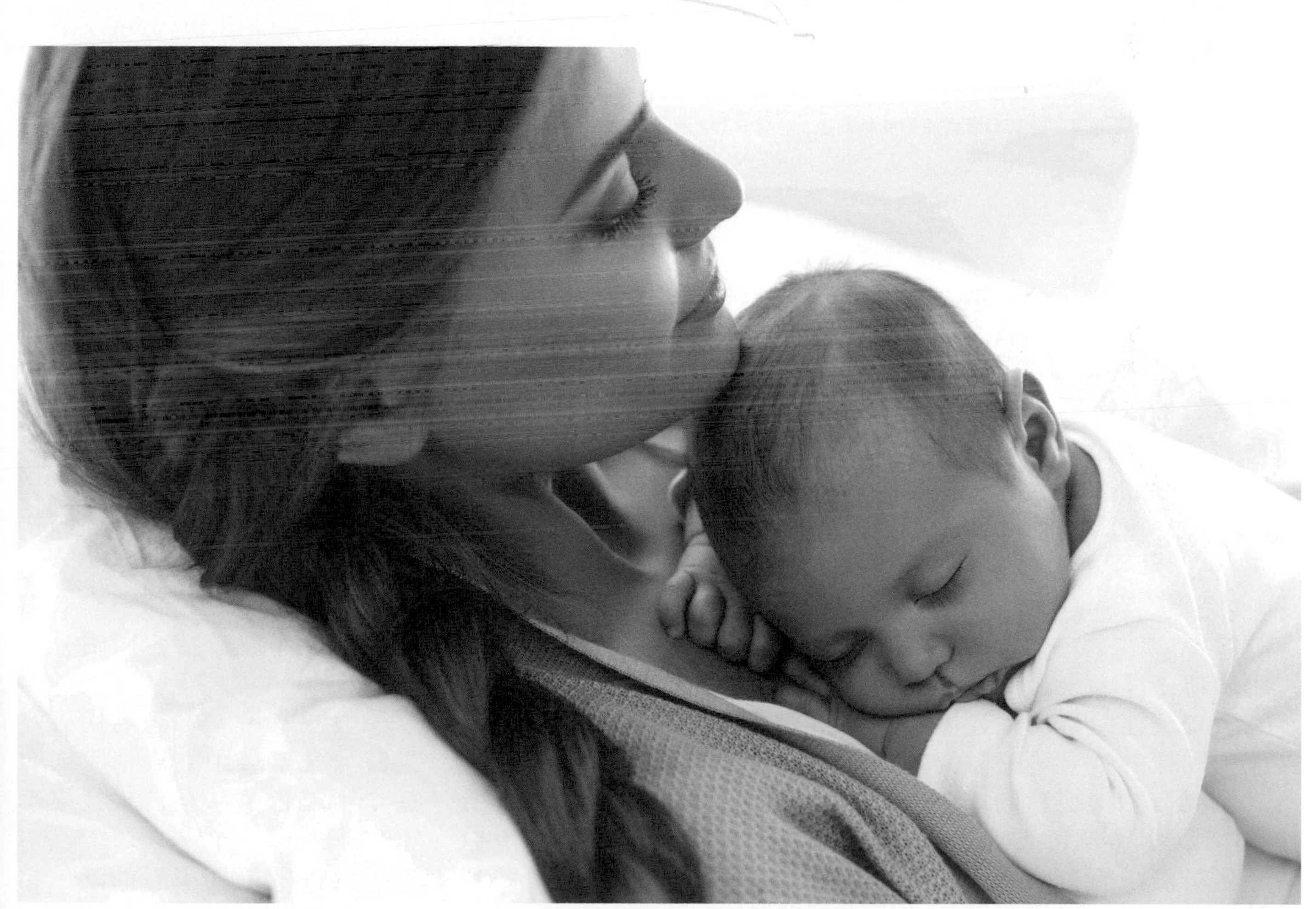

催產素正如其名，與生產和育兒相關，例如子宮平滑肌的收縮作用和乳腺肌纖維的收縮作用等等，從以前便為人所知。以前視為是與生殖行為有關的激素，但是近年來陸續發現催產素與社會活動、協調行為等等有很大的關聯性。

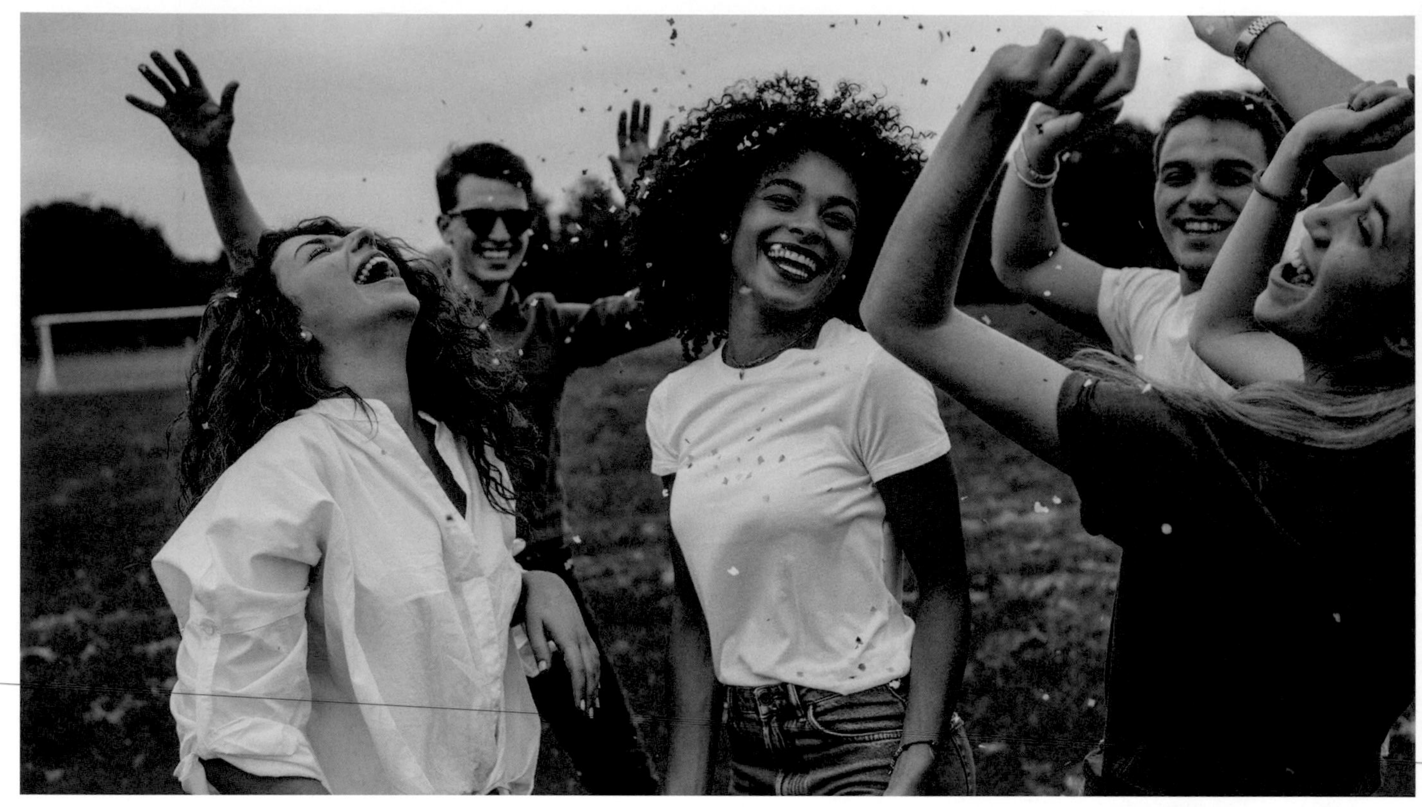

透過各式各樣的研究可知，對ASD患者給予催產素後，能夠使本人解讀表情、追隨視線的行為增加，表情也變得更豐富了。

就有增加的傾向。

而且，控制社交溝通的內側前額葉皮質活動也恢復了正常。透過催產素可以改變腦部的活動，帶來在治療方面加以應用的可能性。

連續給予催產素的實驗？

山末博士等人後來又進一步研究，確認連續給予催產素是否能有同樣的效果。實驗對象為20名具有ASD症狀的成年男性，並以連續6週每天給予2次催產素鼻噴劑的方式進行。透過該研究發現，連續給予催產素也能改善ASD的主要症狀，而且不會增加有害的現象。

2018年發表的研究中共有106名臨床試驗的受試者，分別來自東京大學、名古屋大學、金澤大學和福井大學。關於連續給予催產素的研究結果，山末博士表示：「從自身表情的表達方式、追隨對方視線的時間變長等等，可知ASD主要症狀的反覆性行為模式也得到了改善。可是在社交溝通障礙方面，卻也出現了強烈的安慰劑效應。」

給予催產素的前後症狀有所改善，但是在安慰劑效應下也有改善效果，因而形成無法判斷的狀況。

為何連續給藥會出現迥異的結果？

為了找出原因，2019年的研究將焦點放在「中立表情」上。

若將臉上呈現的表情依照快樂、悲傷、憤怒、厭惡、驚訝、害怕來分類，則中立表情指的就是不屬於特定感情分類的表情。

一般認為，ASD患者與人互動時大多帶著中立表情，難有進一步變化，甚至於表情幾乎不會外顯。

不過從數值上來看的話，相較於安慰劑組的受試者，連續6週給予催產素的受試者，其中

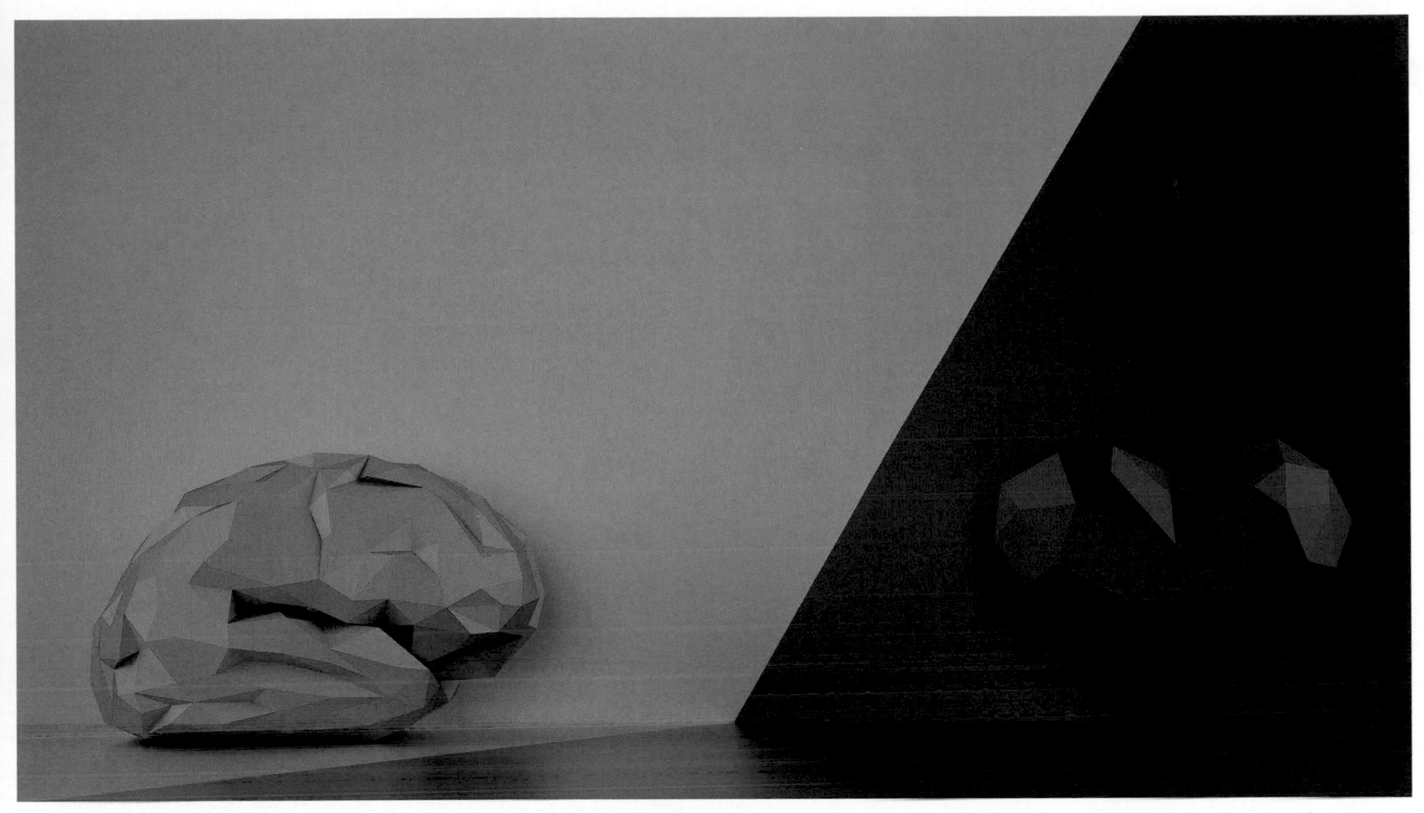

山末博士等人的研究團隊為了將ASD的治療藥物實用化，正與民間的製藥公司合作開發新的催產素藥物，距離世界首創的ASD治療藥物研發成功指日可待。

立表情難以變化的程度已有所改善。

而且催產素的改善效果還會隨著時間產生變化。雖然給予催產素 2 週後有明確的改善效果，但是 4 週後和 6 週後呈現減弱的趨勢。若要探討在這段給藥期間效果減弱的原因，則可能與連續給藥導致誘發的催產素受體活性降低等機制有關。

邁向實用化的ASD藥物開發

為了將ASD的治療藥物實用化，山末博士在民間製藥公司的協助下，正在開發新的催產素鼻噴劑。

關於治療藥物的開發進度，在2020年內報告書已經製作完畢，也完成了相關試驗。至2021年5月為止的資料顯示，正處於將發表相關結果的論文投稿並等待審查結果的階段。待論文正式發表就會公布結果。

相信在不久的將來，世界首創的ASD治療藥物便有機會問世造福患者。

參考文獻：Kosfeld M, et al., Oxytocin increases trust in humans. Nature 435 : 673-676, 2005.
Adam J Guastella et,al,. Oxytocin increases gaze to the eye region of human faces,1;63 (1) :3-5, Biol psychiatry, 2008
Yamasue H, et al., Effect of intranasal oxytocin on the core social symptoms of autism spectrum disorder: a randomized clinical trial., Mol psychiatry 25(8), 1849–1858, 2020.

column 2

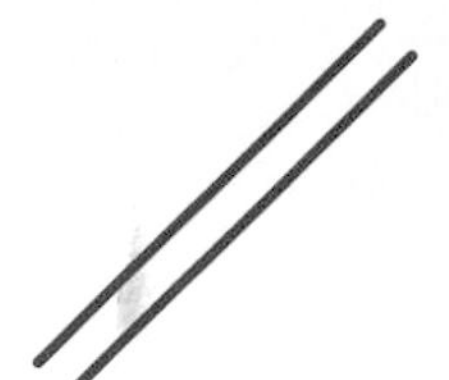

發展障礙與天才的關係？

歷史上有很多偉人都具有發展障礙的特性。知名的文藝復興巨匠莫非也是發展障礙者？

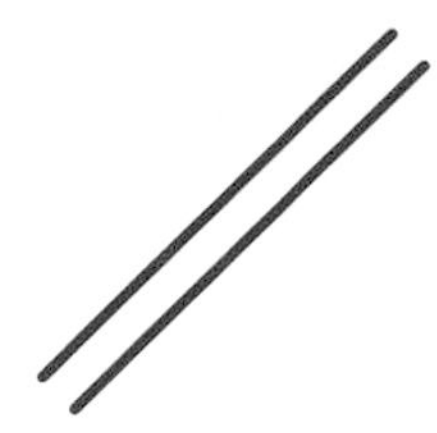

據說在具發展障礙特性的人當中，有很多是天才。但也有資料指出，擁有特殊能力的人只占了整體的5%左右。從古至今，有許多研究都在探討文藝復興巨匠達文西究竟是不是發展障礙者，而結果似乎也呼之欲出。

很多擁有天才般出色能力的人，都具有發展障礙的特性。雖然沒辦法打開這些歷史偉人的腦袋來實際進行調查，不過從能力及其行為特性來檢視的話，倒是能發現不少發展障礙的症狀。

達文西可能患有ADHD

舉例來說，英國倫敦國王學院的卡塔尼博士（Marco Catani）等人組成的研究團隊就曾於2019年提出了達文西（Leonardo da Vinci，1452～1519）可能罹患ADHD的看法。卡塔尼博士本身也是治療ADHD和自閉症的專家，而團隊的研究方法是憑藉與達文西工作方式和行為有關的歷史記述，以專業觀點進行詳細分析並歸納統整出成果。最後得出的結論是，雖然達文西有做事老愛拖延的習慣，但仍能擁有傑出的成就，就是因為ADHD的緣故。

從流傳後世的豐功偉業可知，達文西擁有豐富的想像力，花費了大量時間埋首於完成大規模的作品和企劃。但是在另一方面，行為紀錄也顯示他有專注力不足、缺乏耐性的問題。比方說，達文西從小就有無法完成作業的紀錄，他會在完成某個作品之前就開始著手進行別的計畫等等，總是無

⊙ 達文西是ADHD患者的可能性很高

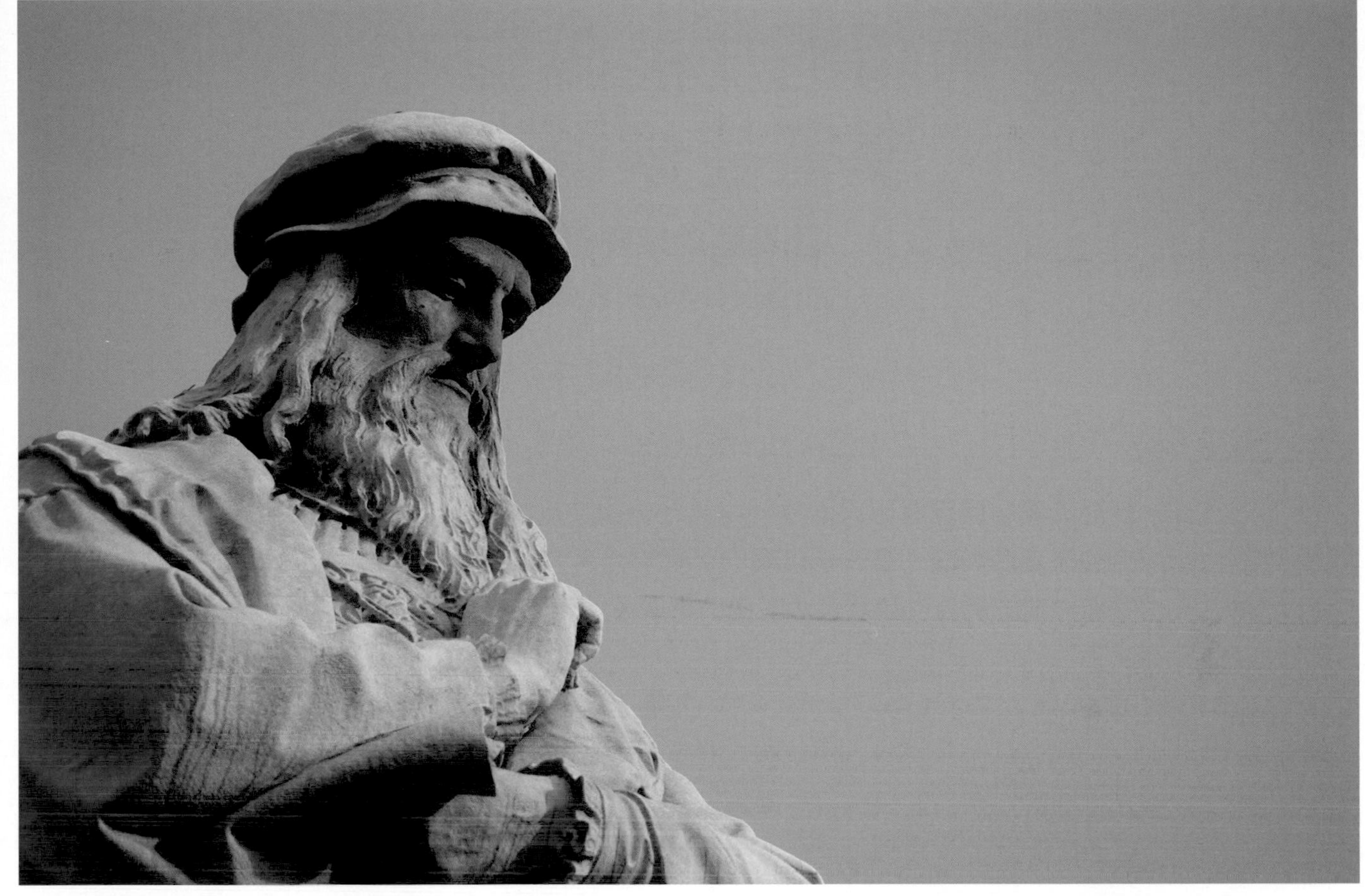

留下眾多世界遺產的達文西。針對其行為特性進行詳細分析以後，ADHD的特性也一一浮現了出來。在近年的研究中也發現他似乎有學習障礙（LD）的特性。

法靜下心來。而且據說他一旦沉迷於某件事，就會除了短暫午睡以外幾乎長達24小時都處於工作狀態。

達文西也有學習障礙

再者，據說達文西是左撇子，除此之外還有「發展性失讀症」（developmental dyslexia）的問題。從他的行為特性來判斷，掌管語言的腦部區域可能是在右邊的位置。達文西的這個特徵也是ADHD患者常見的症狀。

也有其他的研究指出達文西有發展性失讀症的問題。美國湯瑪士傑佛遜大學的曼吉歐尼（Salvatore Mangione）博士認為達文西對於正確拼寫出單字有困難，就是受到發展性失讀症的影響。此外，達文西還有斜視的問題，因此對三維空間的認知能力較差，而二維視覺也認為是發展性失讀症的特徵之一。

從這些蛛絲馬跡來看，達文西的性格以及異於常人的想像力，可能與ADHD的能力有極大的關聯性。

column 3

何謂腦功能障礙的學者症候群？

因為腦功能障礙而顯現出驚人才華

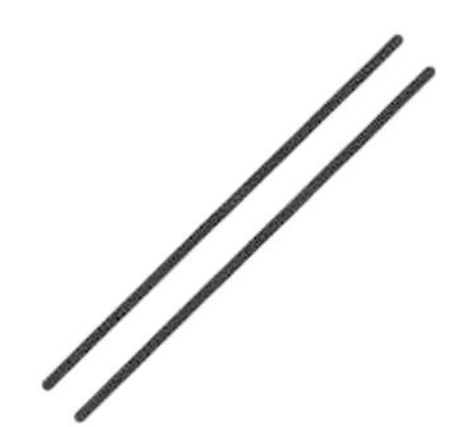

腦部的發展狀況會因人而異。常見於自閉症譜系障礙（ASD）患者身上的學者症候群，是一種以超群出眾的記憶力著稱的特性。這樣的學者能力或許是源於發展遲緩左腦的影響等等所致。

1789年，美國的精神科醫師在文獻中介紹了一位名為富勒（Thomas Fuller，1710～1790）的奇人。他十分擅長數字的計算，乃至於問他「活了70年又17天半的人總共活了幾秒」，可以在1分半鐘後心算出正確答案。像這種能力明顯優於一般人或是擁有驚人才華的人，被稱為「學者」，而該症狀就是所謂的「學者症候群」（savant syndrome）了。「savant」一詞源自於法文動詞「知道」所衍生的詞彙，在英文當中用於指稱「智慧非凡的人」。

據說學者多為自閉症譜系障礙（ASD）患者，有研究指出ASD患者當中有10～25%為學者。話雖如此，也有人是後天的疾病或事故導致腦部損傷，才出現學者症候群的症狀。

身懷驚人的記憶力、藝術才華、計算能力

學者症候群患者能在各種領域發揮他們驚人的能力。例如在音樂領域，有人可以在完全沒有學過鋼琴的狀態下，完整彈出只聽過一遍的曲子旋律，甚至是創作樂曲。在美術領域，有人可以刻出完全重現飛禽走獸樣貌的雕像，或是畫出只看過一眼的複雜景色。在數學領域，有人可以用非常快的速度進行計算，即使沒有學過也能在瞬間做出質因數分解。

除了這些能力之外，幾乎所有學者症候群患者都擁有驚人的記憶力，可以記住地圖、歷史事件、電車或公車時刻表、

畫出只看過一遍的風景

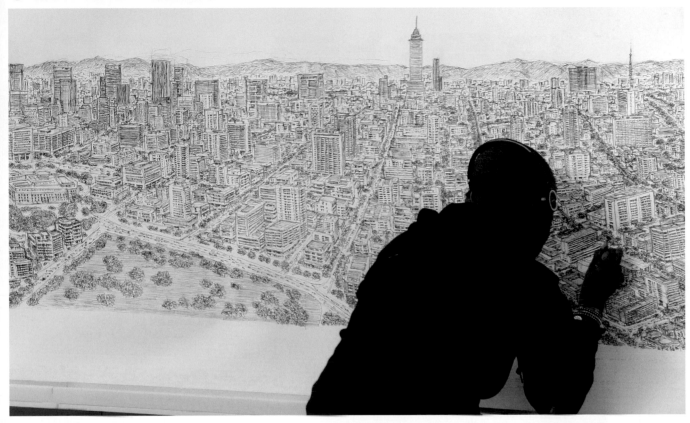

照片為英國畫家威爾特希爾（Stephen Wiltshire，1974～）在搭直升機鳥瞰墨西哥城後，依記憶畫出來的樣子。他在3歲時就診斷為自閉症，5歲時進入特殊教育學校，顯露出繪畫才華。他將許多都市的景觀繪製成精緻的作品，吸引了全世界的目光。像是2005年時，他就憑記憶畫出了10公尺長的東京全景圖。

整本書的內容等龐大資訊。過人的記憶力可能單獨出現，也可能伴隨著驚人的藝術才華。

在學者症候群患者當中，最常見的是計算日期的能力。這種特性讓他們得以馬上算出過去或未來的某一天是星期幾，甚至有些人還可以回答出在過去4萬年或未來4萬年的某一天是星期幾。有假說認為這種能力或許源自於對日曆的強烈興趣與長期觀察，使他們從中發現出一套原創的數學規則，並下意識地依此算出了答案。

特殊才能是左腦功能障礙的產物？

為什麼學者症候群患者能夠發揮異於常人的特殊能力呢？

其中一個假說認為應與左腦功能障礙有關。在學者症候群患者死後對其腦部進行解剖、腦影像診斷等研究，結果發現左腦有明顯的功能障礙。一般認為，左腦與語言及秩序等理論性思考還有使用記號、語言等的抽象化思考有關。該說的基礎在於胎兒時期的左腦是在右腦之後才開始發展，所以發育完成前尚未穩定的期間比右腦還要長等等，算是相對有力的主張。

3 何謂注意力不足過動症（ADHD）？

根據日本厚生勞動省的調查，6～12歲的兒童中有3～7%出現ADHD（注意力不足過動症）的症狀。ADHD的症狀特性主要顯現在行為方面。

從最新的腦科學研究可知，引起ADHD的原因在於大腦的酬賞系統。接下來就從最新的研究成果來逐步了解其症狀及應對方式吧。

監修　山末英典

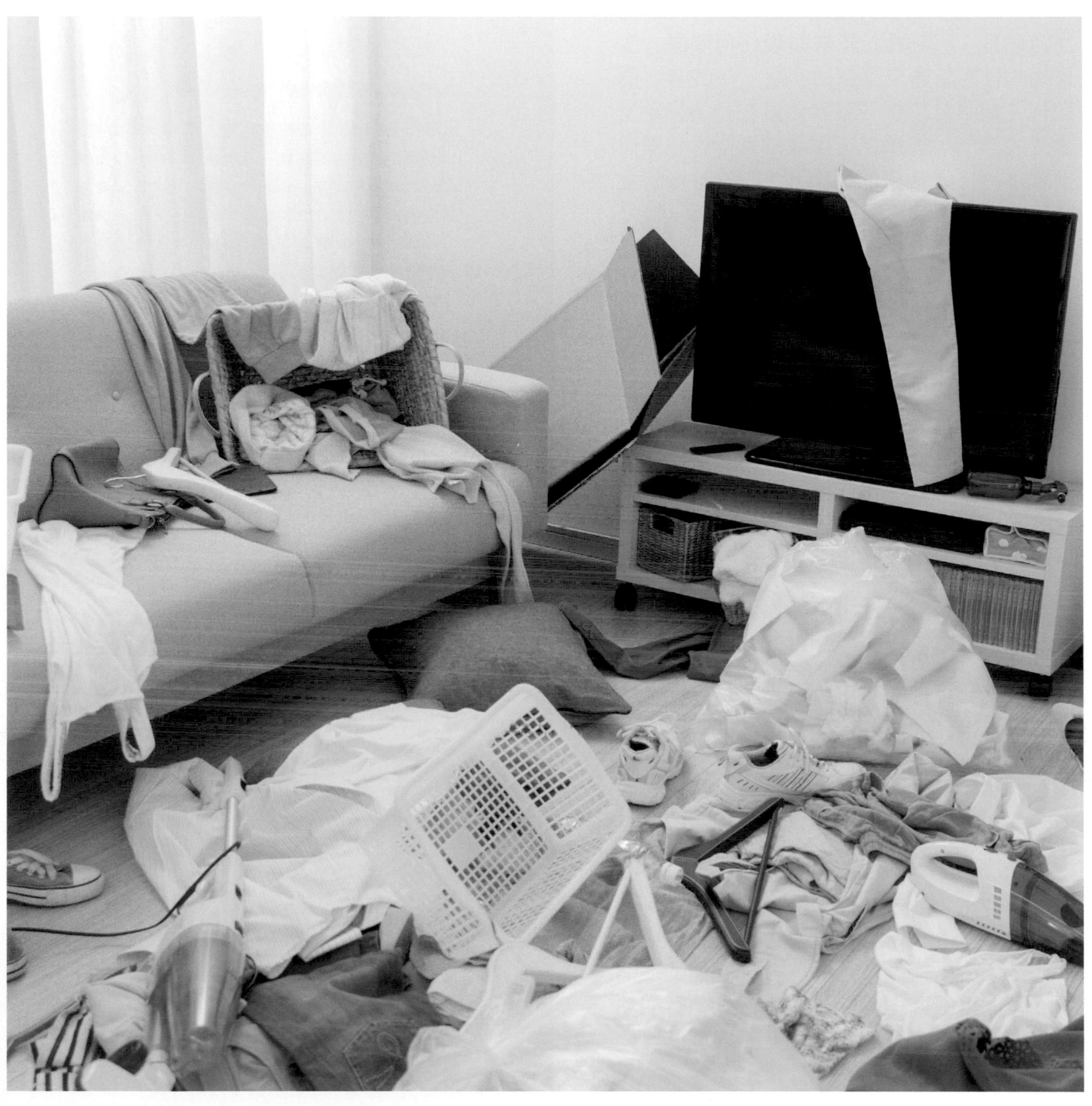

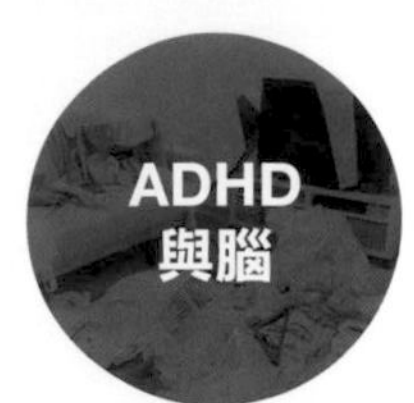

以最新腦科學解析注意力不足過動症（ADHD）的致病機制

ADHD是「Attention-Deficit／Hyperactivity Disorder」的英文縮寫，中文為「注意力不足過動症」。身體上並未顯現任何問題，主要是經由行為特徵來診斷出症狀。1902年，醫學期刊《刺胳針》曾刊載過孩童在行為抑制上有困難的案例，從那之後與腦的關聯性也開始受到關注。透過後來的研究可知，ADHD的症狀及症狀嚴重程度皆因人而異。

根據發展心理學家索努加-巴克（Edmund Sonuga-Barke）於2003年發表的理論，產生ADHD症狀的原因主要有兩個途徑。一個是「執行功能缺損」，會導致難以維持專注及無法按表操課、缺乏變通力等問題。

另一個則是「酬賞系統神經迴路的問題」，即無法等待延遲性酬賞而衝動地選擇其他酬賞的狀況。一般認為，造成過動、不專心的原因在於，獲得酬賞前注意力已經轉移或分心到別的事物上所致。

與ADHD症狀有關的腦部酬賞系統

近年的腦科學研究也已經發現，這兩個途徑與腦部酬賞系統的運作可能有極大的關聯。酬賞系統指的是腦中產生愉悅或不快反應的神經迴路。神經傳導物質多巴胺（dopamine）將訊號傳送至腦部，可以激發或抑制情緒和行為。多巴胺主要集中在中腦的黑質緻密區（substantia nigra pars compacta）和腹側蓋區（ventral tegmental area）這兩個神經迴路，黑質緻密區與身體運動、行為調節的功能有關，腹側蓋區則與判斷、決定行動執行的功能有關。有研究報告指出，ADHD的症狀可能與這兩區的多巴胺分泌不足有關。

腦部的酬賞系統和 ADHD 的症狀有關

負責酬賞系統的腦部區域示意圖。多巴胺是一種神經傳導物質，會沿著專用的神經迴路將訊號傳送至腦部，影響人的情緒和行為。ADHD患者的腦中會因為各種原因導致多巴胺分泌不足，而無法正常調節、控制自己的情緒和行為，使得難以適應社會的可能性變高。

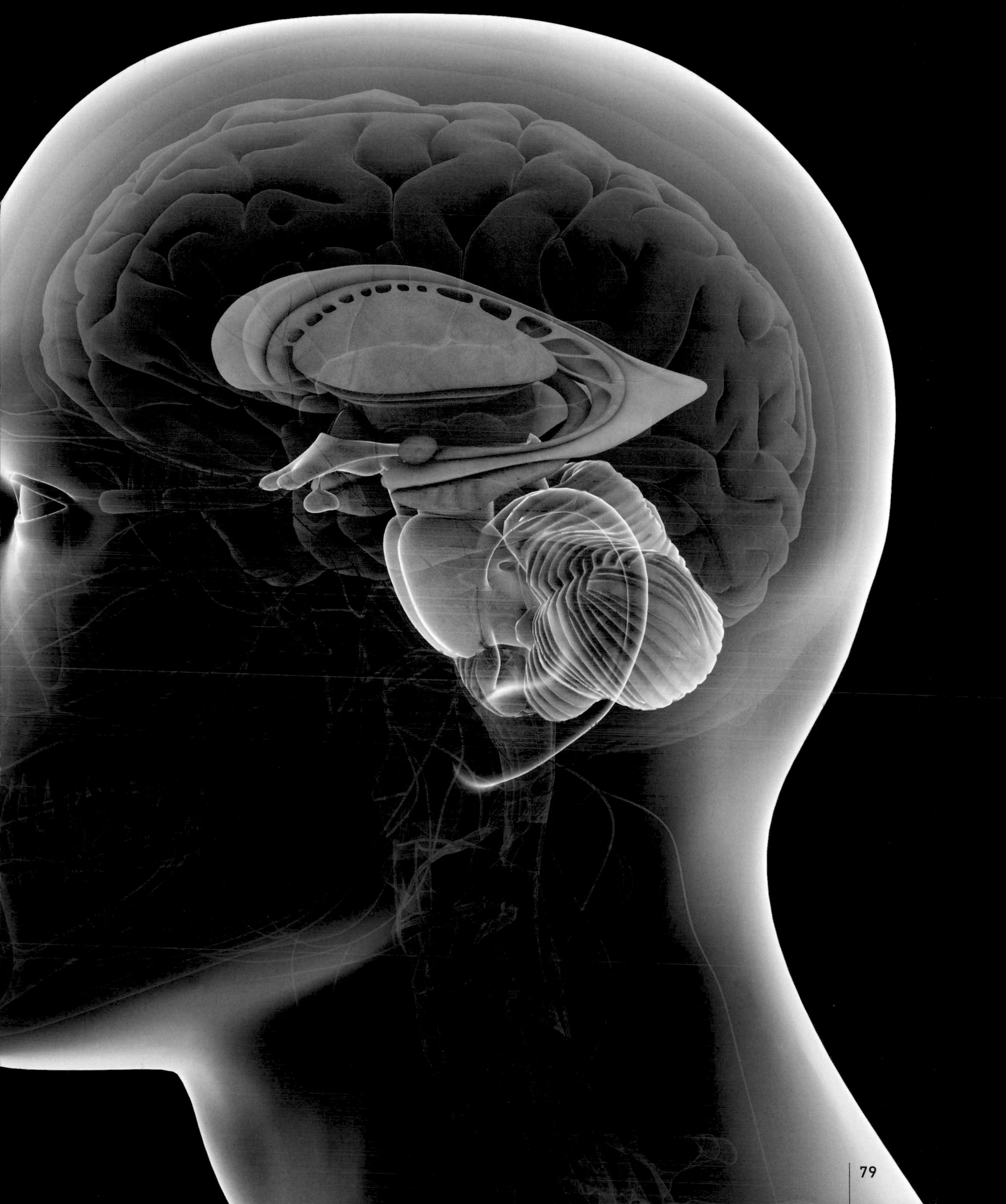

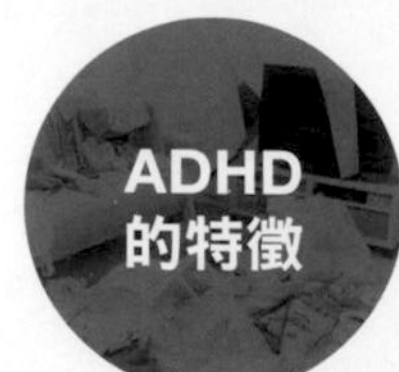

ADHD的三種行為特性（注意力不足、過動、衝動）

對腦部酬賞系統的影響程度因人而異，而且每個人的成長環境也不盡相同，所以行為方面的症狀也是多種多樣。美國精神醫學會於2013年制定的DSM-5，是目前在診斷精神疾病方面廣泛運用的診斷準則。在ADHD的診斷準則中，包含：持續表現出注意力不足、過動、衝動的樣態；在12歲以前出現數種症狀；在家庭、學校、職場等兩種以上的情境中出現症狀等等。

ADHD列入診斷準則的歷程

儘管早在1968年發表的DSM-II中的症狀診斷，就有關於過動的首次記述，但注意力不足是直到1980年才出現在診斷準則中。至於兩種症狀皆有的類型，則是1987年發表的DSM-III-R才有列入ADHD診斷準則。2013年發表的DSM-5中，又加進了成人發展障礙的診斷準則，也新增

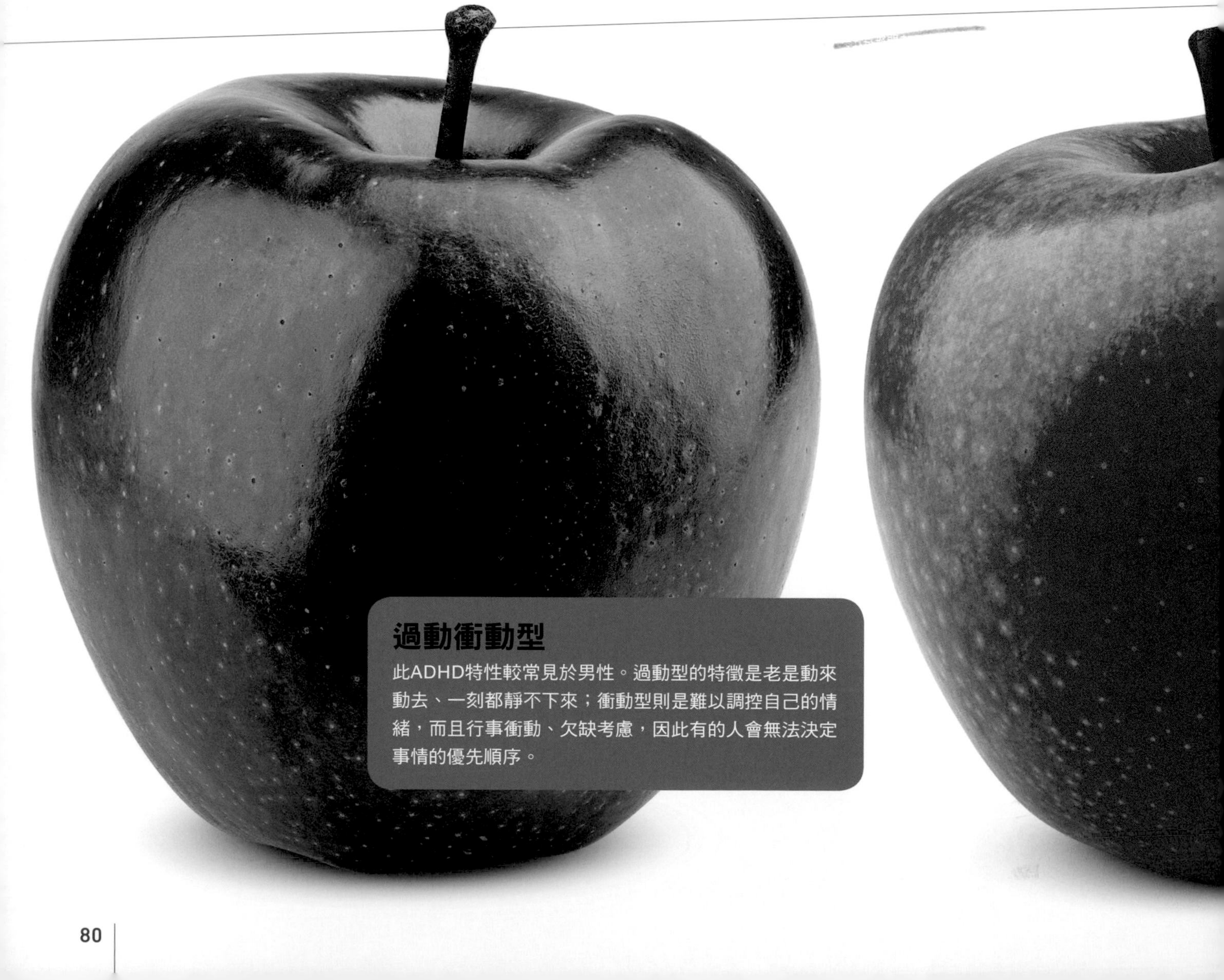

過動衝動型

此ADHD特性較常見於男性。過動型的特徵是老是動來動去、一刻都靜不下來；衝動型則是難以調控自己的情緒，而且行事衝動、欠缺考慮，因此有的人會無法決定事情的優先順序。

了自閉症譜系障礙的併發症。醫生沒有辦法單憑醫學檢查就診斷出ADHD，必須觀察個案的行為特徵後才能做出診斷。

ADHD的三種行為特性

ADHD有三種主要症狀——「注意力不足」、「過動」、「衝動」。但這三種症狀不一定會同時出現。有的情況是「過動」症狀較為明顯，有時是「衝動」症狀較為明顯，或是「注意力不足」的症狀特別嚴重，當然所有症狀都出現也是有可能的。

如上所述，ADHD症狀的呈現方式五花八門，而且在成長過程中某些症狀可能會受到控制或是變得更明顯。雖然ADHD依症狀表現主要可分為三種類型，但據說大多數患者還是以過動、衝動、注意力不足三種症狀皆有的混合型居多。

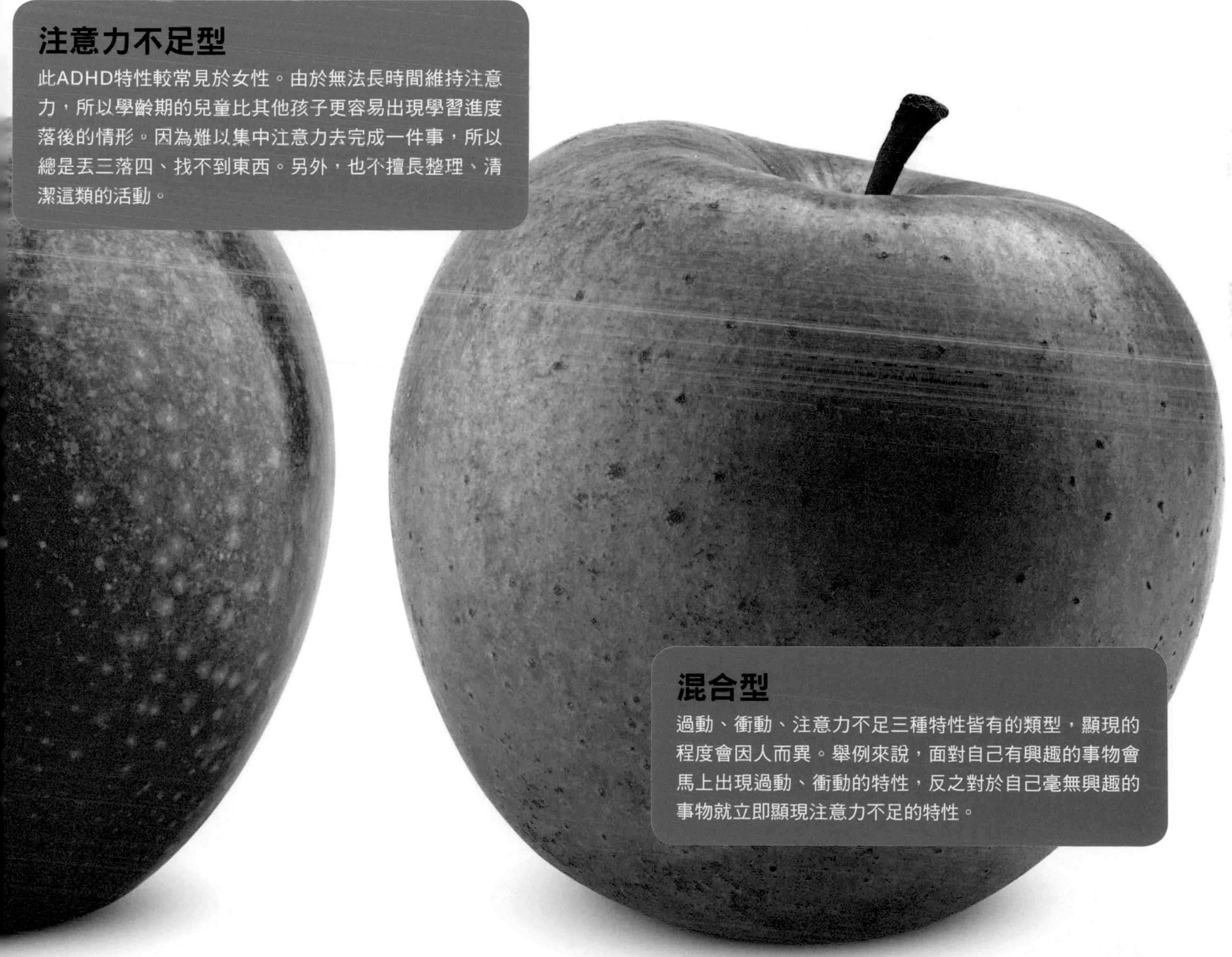

注意力不足型

此ADHD特性較常見於女性。由於無法長時間維持注意力，所以學齡期的兒童比其他孩子更容易出現學習進度落後的情形。因為難以集中注意力去完成一件事，所以總是丟三落四、找不到東西。另外，也不擅長整理、清潔這類的活動。

混合型

過動、衝動、注意力不足三種特性皆有的類型，顯現的程度會因人而異。舉例來說，面對自己有興趣的事物會馬上出現過動、衝動的特性，反之對於自己毫無興趣的事物就立即顯現注意力不足的特性。

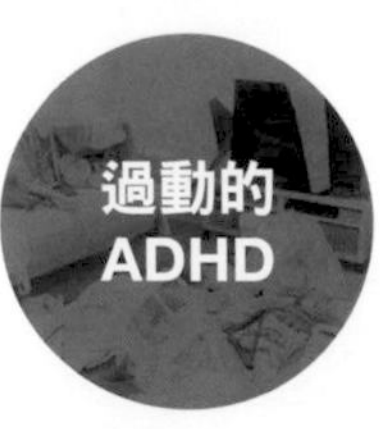

過動衝動型的行為特性

根據美國精神醫學會採用的DSM-5手冊，ADHD診斷準則為未滿17歲者須符合六項症狀，17歲以上的青年或成人則須符合五項以上的症狀，且在家庭、職場等兩種以上的不同情境持續至少6個月等等。

作為診斷基礎的症狀涵蓋了諸多行為，像是由於無法乖乖坐在椅子上而離開座位；玩手指頭、不停地抖腳；在周遭安靜穩定的情況下，起身來回走動、一副坐立不安的樣子；沒辦法排隊等待；還沒聽完對方的問題就急於回答；不停講話……經常干擾到

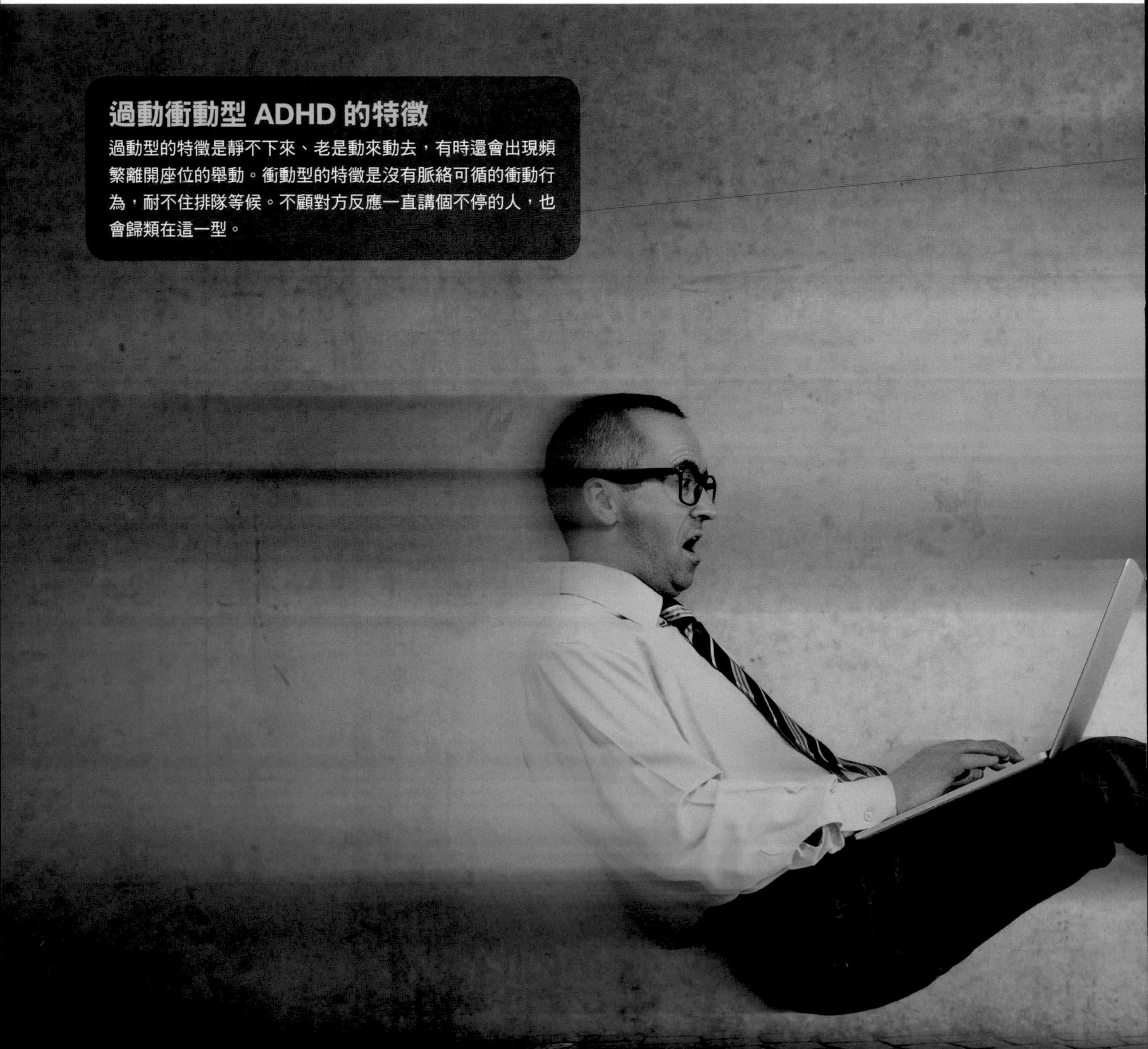

過動衝動型 ADHD 的特徵

過動型的特徵是靜不下來、老是動來動去，有時還會出現頻繁離開座位的舉動。衝動型的特徵是沒有脈絡可循的衝動行為，耐不住排隊等候。不顧對方反應一直講個不停的人，也會歸類在這一型。

他人正在進行的活動，難以靜下心來。

等到上了小學後，一堂課的時間為40分鐘，若是過動衝動型ADHD特性較強的小孩就坐不住了。因此也有精神科醫師會以能否安靜坐著持續1小時左右，來作為ADHD的判斷基準。

也會導致在團體生活中被孤立

這樣的特性在團體生活中也可能成為受到排擠或厭惡的原因。因疏離感而對別人生氣、不解決問題反以挑釁的態度待人，更加深了孤立的處境。有時也因為這樣，變成霸凌對象或是去霸凌別人，遲遲無法適應團體生活。甚至於出現反社會行為，或是沉迷於網路、對酒精依賴等等。為了避免被周遭疏離而形成社會孤立，家人的關心及建立社交網路好遠離孤獨狀態絕對有其必要。

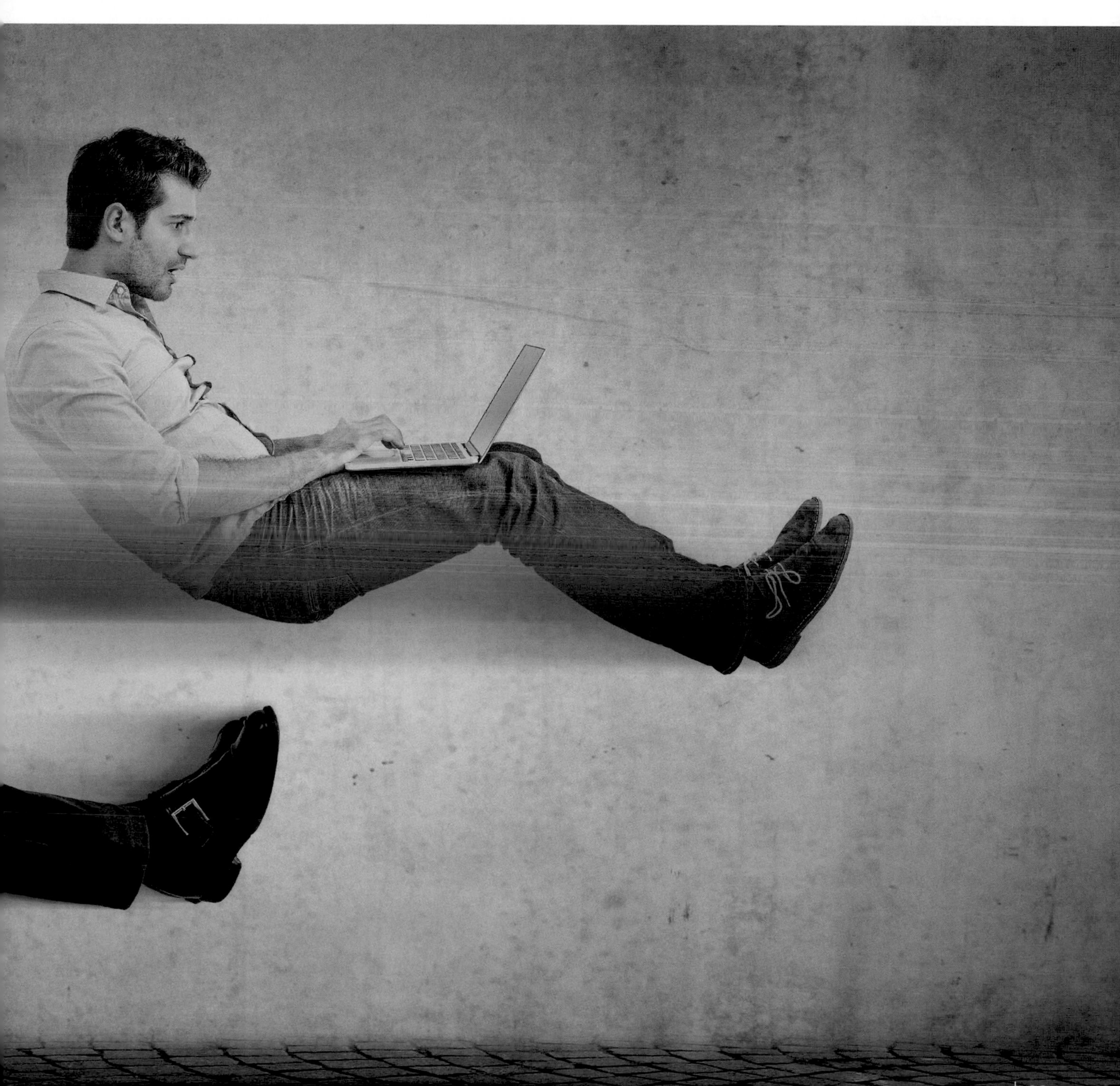

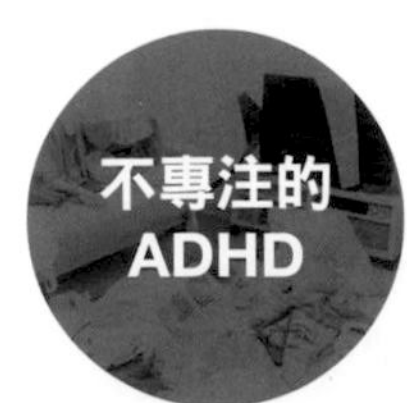

注意力不足型的行為特性

相對於總是靜不下來、坐立難安的過動型，發呆、心不在焉反而是注意力不足型的特性。比方說，當別人對他說話時看似靜靜地在聽，但又好像完全沒有聽進去，這也可以說是注意力不足型的特性。

稍不注意就容易引發各種問題

根據DSM-5的診斷準則，若長期且頻繁地持續出現以下的行為特性，且與其他疾患相比特徵仍然明顯，就可診斷為注意力不足型：無法仔細留意細節，在學校或職場會因粗心大意而犯錯；常過度專注於自認為重要的事物，對於眼前的活動難以維持注意力；在工作上無法遵循指示或保持專注力、容易分心，因而難以在時間內完成工作，也討厭如專案計畫般需要長時間集中精神的業務。

專注力無法持續所以經常忘東忘西

容易忘東忘西也是注意力不足型的行為特性之一，例如經常忘記攜帶學校或工作上所需的物品。會忘記或弄丟的東西大多都是自己的隨身物品，像是教材、鉛筆、課本、錢包、鑰匙、眼鏡、手機、工作文件等等，由於注意力無法持續集中在眼前的事物，所以常忘記自己把東西放在哪裡。

由於不擅長按照順序收拾整理，無法區別重要與不需要的東西，因此常堆得房間到處都是，甚至連走路的空間都沒有。

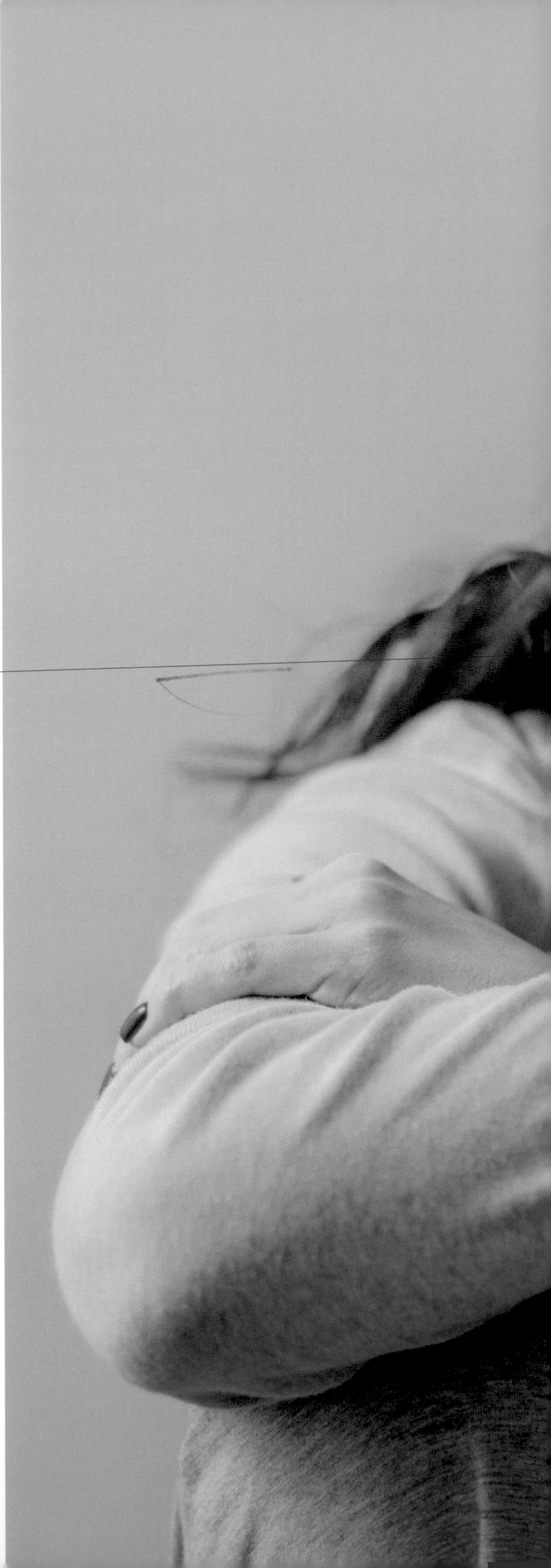

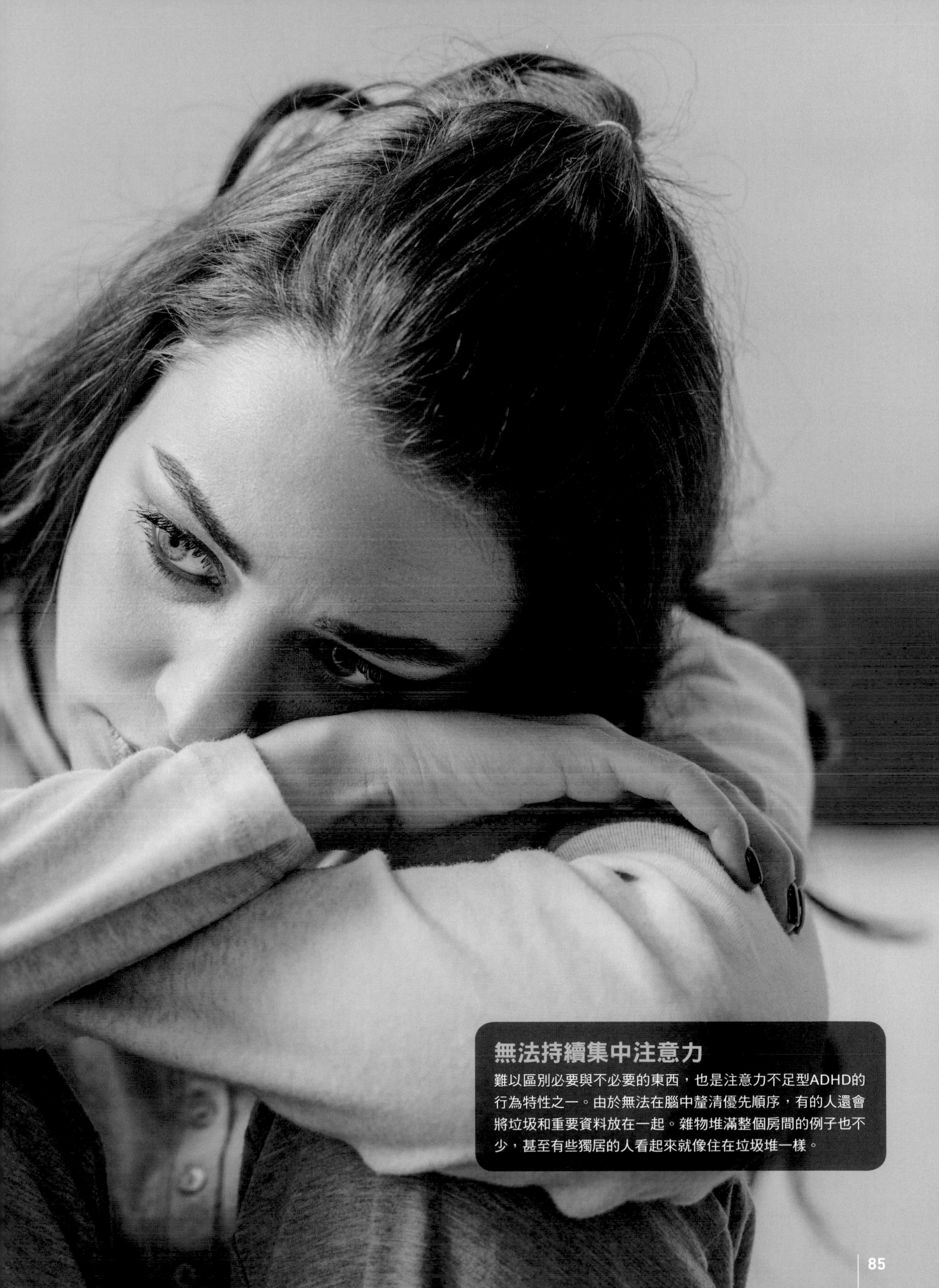

無法持續集中注意力

難以區別必要與不必要的東西，也是注意力不足型ADHD的行為特性之一。由於無法在腦中釐清優先順序，有的人還會將垃圾和重要資料放在一起。雜物堆滿整個房間的例子也不少，甚至有些獨居的人看起來就像住在垃圾堆一樣。

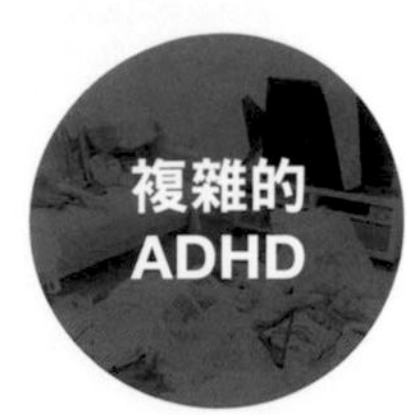

混合型的行為特性

混合型就是同時有過動衝動型和注意力不足型症狀的類型，據說 8 成的ADHD患者都具有混合型的特徵。也就是說，同是ADHD患者，每個人身上的症狀卻大不相同。根據美國精神醫學會制定的DSM-5診斷準則，同時合併過動衝動型和注意力不足型這兩類症狀且持續 6 個月以上，即可歸類為混合型。

哪一型特性比較明顯因人而異

混合型ADHD患者雖然兼具過動衝動型和注意力不足型的行為特性，但會顯現出哪一類的行為特性卻是因人而異。像是不聽人言自顧自地說個不停、做事缺乏條理組織、無法仔細注意細節、不擅長整理收納等等。但也有人是出現過動衝動型的特徵，例如總是恍神、發呆，別人跟他說話好像都沒在聽，又或是碰到自己喜歡的領域或興趣就突然變得多話，乃至於會打斷別人說話。

有時ADHD和ASD的症狀會重疊

不只過動衝動型和注意力不足型的行為特性會重疊，有時也可能與自閉症譜系障礙（ASD）的症狀重疊，出現侷限且重複的行為、社交障礙。舉例來說，除了ADHD注意力不足的行為特性外，有時還會出現堅持按照特定流程做事、回家時走一定路線才會心安等ASD特有症狀。此外，若為混合型患者，有時候ASD或ADHD的特性不會太明顯。某些兼具ASD和ADHD特性的人，在專注於某項工作時會被其他自己感興趣的事物吸引，因此有時旁人可能不會察覺本人有「執著」特性。

行為的特性可能會重疊

混合型ADHD是過動衝動型和注意力不足型的行為特性互相重疊，也有一些情況是案例伴隨著自閉症譜系障礙（ASD）的症狀。哪一型的行為特性會比較明顯，每個人的狀況都不太一樣。在診斷為ADHD的人當中，是以混合型ADHD患者的占比最高。

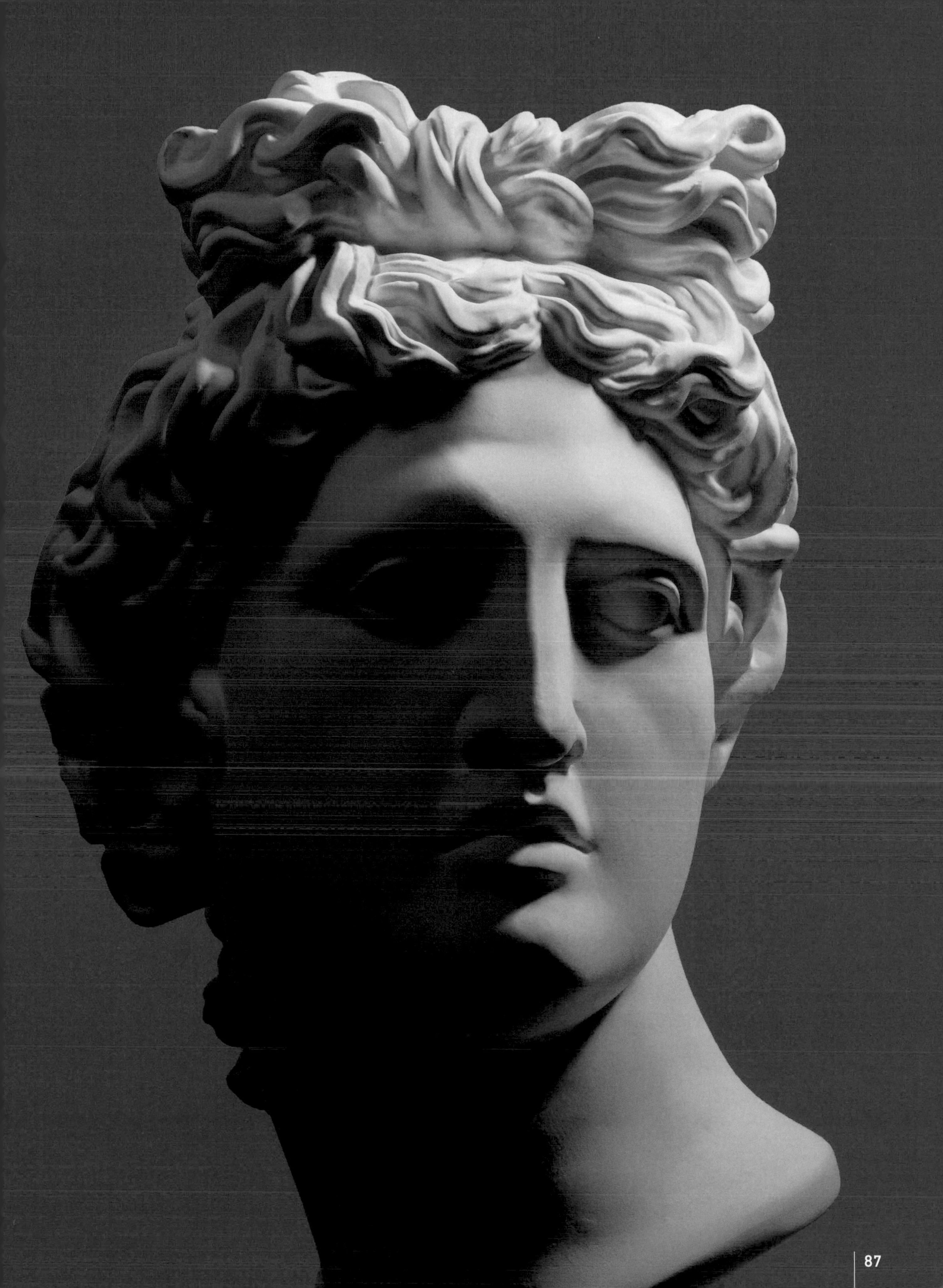

掌管行為抑制的基底核體積比一般人小

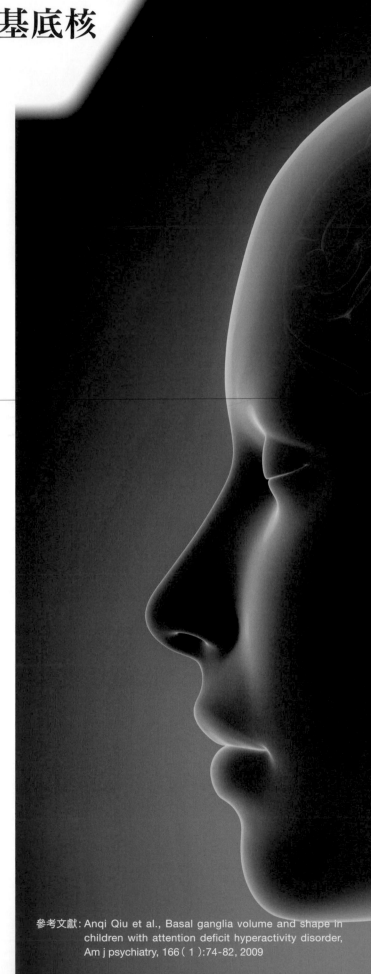

雖然早知ADHD是腦部功能失調所引起的，但具體原因仍然不清楚。透過腦科學的最新發展，才逐漸釐清究竟是腦的哪個區域出現功能缺損造成ADHD。

協調運動和行為的基底核偏小

腦中有無數個神經細胞負責傳遞訊號，這些神經細胞聚集成群會形成神經核，位於大腦深處的神經核稱為「基底核」。

基底核中有個名為「紋狀體」的豆狀器官，這個器官與三個功能有關，分別是運動功能，決策、記憶、執行的功能，以及調節動機、情緒的功能。

由於與運動、決策、記憶、動機、情緒等功能息息相關，因此一旦紋狀體出現問題，就容易對抑制過動衝動的能力造成影響。目前已知有ADHD行為特性的人，腦中紋狀體的體積比正常人來得小。

基底核是多巴胺受體數量最多的地方

腦部酬賞系統的迴路，透過神經傳導物質多巴胺將實行決策、記憶、執行等功能的訊息傳送到基底核。一旦多巴胺受體的功能出現異常，便無法順利將訊息正確傳遞至基底核。也因為這樣，分布在基底核的多巴胺受體數量特別多。可是，如果基底核的體積先天就比較小又會如何呢？

多巴胺的作用當然會減弱，使得訊息傳達受到阻礙，這或許就是ADHD患者行為特性受到影響的原因所在。

參考文獻：Anqi Qiu et al., Basal ganglia volume and shape in children with attention deficit hyperactivity disorder, Am j psychiatry, 166(1):74-82, 2009

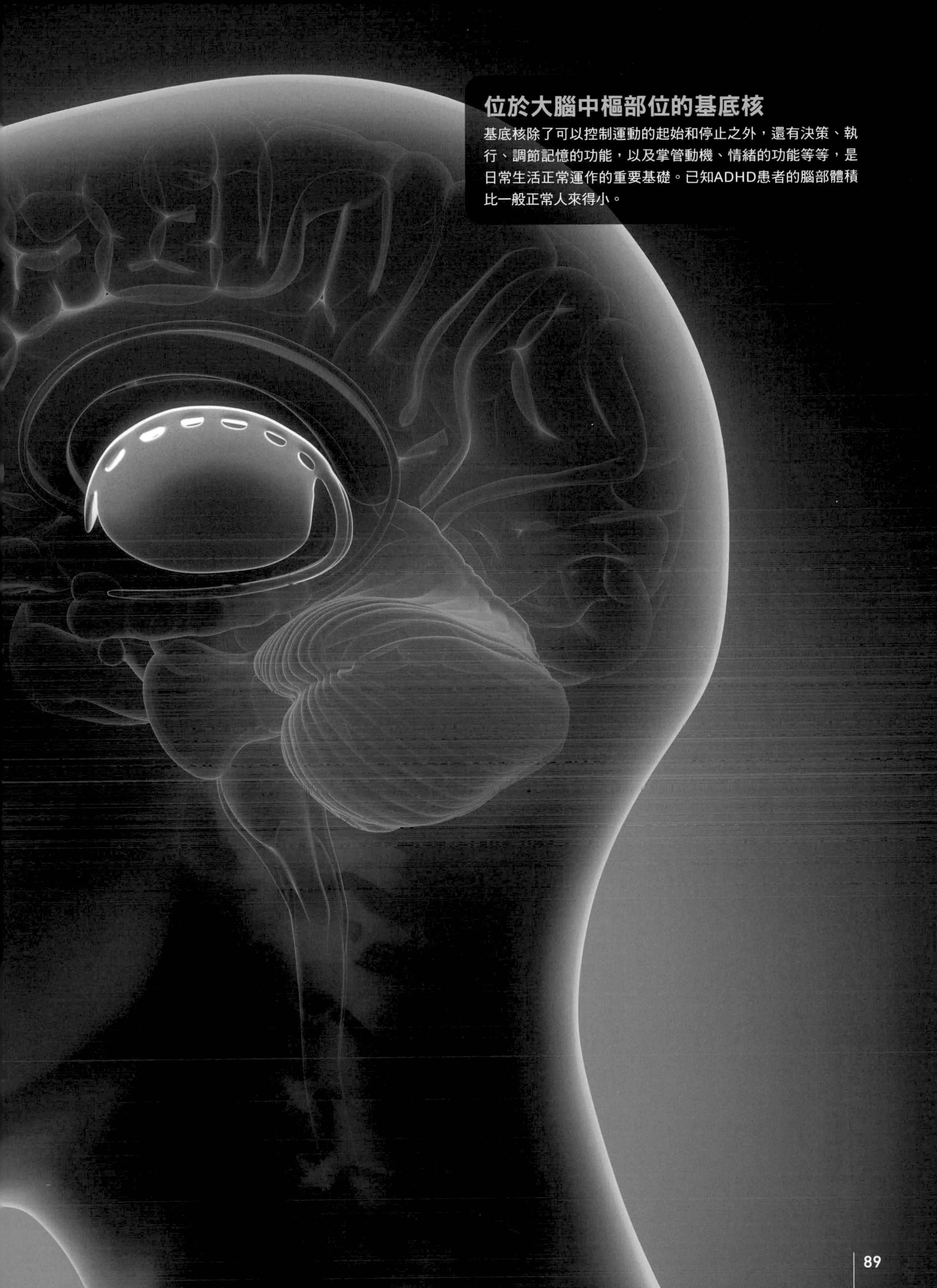

位於大腦中樞部位的基底核

基底核除了可以控制運動的起始和停止之外，還有決策、執行、調節記憶的功能，以及掌管動機、情緒的功能等等，是日常生活正常運作的重要基礎。已知ADHD患者的腦部體積比一般正常人來得小。

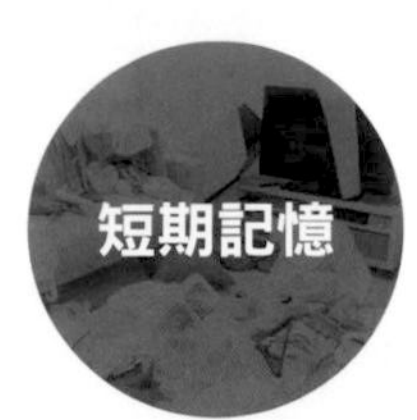

主掌工作記憶的額葉聯合區功能低落

以訊息為基礎思考行動計畫，或是負責取捨工作處理方面的訊息，皆有賴於腦內的工作記憶（working memory）功能。而負責掌管工作記憶功能的，就是占大腦 3 成空間的額葉聯合區（frontal association area）。

工作記憶是整個腦部的總指揮

工作記憶是從外部接收的訊息或過去的記憶中，取捨擇出行動所需的內容，再決定之後的動作。負責實際行動的部位是控制複雜身體運動的高階運動區（higher order motor area），該區域的訊息是透過工作記憶來

健忘是因為工作記憶的功能低下

工作記憶必須以有限的容量進行訊息的處理和保存。以健忘為例，就是因為放入了過多不必要的訊息，或是無法適當地處理放入的訊息所致。容易忘東忘西或許就是工作記憶功能低下所引起的症狀。

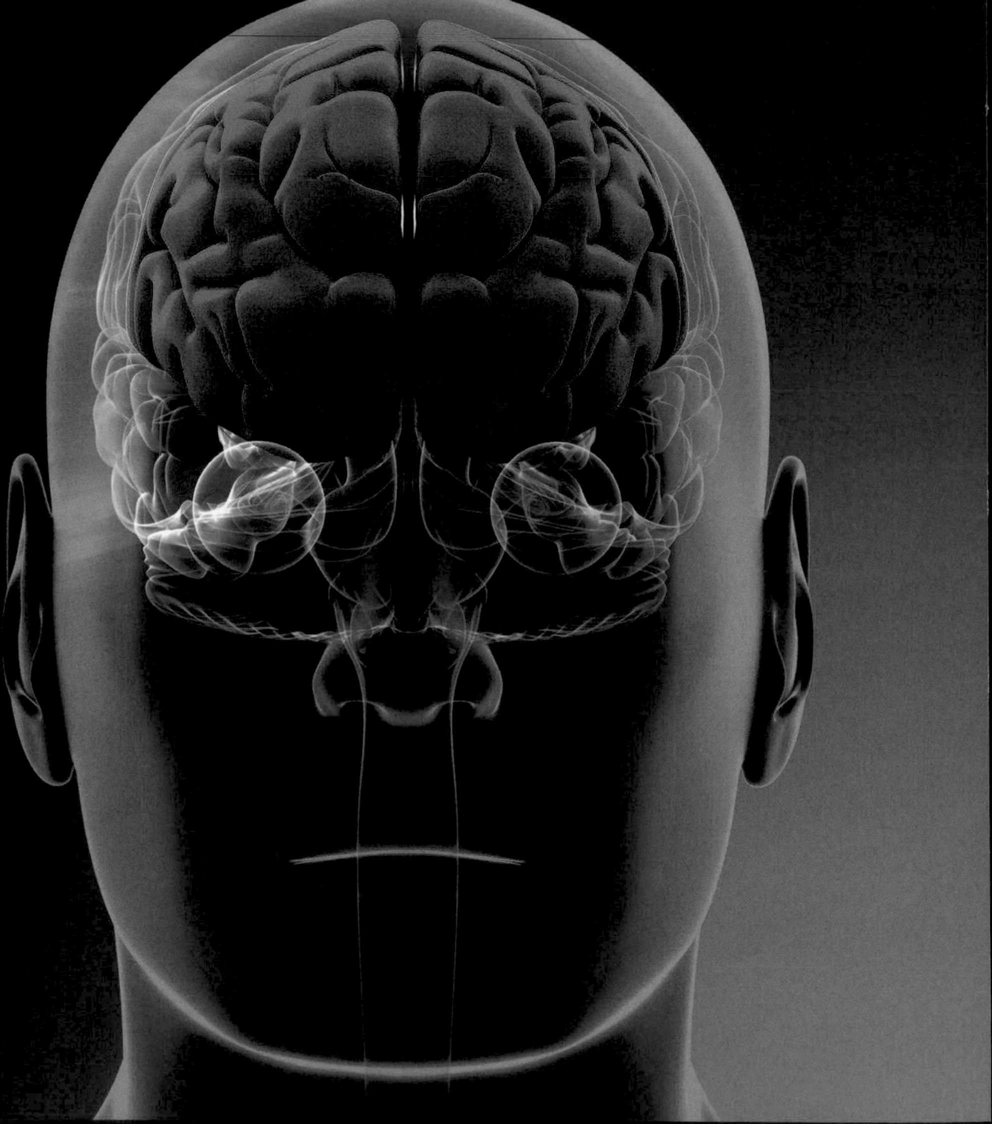

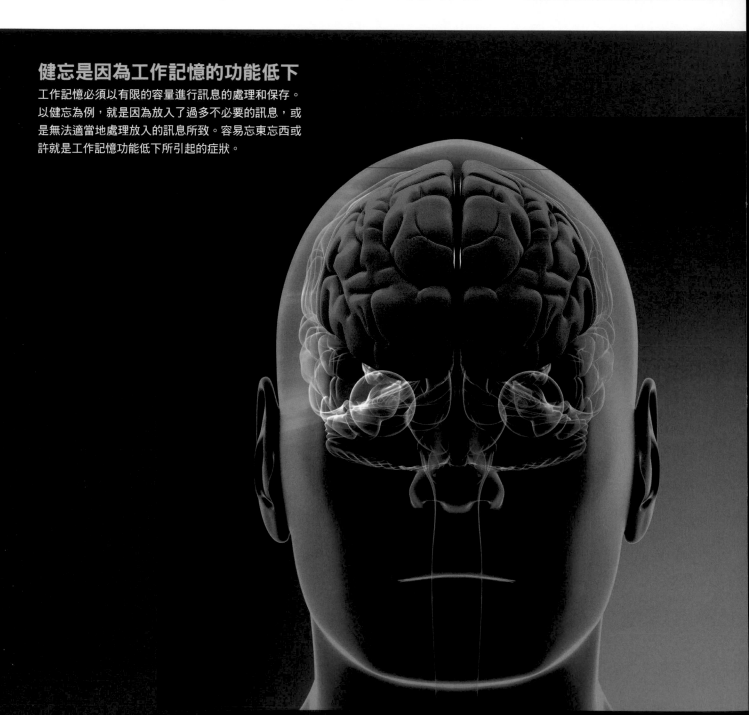

傳送。為了引起動機，接下來工作記憶會將訊息傳送到掌管情緒的大腦邊緣系統（limbic system）。換句話說，額葉聯合區的工作記憶就像是控制整個腦部的總指揮。

工作記憶功能低下會引發各種症狀

在有ADHD行為特性的人當中，工作記憶功能低下的情況並不少見。理由有好幾個，首先是主掌工作記憶的額葉聯合區，這部分的體積通常會比正常發育的人來得小。

此外，身為腦部總指揮的工作記憶掌管著整個腦部的訊息傳遞，負責行動和情緒的調節。然而，具ADHD行為特性的人的大腦，原本就有酬賞系統無法正常運作的問題。工作記憶功能低下或酬賞系統功能異常，都有可能是引發ADHD各種症狀的原因。

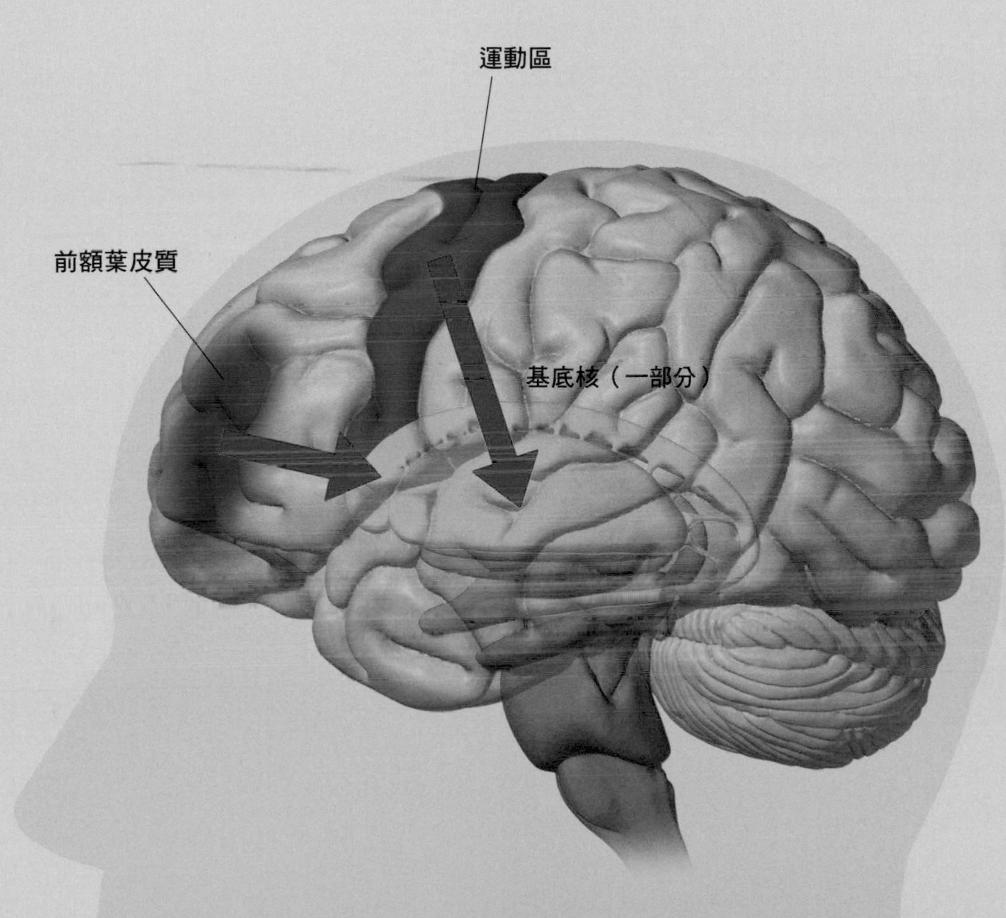

運動、習慣之類的潛意識記憶保存在腦內演化上較古老的迴路

演奏、運動方式等「透過身體記住」的技能，與情節記憶（episodic memory）和語意記憶（semantic memory）不同，是一種在無意識間記住、提取的「程序記憶」。潛意識的習慣也屬於此類記憶。程序記憶具有可在無意識下運用、不容易忘記等特徵。演奏、運動的記憶由大腦皮質的運動區傳入，習慣記憶由前額葉皮質傳入，並保存在基底核。人的腦中就像這樣存在一個網絡結構。

ADHD與多巴胺的受體有關

行為控制、動機調節等相關的情緒皆由基底核負責調控，而在該區域傳遞各種訊號的神經傳導物質為多巴胺。已知當基底核的多巴胺量減少，就會引發如帕金森氏症（Parkinson's disease）這一類較嚴重的運動障礙。

基底核紋狀體中的神經細胞具有D1和D2受體，多巴胺主要是藉由分別與兩種受體結合才會發揮作用。若神經傳導物質多巴胺是「信件」，那麼受體就是猶如專用「郵筒」般的器官。當神經傳導物質與受體相互結合，訊息

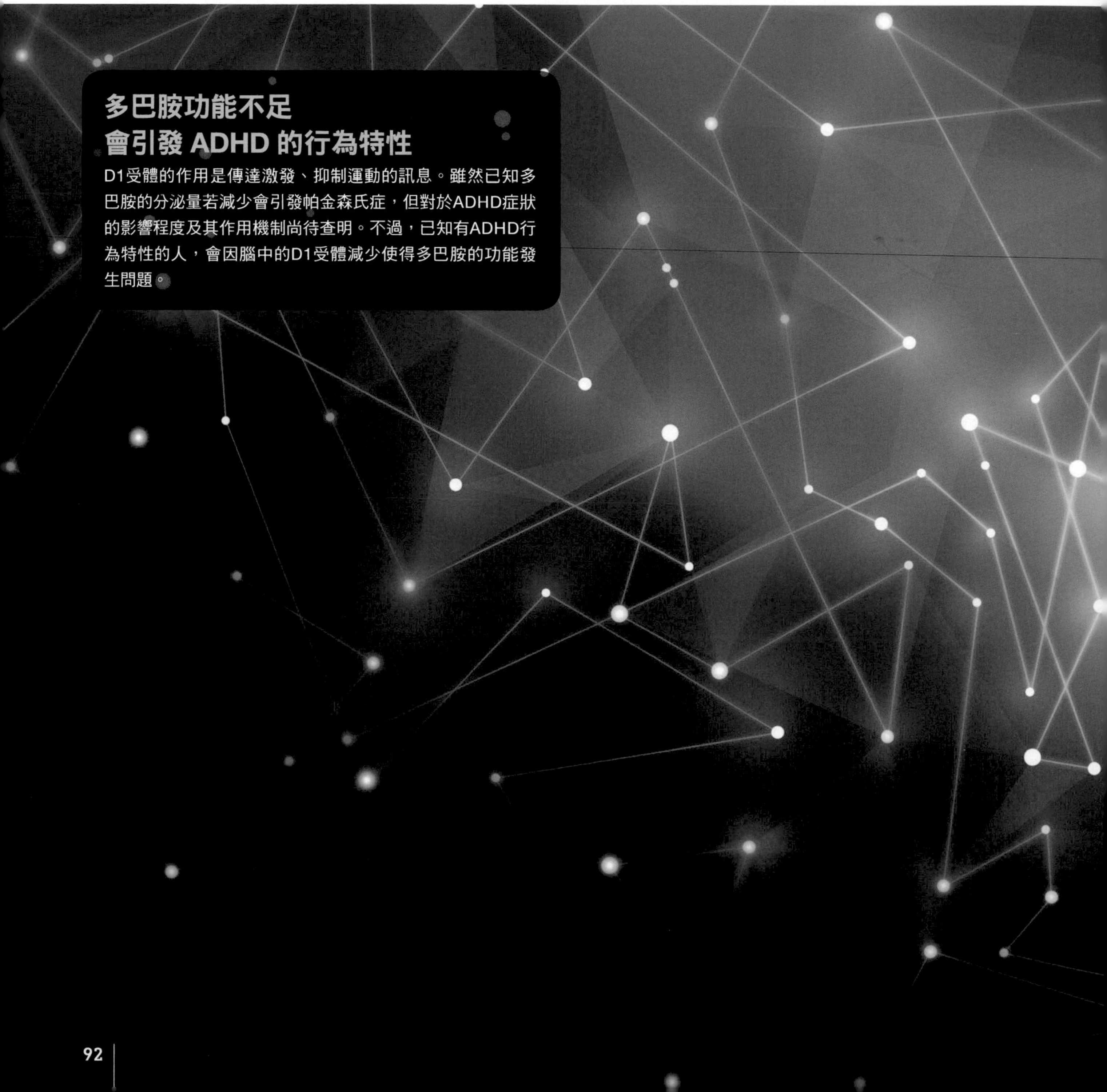

多巴胺功能不足 會引發 ADHD 的行為特性

D1受體的作用是傳達激發、抑制運動的訊息。雖然已知多巴胺的分泌量若減少會引發帕金森氏症，但對於ADHD症狀的影響程度及其作用機制尚待查明。不過，已知有ADHD行為特性的人，會因腦中的D1受體減少使得多巴胺的功能發生問題。

才能傳遞出去。倘若郵筒因為某種原因無法正常使用，訊息便無法確實傳遞。

ADHD患者腦中的多巴胺訊息傳遞受阻

當多巴胺與D1受體結合，就會將激發、抑制運動的訊息傳送到基底核。不過，根據2020年日本濱松醫科大學精神醫學講座以橫倉正倫博士等人為中心所發表的共同研究報告指出，ADHD患者腦部的D1受體與神經傳導物質多巴胺的結合能力不足。參與研究的受試者為健康的成人和ADHD患者各24名，方法是以PET（正子斷層掃描）攝得其頭部影像後進行比較分析。研究結果顯示，ADHD患者在大腦額葉內側部分的「前扣帶迴皮質」（anterior cingulate cortex），D1受體的結合能力（反映腦內密度和活性的指標）低下。這也就是說，神經傳導物質多巴胺的功能障礙會對ADHD的症狀造成影響。

參考文獻：Satomi Chiken, et al., Dopamine D1 receptor-mediated transmission maintains information flow through the cortico-striato-entopeduncular direct pathway to release movements. Cerebral Cortex, 25, Issue12, 4885-4897, 2015

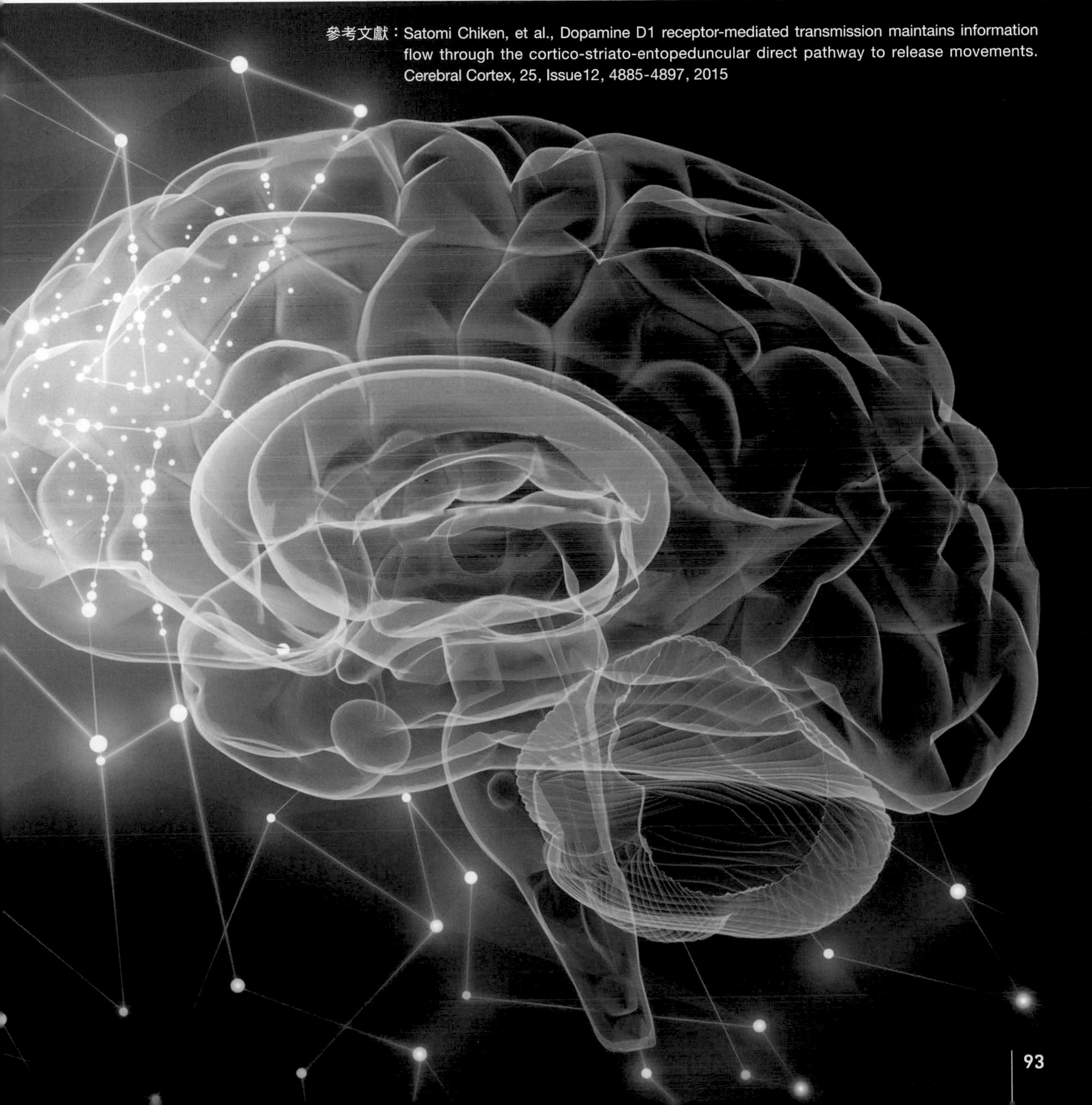

活化的微膠細胞會左右酬賞系統

已知有ADHD行為特性的人，腦中的神經傳導物質多巴胺與D1受體的結合能力不佳。但究竟是什麼原因呢？目前有個假說認為，或許與腦內的微膠細胞有關。

微膠細胞是支援腦內神經細胞的膠質細胞，通常是作為清道夫發揮清除死亡神經細胞的功能。可是當心理上的壓力刺激微膠細胞使其活化時，就會釋出破壞周邊細胞的自由基分子，或是製造引起發炎反應的細胞介素。

根據2000年以來興盛的針對精神疾病患者死後的腦部研究以及至今為止的動物實驗，學界逐漸認同腦中活化的微膠細胞可能與精神疾病有所關聯。雖然以前就知道作用於D1受體的藥物能夠抑制微膠細胞的活化，但後來才發現原來微膠細胞內就存在著許多包含D1受體在內的神經傳導物質受體。

活化的微膠細胞與ADHD的重症化有關

從前述濱松醫科大學的研究可知，大腦邊緣系統內前扣帶迴皮質的D1受體與多巴胺的結合能力越低，坐立不安等過動衝動型的特性就會越顯著。背外側的額葉皮質（frontal cortex）有暫時保存訊息、擬定計畫等功能，眼窩額葉皮質（orbitofrontal cortex）則具有調控衝動行為等功能。在這兩個區域活動的微膠細胞，其D1受體與多巴胺的結合能力越高，則動作慢、不專心等注意力不足型的行為特性會越明顯。

微膠細胞會引起發炎反應

ADHD的重症化與腦內的微膠細胞有關。當微膠細胞從一般的清除模式切換成攻擊模式，會釋放出破壞周邊細胞的自由基和引起發炎反應的細胞介素。一般認為，這些反應會對ADHD的症狀造成很大的影響。

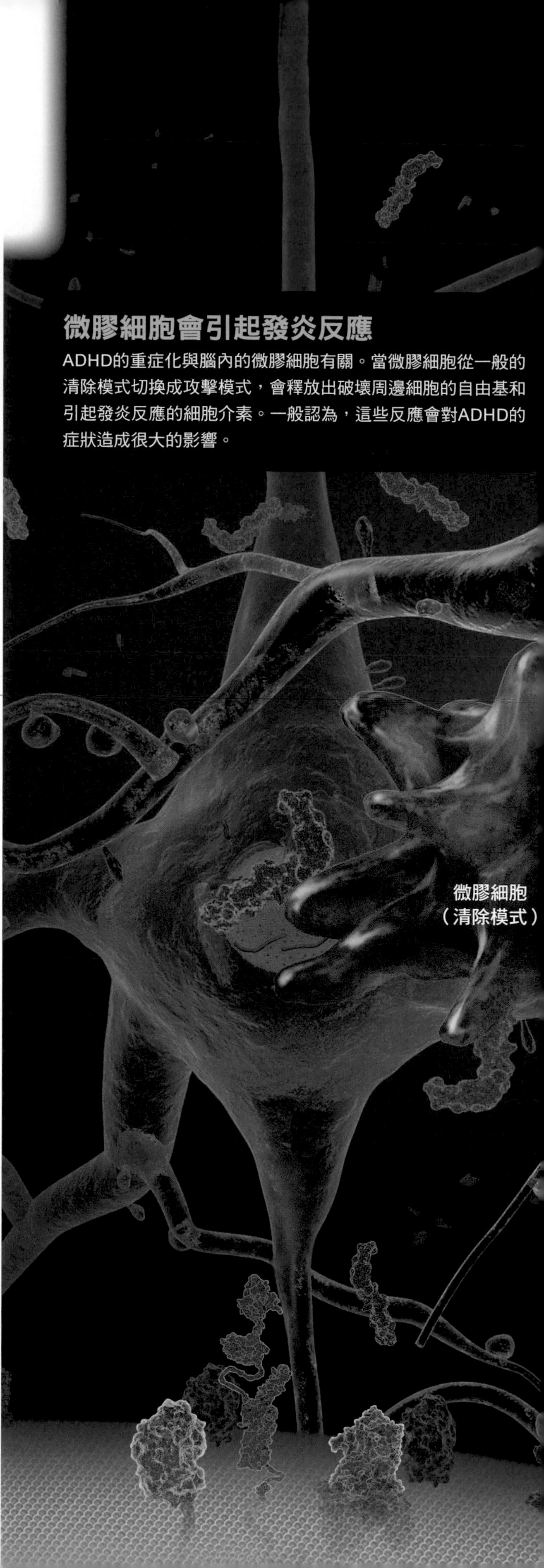

微膠細胞
（清除模式）

參考文獻：Yokokura M, et al., In vivo imaging of dopamine D1 receptor and activated microglia in attention-deficit/hyperactivity disorder: a positron emission tomography study. Mol Psychiatry, 2020

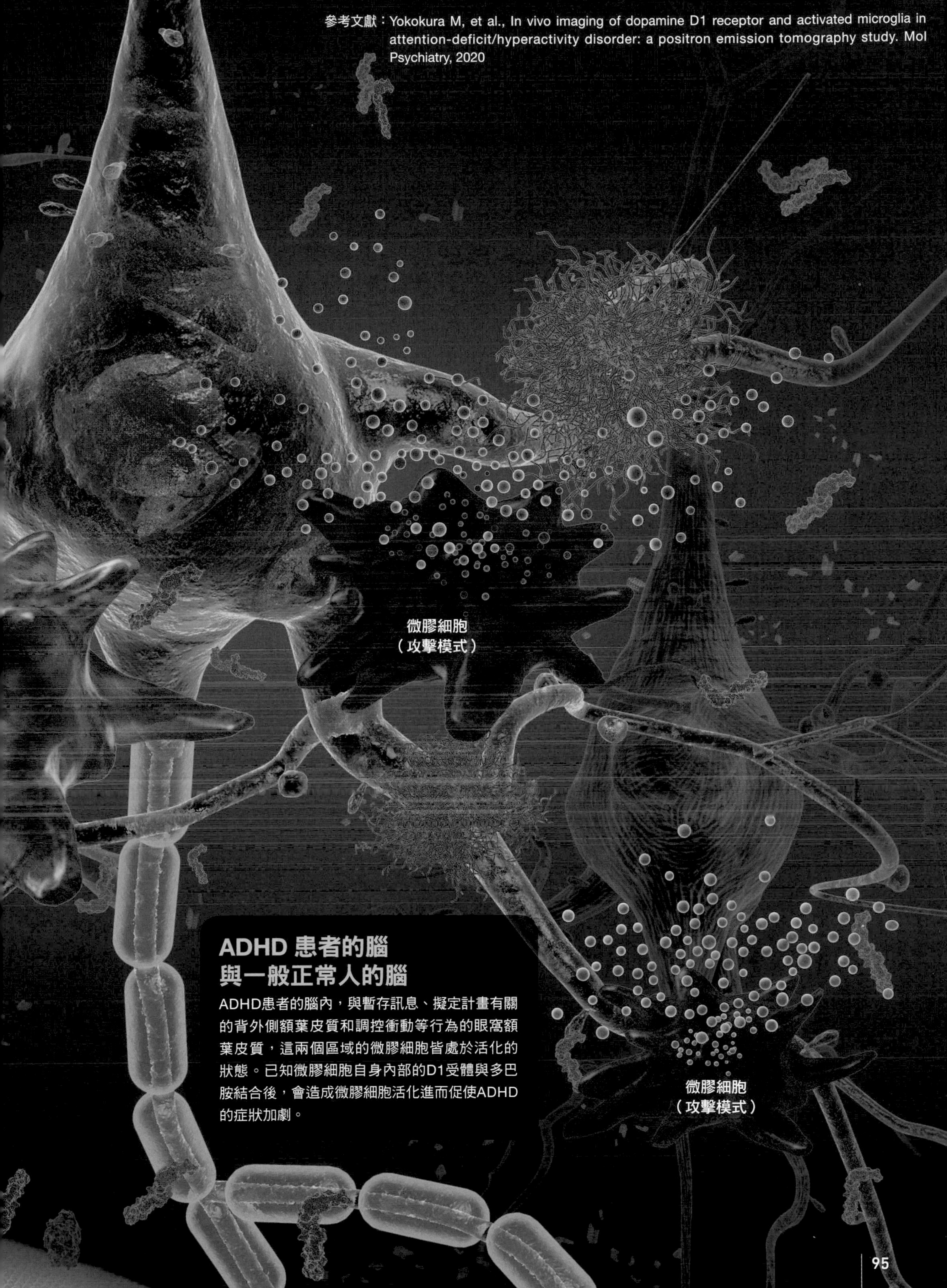

ADHD 患者的腦 與一般正常人的腦

ADHD患者的腦內，與暫存訊息、擬定計畫有關的背外側額葉皮質和調控衝動等行為的眼窩額葉皮質，這兩個區域的微膠細胞皆處於活化的狀態。已知微膠細胞自身內部的D1受體與多巴胺結合後，會造成微膠細胞活化進而促使ADHD的症狀加劇。

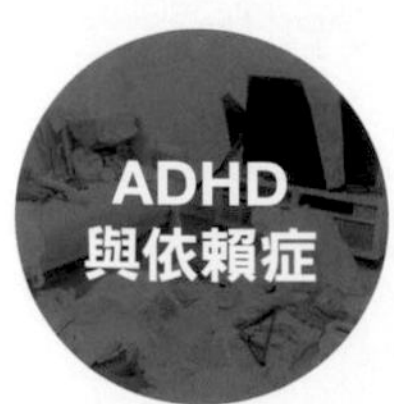

ADHD與依賴症

如前所述，相較於一般人的腦，ADHD患者的腦部執行功能及酬賞系統的神經迴路會有難以正常運作的問題。

酬賞系統也是掌管自我肯定感和自尊心的腦區，因此一旦酬賞系統的功能受損，就容易出現自我肯定感和自尊心低落的傾向。如果長期在學校、公司等團體生活中處於自我評價過低的狀態，對社會的不適應感會逐漸累積成不安和不滿的情緒。不少人為了排遣這些情緒轉而沉溺於酒精等物質、賭博等行為，進而衍生出依賴的症狀。

15.2%的ADHD成人患者有酒精或藥物依賴的問題

根據精神科醫師凱斯勒博士等人於2006年進行的「美國成人

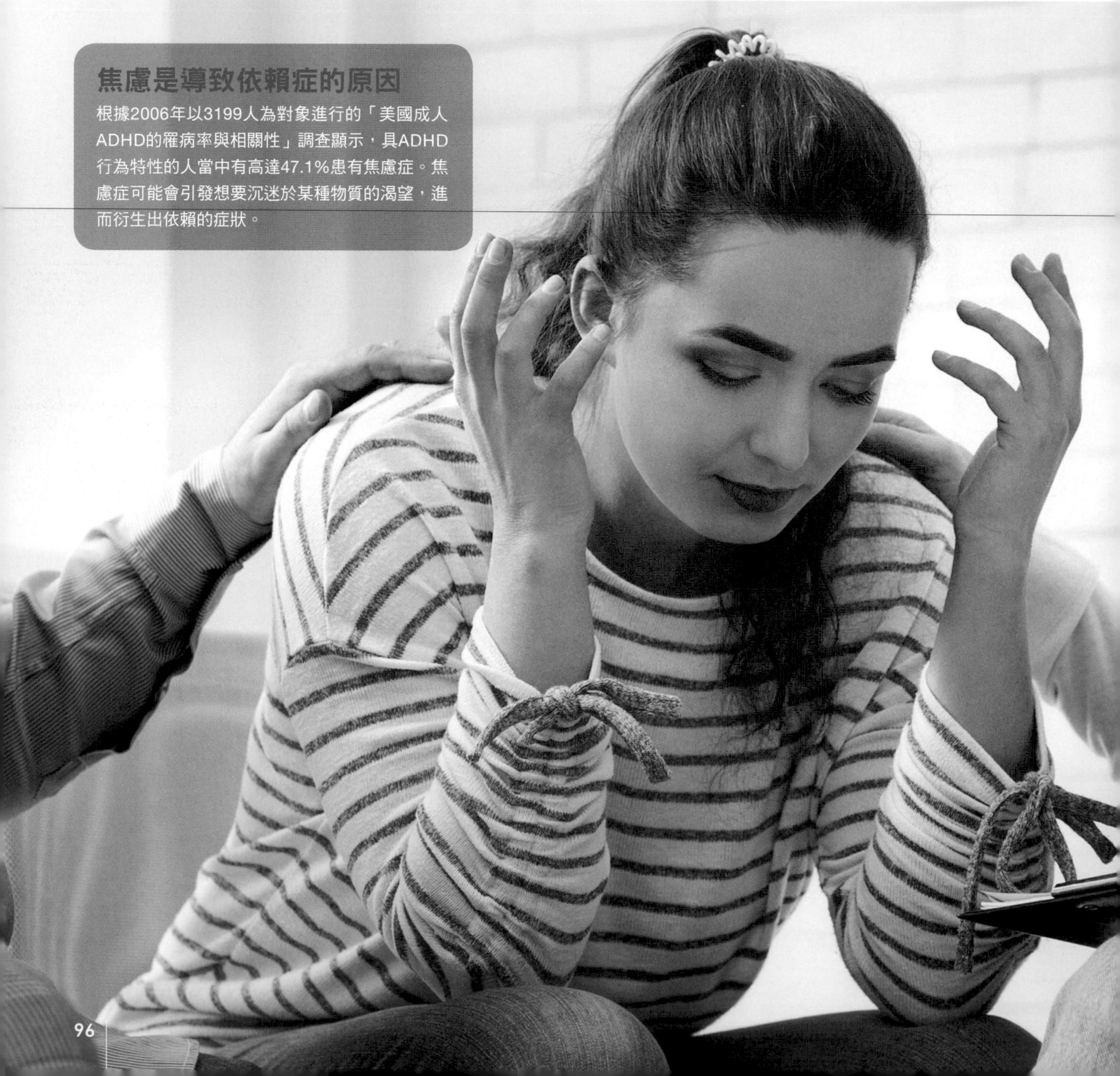

焦慮是導致依賴症的原因

根據2006年以3199人為對象進行的「美國成人ADHD的罹病率與相關性」調查顯示，具ADHD行為特性的人當中有高達47.1%患有焦慮症。焦慮症可能會引發想要沉迷於某種物質的渴望，進而衍生出依賴的症狀。

ADHD的罹病率與相關性」調查顯示，有15.2%的人都有某種物質依賴的問題，物質依賴的項目包括了對酒精和藥物成癮。人在攝取酒精或是藥物的期間，會感受到自我效能（self efficacy）提高。可是一旦停止攝取酒精或藥物就會感到焦慮，因而陷入持續攝取的境地，也就是形成依賴狀態。

ADHD的治療藥物也可能造成依賴

派醋甲酯（methylphenidate）是治療ADHD的代表藥物，有助於改善酬賞系統的功能。具體來說就是改善多巴胺的神經傳導功能，但與中樞神經興奮劑的古柯鹼、安非他命有類似的藥理作用。若輕易就能取得處方或是服用方式不當，都有可能造成依賴現象，因此目前在使用上都設有嚴格的規範。

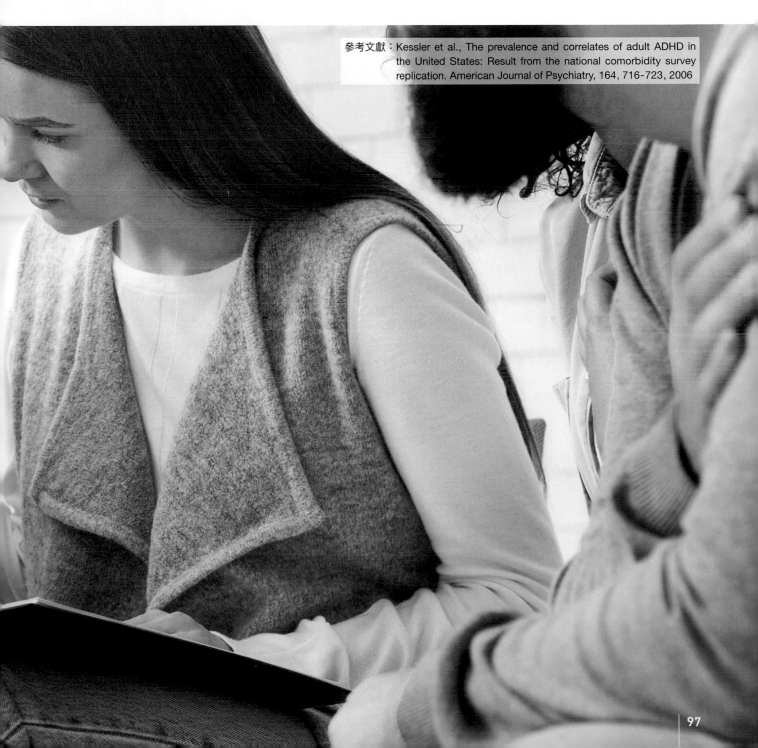

參考文獻：Kessler et al., The prevalence and correlates of adult ADHD in the United States: Result from the national comorbidity survey replication. American Journal of Psychiatry, 164, 716-723, 2006

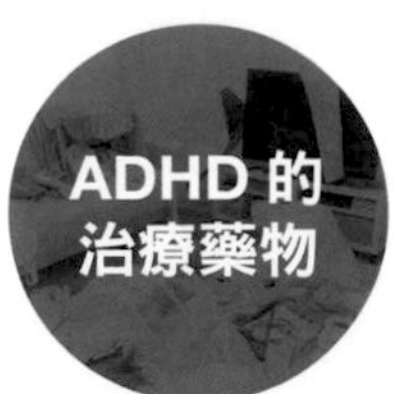

ADHD有藥物可以治療嗎

出現過動衝動或注意力不足等特性的ADHD，與腦中的執行功能和酬賞系統神經迴路的異常有很大的關聯性。

ADHD治療藥物的作用原理

神經傳導物質必須和腦中其他神經細胞的受體結合，才能夠完成訊息傳遞的任務。此時沒有與受體結合的神經傳導物質，會經由「再回收蛋白」(reuptake protein)被神經細胞吸收再利用。

然而，ADHD患者的腦中會因為遺傳性原因，而容易過度吸收執行功能系統的神經傳導物質正腎上腺素(noradrenaline)與酬賞系統的神經傳導物質多巴胺。神經傳導物質不足，就會使神經細胞間的訊息傳遞受到阻礙，導致功能出現異常。

ADHD的治療藥物會遮蓋再回收蛋白的入口，藉此阻斷神經傳導物質吸收。增加正腎上腺素和多巴胺的量，就能改善訊息傳遞的效率好調整自我行為了。

ADHD治療藥物的有效性？

那藥物的治療效果又是如何呢？根據荷蘭阿姆斯特丹大學雷諾曼(Liesbeth Reneman)等人的研究(2019年)，患有ADHD的男童(10～12歲)在服用派醋甲酯後，會使在學習、腦部各區域間的訊息溝通扮演重要角色的「大腦髓質」活性化，由此可以確認ADHD的治療藥物具有一定的效果。

與其他發展障礙一樣，ADHD的治療目標並非是讓症狀消失，而是能與行為的特性和平共處，藥物只是作為輔助治療之用而已。

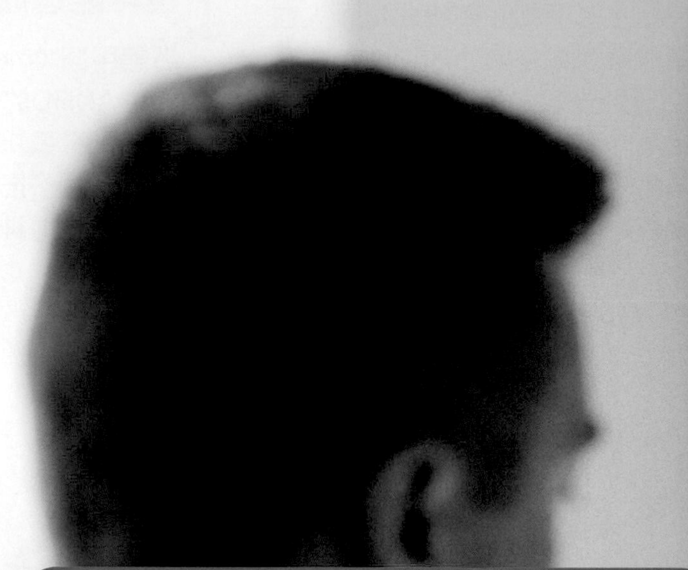

ADHD治療藥物的作用原理

下方是ADHD治療藥物作用原理的示意圖。ADHD患者的腦中會因為遺傳性原因，導致神經傳導物質正腎上腺素和多巴胺容易再回收。因此，透過藥物來阻斷再回收，就能增加正腎上腺素和多巴胺的量以達到改善症狀的目的。

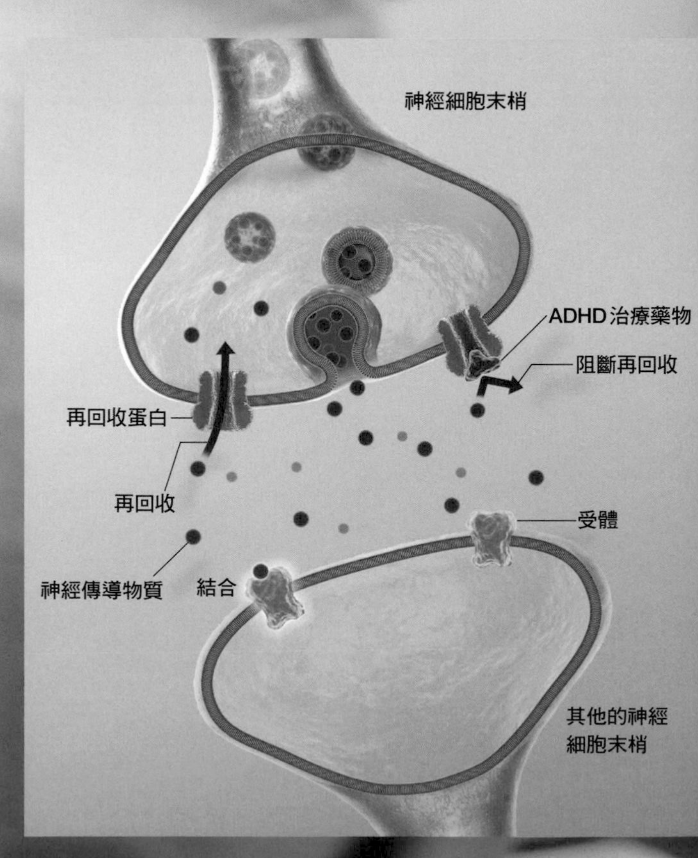

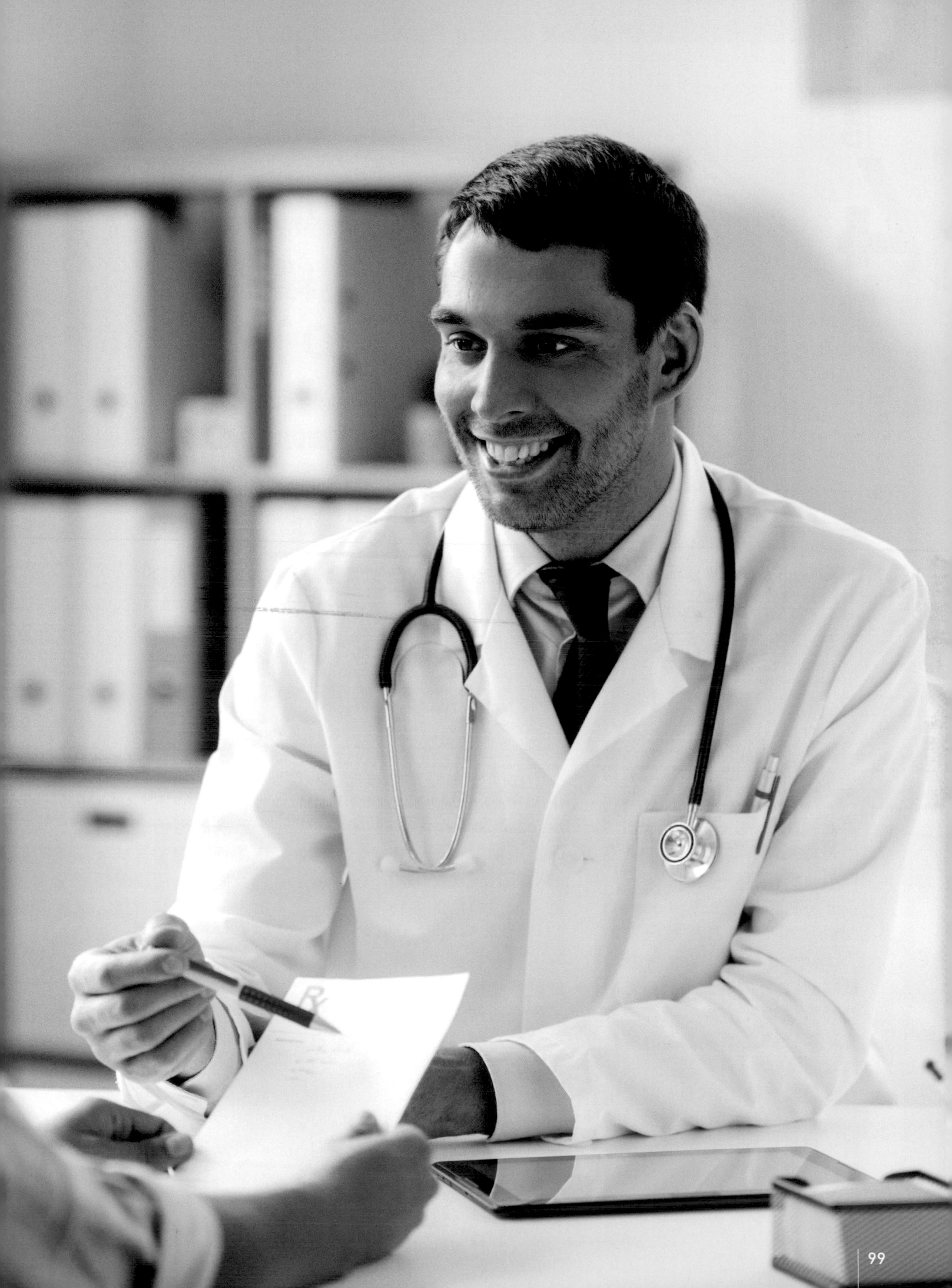

column 4

何謂在「讀寫」、「計算」等方面進度遲緩的學習障礙（LD）？

雖然智力發展正常，卻無法讀寫、計算。
學習障礙究竟是什麼樣的發展障礙呢？

根據2012年日本文部科學省的全國調查，有4.5%的兒童和學生在學習方面有顯著困難。使用字母的西方國家也曾有調查報告指出比例約為1成，LD是與ASD、ADHD同列為高疾病發生率的發展障礙。以下將詳細說明學習障礙會出現哪些症狀，以及是否存在與其他發展障礙的併發症。

學習障礙是一種智能沒有問題，卻在讀寫和計算等特定方面出現異常的發展障礙。學習障礙簡稱為「LD」，依立場不同而有兩種解讀。

分別為醫學觀點的「Learning Disorders」以及教育觀點的「Learning Disabilities」。醫學觀點的LD，指的是「讀寫方面的特殊性障礙」或「計算能力等算術技能之學習方面的特殊性發展障礙」。

至於教育觀點的LD，則是指「雖然沒有智力發展遲緩的問題，但是在聽、說、推理等方面的學習能力存在廣泛困難的障礙」。

學習障礙尤其容易發生在所謂的配對連結學習（paired association learning）的時候，即把兩項事物配對在一起記憶的學習方式。比方說，邊看顏色邊記住顏色的名稱、數數、記住文字的唸法、貼標籤等等，都容易出現問題。還有像是將事物概念化或抽象化、為了推理與解決問題而整理資訊等記憶相關部分，有時也會出現障礙。

基底核和左側顱上迴的活性異常

「失讀症」（dyslexia）的症狀是在閱讀書寫文字方面有困難，也是學習障礙的一種。

致病的原因之一可能是說話時處理字彙發音的聲韻處理能力有問題。所謂聲韻處理，是指說話時能夠辨識、處理最小聲音單位（音素、音拍）的能力。以日文來舉例，當聽到「ta-i-ko」一詞（太鼓的日文發音），從能否辨別出這是一個由3拍構成的單字、中間有一個「i」的音等等，就可以判斷當事人解讀文字的能力強弱。

2013年日本國立精神神經醫療研究中心精神保健研究所的稻垣真澄博士等人所組成的研究團隊，以fMRI測定有失讀症

⊳ 在讀寫計算上的學習有困難

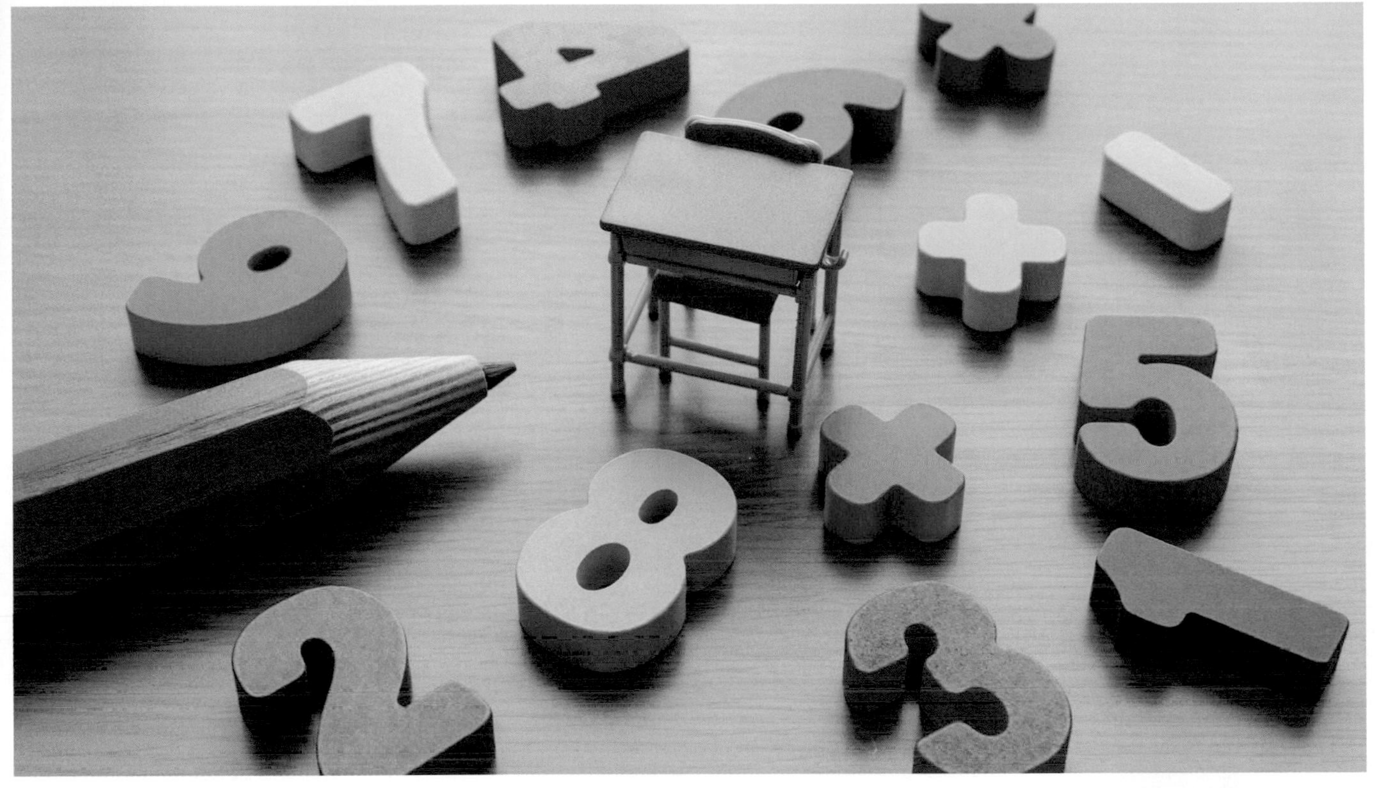

學習障礙是智力沒有問題，但讀寫和計算方面的能力不佳。常與ASD、ADHD合併出現，必須接受適當的學習支援。失讀症的判斷也包含了聲韻處理、唸名速度的能力，所以也需要小兒精神科醫師和語言治療師等專業人員的診斷。

症狀的孩童腦部後，發現有兩個部位的活性異常。

一個是「基底核」，位於掌管行為、情緒的大腦邊緣系統。若是健康的成人或孩童，基底核的活性會配合聲韻處理的程度而有所變化，反觀有失讀症症狀的孩童，則是無關程度隨時都處於活化的狀態。

另一個則是「左側顳上迴」（left superior temporal gyrus），位於主掌語言的左顳葉。已知若是健康的成人或孩童，聲韻處理的能力越高活性就越高，但有失讀症症狀的孩童則是處於活性低下的狀態。

讀寫出問題的原因在於神經細胞的位置錯誤嗎

但是為什麼有失讀症症狀的人，左顳葉的活性會比一般人來得低呢？其中一個可能原因是神經細胞分布在不正常的位置上。在失讀症成人患者死後對其腦部進行解剖後發現，神經細胞有雜亂排列、形狀異常的狀況，因此推論出可能是在神經細胞位置錯誤的區域出現問題。今後透過詳細的腦部影像研究，查明造成學習障礙症狀原因的成果指日可待。

（撰文：向川裕美）

參考文獻：Galaburda, A. M., Sherman, G. F., Rosen, G. D., Aboltlz, F., & Geschwind, N. Developmentaldyslexia: Four consecutive patients with cortical anomalies. Annals of Neurology, 18, 222-233, 1985

4 理解發展障礙的行為心理

前面的章節中，已針對發展障礙的原因介紹了各式各樣的病例。而最後第4章將探討的是，為何具發展障礙特性的人會在日常生活及工作中遇到困難。在介紹其行為心理的同時，也會提出如何透過調整環境來因應日常生活及工作的方法。

監修　山末英典

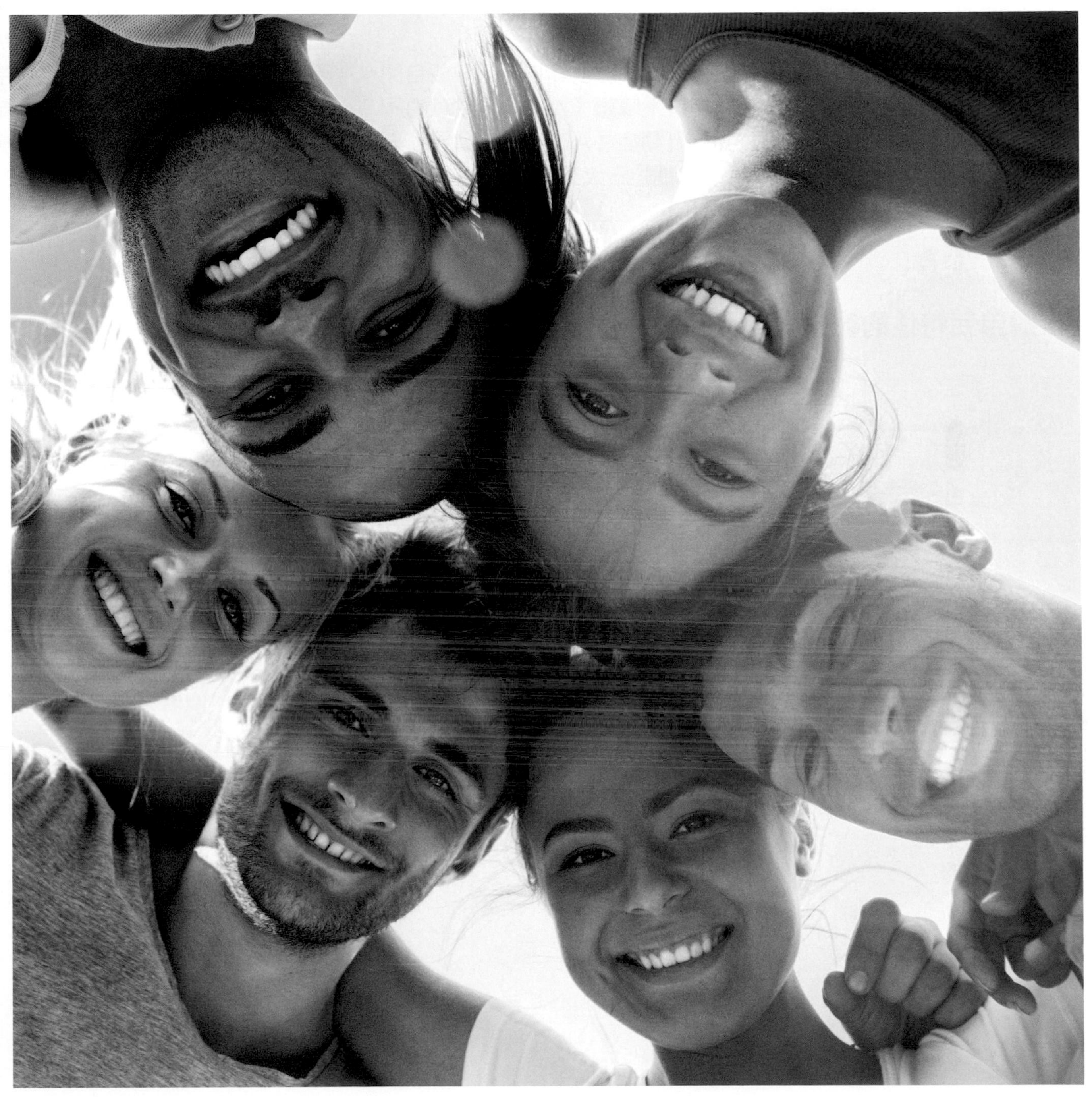

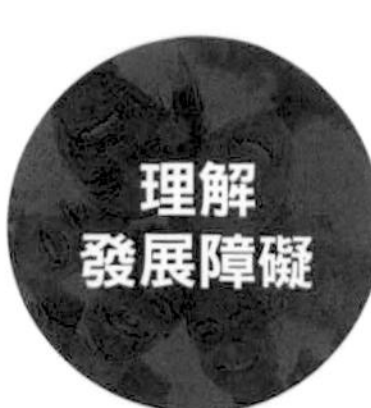

理解發展障礙是腦的特性

從前面的章節可知發展障礙與腦部有極大的關聯性，是與生俱來的特性。雖然有可能因為成長環境使得症狀惡化，但並不會因為父母的教育方式導致症狀發生，與個人的意志力薄弱或努力不足也完全無關。

根據重疊的程度衍生出各式各樣的特性

發展障礙依其特性可分成自閉症譜系障礙（ASD）、注意力不足過動症（ADHD）、學習障礙（LD）三大類。不過，在所有發展障礙中又以多重特性的混合型占比最高，而且症狀的表現會因人而異。比方說，以強烈的執著性著稱是ASD的特性，但是在某些場合或許沒有那麼嚴重。有些人熱衷於自己極度講究的事物，一方面卻因為具有ADHD的

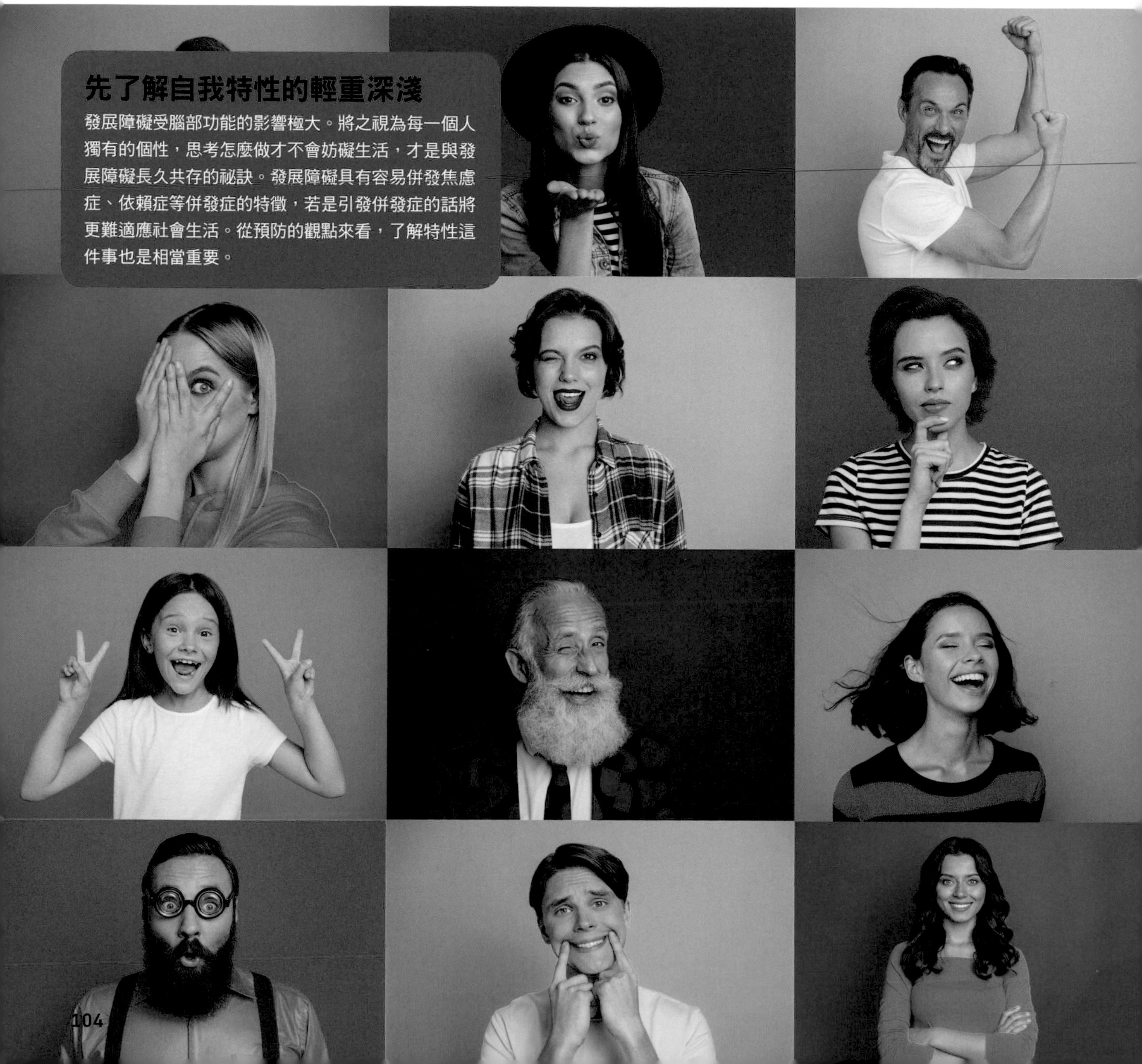

先了解自我特性的輕重深淺

發展障礙受腦部功能的影響極大。將之視為每一個人獨有的個性，思考怎麼做才不會妨礙生活，才是與發展障礙長久共存的祕訣。發展障礙具有容易併發焦慮症、依賴症等併發症的特徵，若是引發併發症的話將更難適應社會生活。從預防的觀點來看，了解特性這件事也是相當重要。

特性，導致注意力有時候會因此變得散漫或是被其他有趣的事物吸引。當執著和不專注的特性重疊，也可能讓執著本身顯得較為薄弱。

了解自我特性輕重深淺的重要性

舉例來說，某人在社會新鮮人時期，因為話少而被認為是個含蓄老實、認真的人。就算工作上出了點小差錯，也能在周遭旁人的協助下順利度過難關，沒發生過什麼嚴重的問題。可是隨著工作經驗不斷累積，不跟人說話反而被視為是一個無法溝通的人，當小小的錯誤在公司內演變成大問題，才在開始思考這可能是發展障礙的症狀。

如前所述，發展障礙幾乎都混合有ASD、ADHD等等的特性。即便是前述那樣同時出現ASD和ADHD症狀的人，只要還在不會對生活造成障礙的範圍內，仍能與自己的特性和平共處。因此，知道自己特性的輕重深淺是至關重要的。

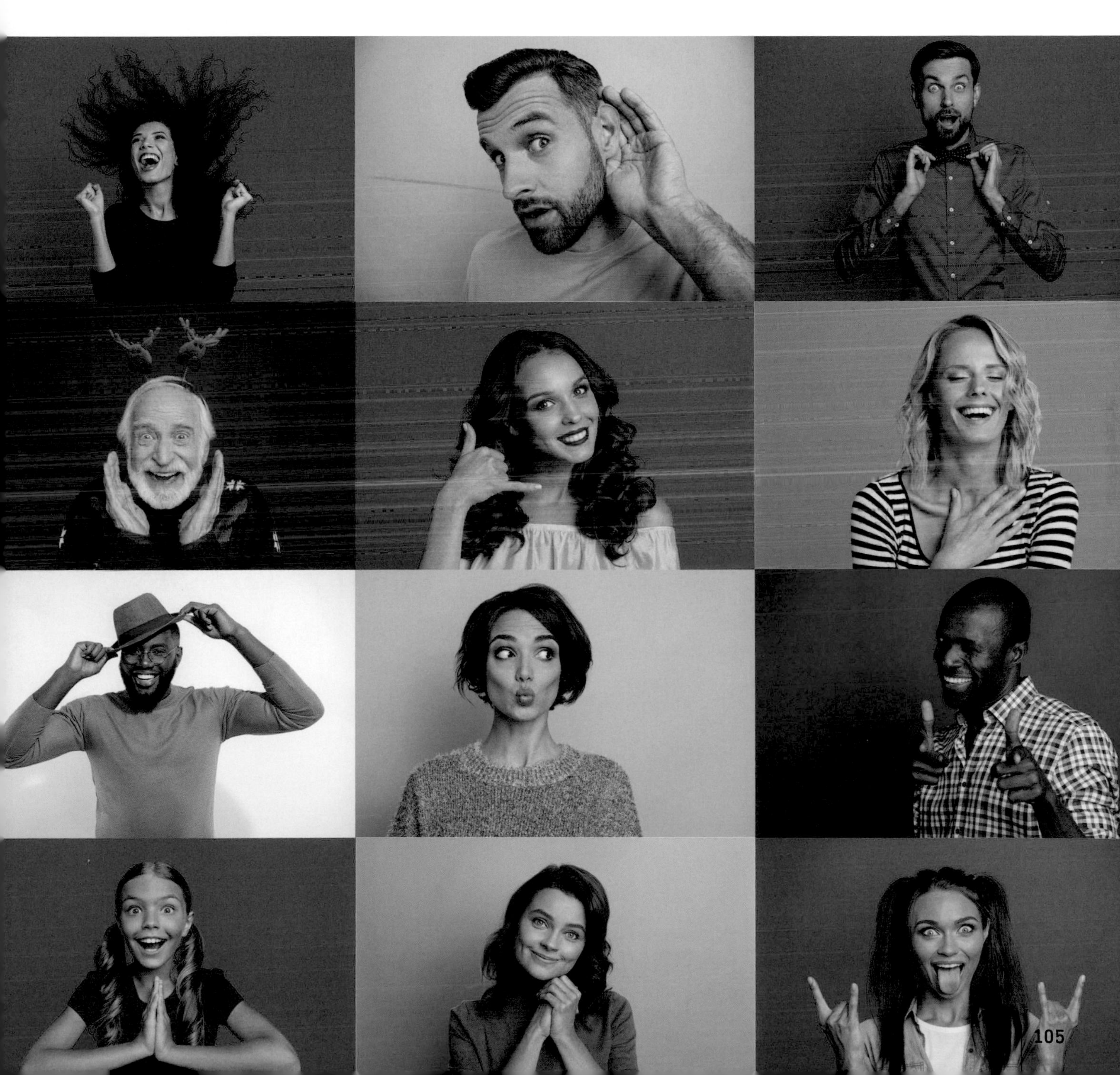

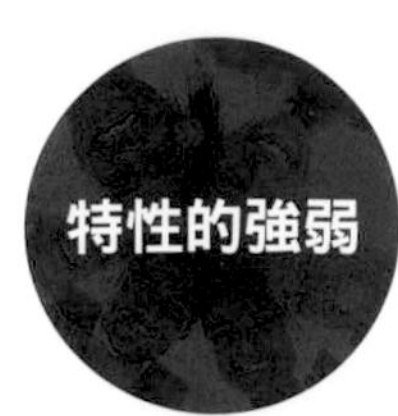

掌握特性和強弱會如何呈現

正常和發展障礙的界線到底在哪裡呢？精神科醫師本田秀夫博士曾經說過：「一般常說的『御宅族』或者是『粗心大意的人』，與發展障礙的特性是連貫的，彼此之間並沒有明確的界線。」

沒有客觀的劃分標準

舉例來說，ASD最顯著的特性是對於特定行為及知識的執著、反覆的行為模式，而且根據情況在很多時候這些事相較於人際關係更為優先。但究竟要優先到什麼程度才能算是ASD的特性，並沒有客觀測量的具體標準。

至於ADHD的過動和衝動特性，則是無法將注意力集中在眼前該做的事，反而以其他有興趣的事物為優先。同樣地，要優先到什麼程度才算是ADHD的特性，並沒有客觀的判斷標準。相較之下，以是否會對生活造成障礙為標準就變得很重要了。

特性和強弱會怎麼呈現呢？

那麼該如何判斷自己的特性及其強弱程度呢？若在日常生活及或工作中已經遇到困難，也可以考慮尋求專科門診的診斷。

若非上述情形的話，有沒有什麼方法可以簡單分析特性的重疊和強弱呢？本田秀夫博士為了將發展障礙的重疊性與強弱具象化，製作了如右的圖表。縱軸是自閉症譜系障礙的特性強度，橫軸是注意力不足過動症的特性強度，強度又各分成10個階段。若強度超過5，就容易診斷為發展障礙。透過這樣具體的圖表，即可輕易理解ASD和ADHD的特性及重疊的狀況。

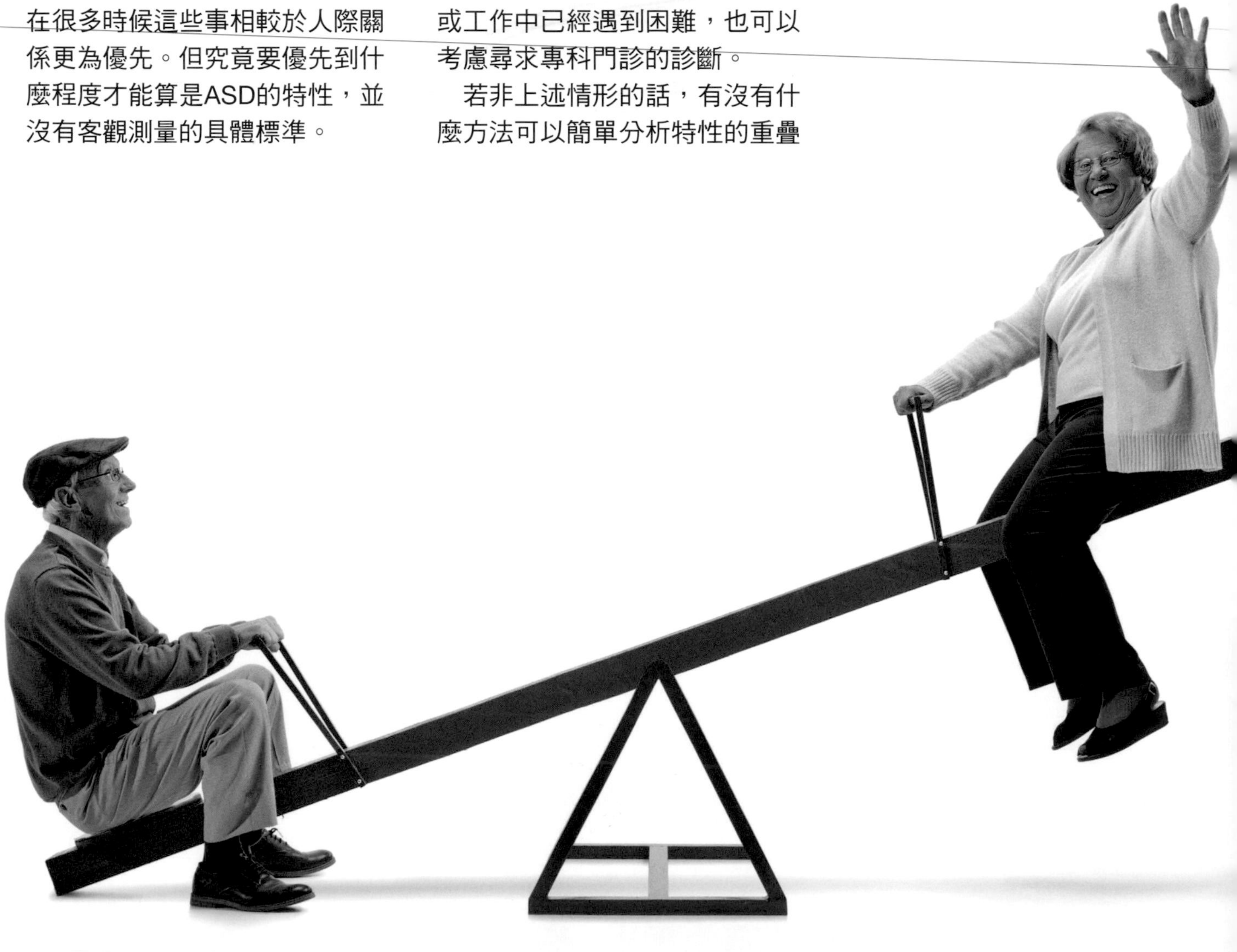

將特性的強弱和重疊數值化來呈現

以下是本田秀夫博士設計的發展障礙強度數值示意圖。1～3代表不容易造成生活上的問題（難以診斷），4～5是介於可以診斷出來和診斷不出來的灰色地帶，6～7是有可能診斷出來，8～9代表容易造成生活上的問題（容易診斷出來），10則會診斷為ASD或ADHD。上述數值並無學術上的根據，充其量只是將特性具象化以方便應用。

參考文獻：《發展障礙：生活困難的少數族群》（発達障害　生きづらさを抱える少数派の「種族」たち，SBクリエイティブ出版）

AS與ADH強弱與重疊的示意圖

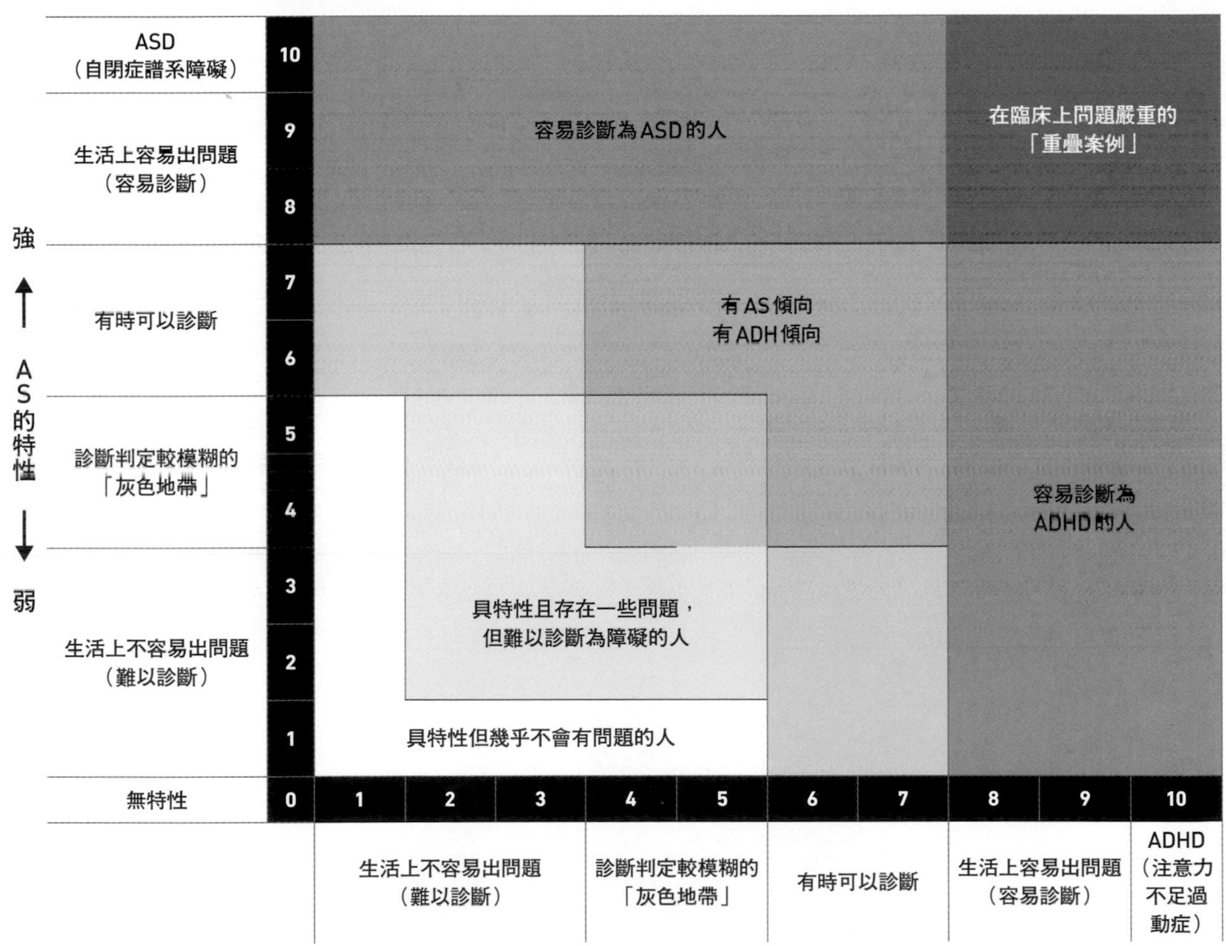

部分改編自《發展障礙：生活困難的少數族群》刊登的表格

※：ASD及ADHD中的「D」指稱「障礙」（disorder或disability）。本表中的AS及ADH特性，乃依據本田博士認為特性未必會成為患者障礙的觀點所示。

了解特性之後
就可以進行環境調適

有發展障礙特性的人可能會覺得活得好辛苦或是感到困擾，原因在於沒有正確理解自己的特性和應對不當所致。

由此可知，理解自己的特性以及適切的應對有其必要。若能稍微掌握自己的特性，即可配合該特性試著進行環境調適。

調整成適合自己特性的環境

環境調適就如同了解自己的體型，挑選出適合的衣服。基於美觀、可愛的理由而挑選的衣服卻完全不合身，結果根本就不能穿或是穿起來不舒服，這樣的經驗相信任誰都有過吧。不合身的衣服也可能招來壞心情，這時就只

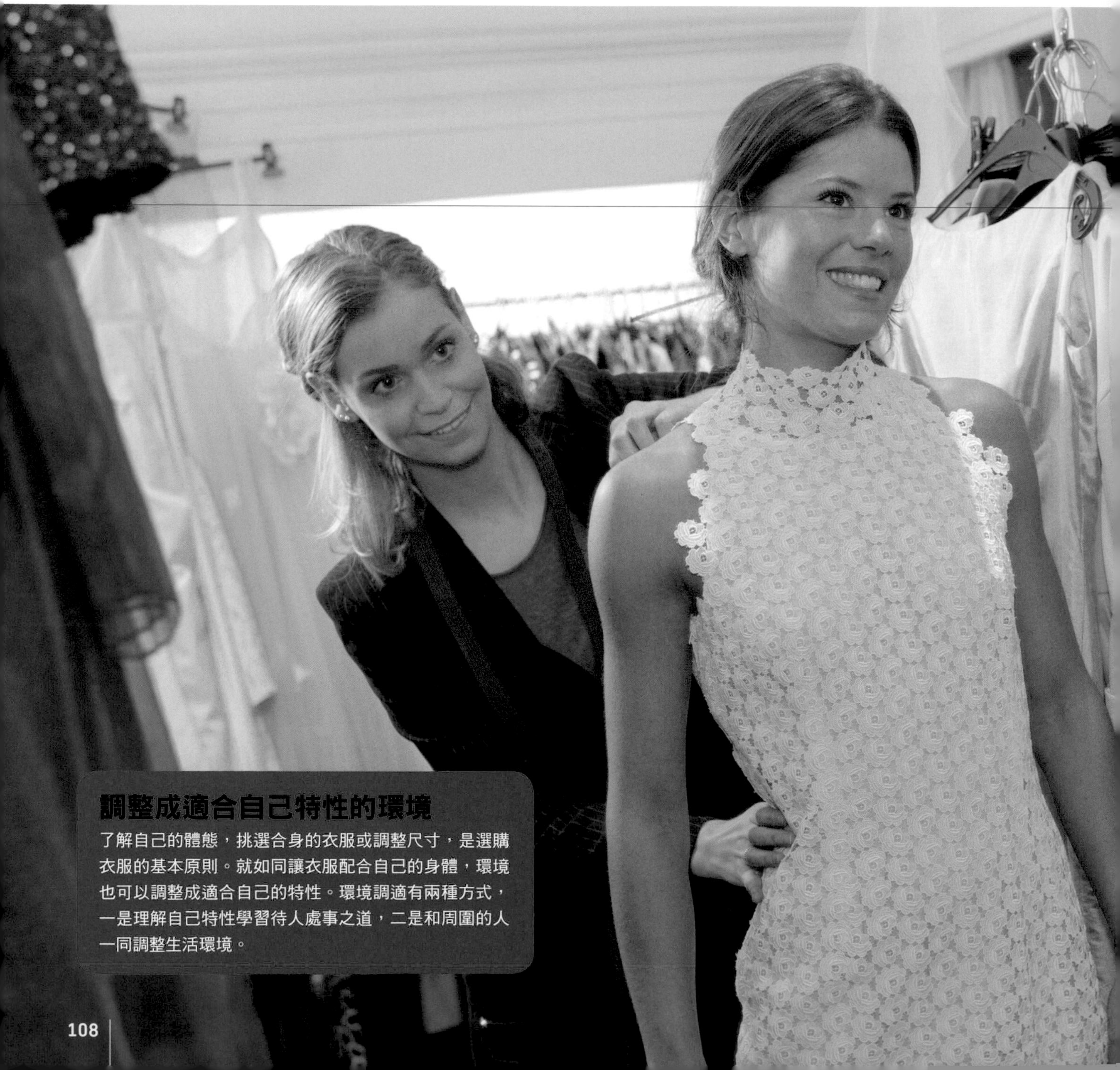

調整成適合自己特性的環境

了解自己的體態，挑選合身的衣服或調整尺寸，是選購衣服的基本原則。就如同讓衣服配合自己的身體，環境也可以調整成適合自己的特性。環境調適有兩種方式，一是理解自己特性學習待人處事之道，二是和周圍的人一同調整生活環境。

能重新挑選合身的衣服，或是調整成適合的尺寸。同樣地，在正確理解自己的特性以後，即可著手進行環境調適。

兩種環境調適的概念

調整自己當前生活環境的方法，大致可分成兩種。一種是盡可能地理解自己的特性，慢慢學習待人處事之道。另一種是讓周圍的人理解自己的特性，與周遭旁人一同調整生活環境。

不過，僅憑環境調適並不能解決所有的問題。若特性過於強烈，造成生活上有障礙乃至於出現焦慮症、憂鬱症等續發障礙，光靠環境調適要改善狀況實屬困難。如有必要，就應該去尋求專家的意見或社福機構的服務，接受諮商、藥物治療等醫療處置。

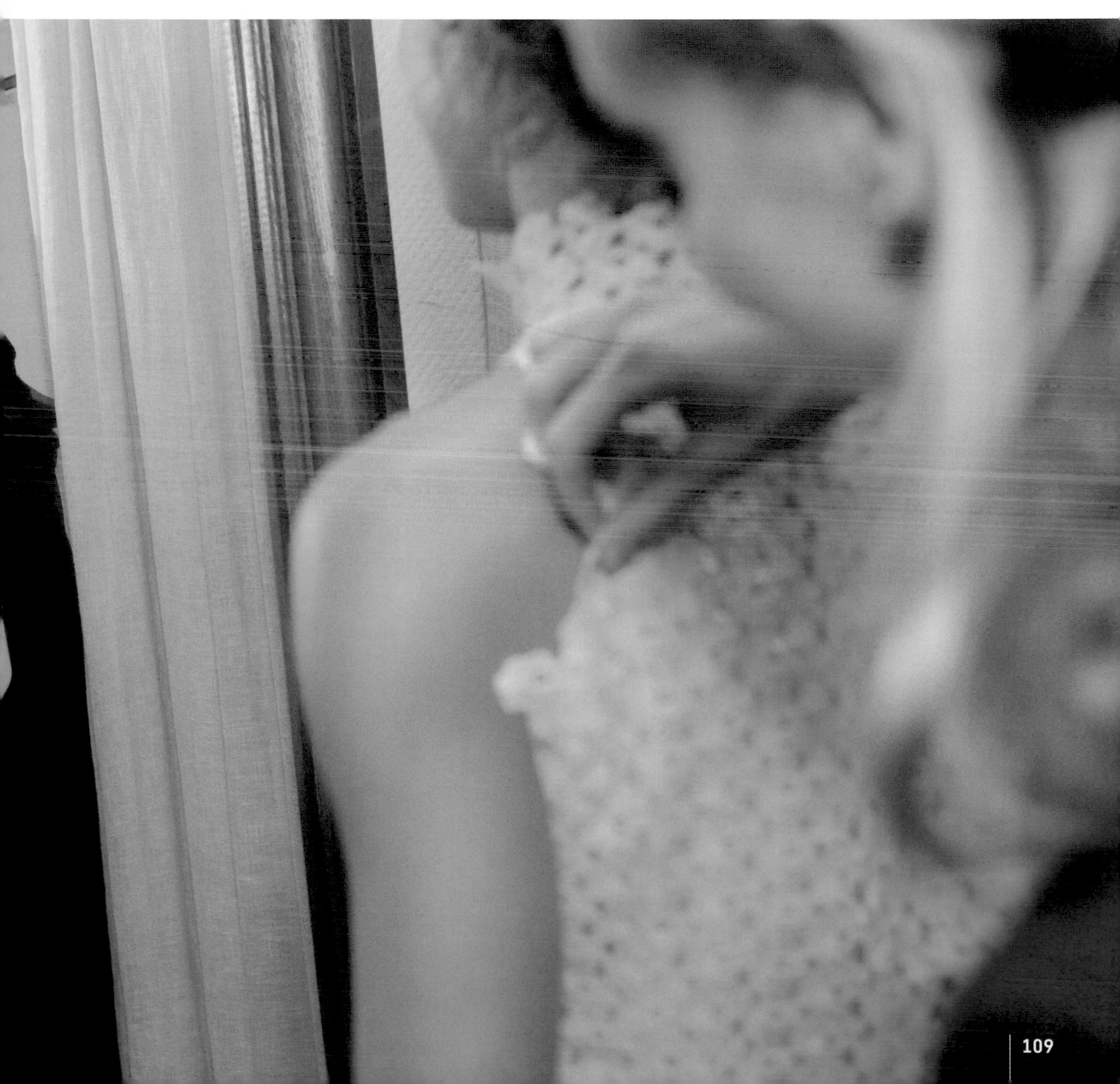

將自己的特性轉換成優勢

發展障礙的應對方法可大致分三種：第一種是已經介紹過的生活面的環境調適；第二種是從醫療、教育觀點來促進兒童的發展，著重在「療育」、「社福機構」等專業人員的應對與支援；第三種是「醫學治療」。本書只針對第一種生活面的環境調適做詳細介紹。

如同前述，環境調適有兩種概念。一種是理解自己的特性，學習待人處事之道。另一種方法是讓周遭旁人理解自己的特性，一起調整生活環境。接下來就先從如何理解自身特性，學習待人處事之道的方法開始介紹。

學習待人處事之道的兩個必要方法

發展障礙的特性常常會讓自身擁有的各種能力無法順利展現。即使具有這些特性，仍要避免造成生活上的阻礙，而方法大致分成兩個。

一個是透過訓練提升能力的方法。例如有人際溝通障礙的人，可以參加溝通教室等課程來學習說話技巧和應對方式，或是藉由書本等工具汲取知識。話雖如此，當需要補足的能力太過受到障礙特性影響時，即使努力可能也難以改善。

補足自身能力的方法

另一個方法是利用某些形式作為補足的手段。例如，同樣是有人際溝通障礙的人，就不要找接聽電話或接待窗口這類需要頻繁溝通的職業，可以挑選不需要面對面又能夠展現個人專長的工作。

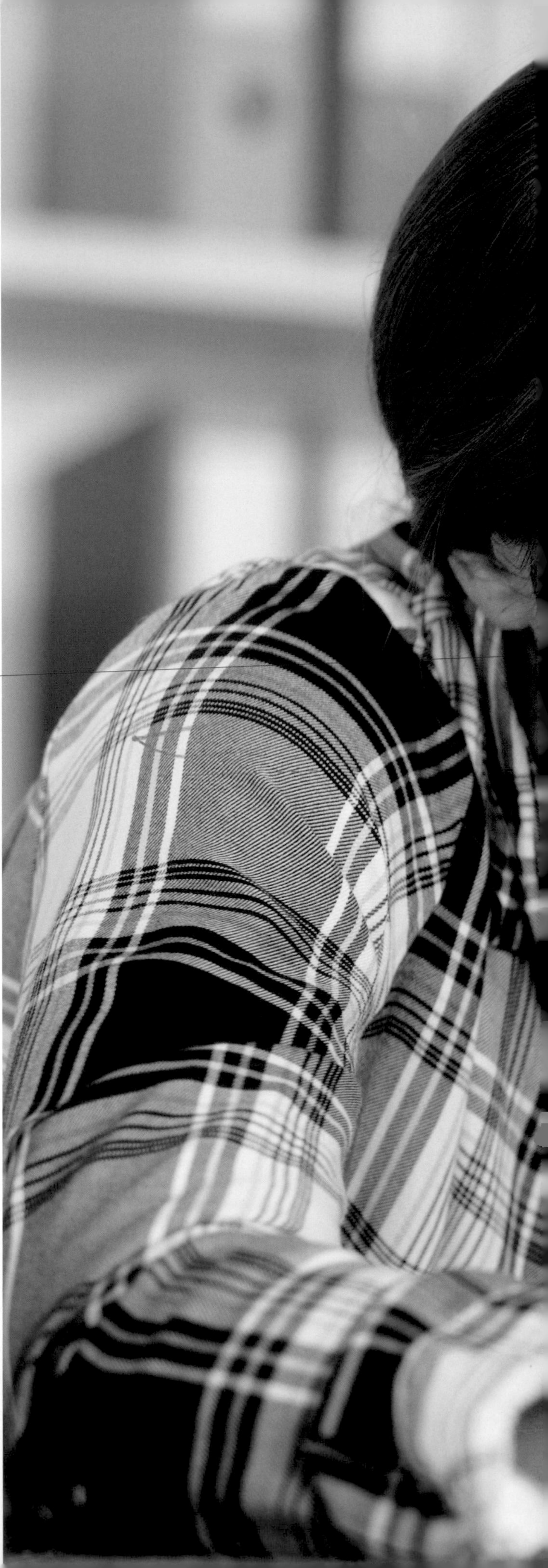

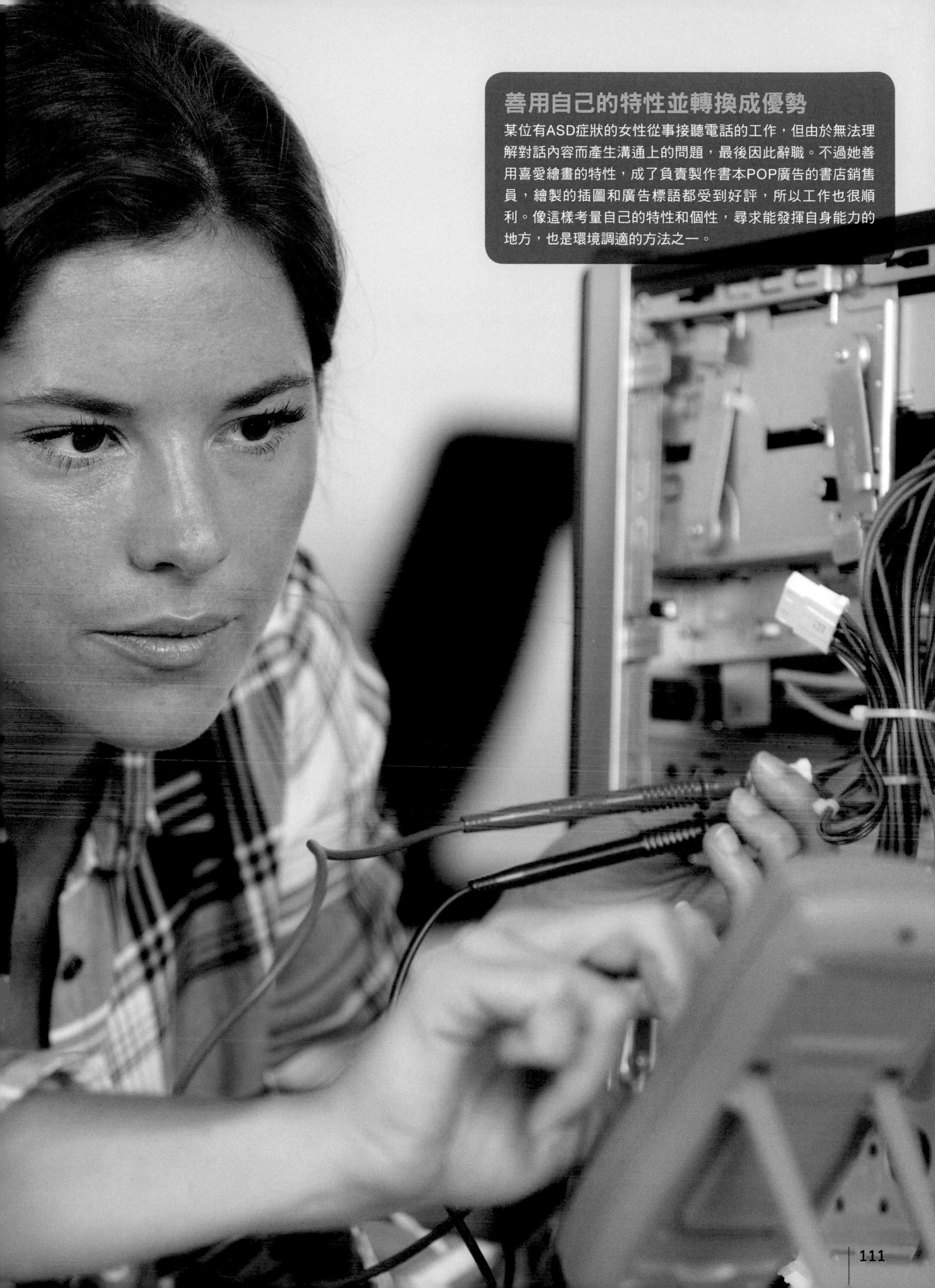

善用自己的特性並轉換成優勢

某位有ASD症狀的女性從事接聽電話的工作，但由於無法理解對話內容而產生溝通上的問題，最後因此辭職。不過她善用喜愛繪畫的特性，成了負責製作書本POP廣告的書店銷售員，繪製的插圖和廣告標語都受到好評，所以工作也很順利。像這樣考量自己的特性和個性，尋求能發揮自身能力的地方，也是環境調適的方法之一。

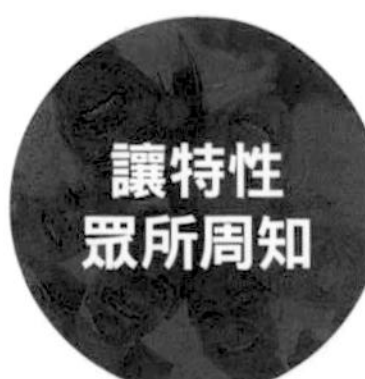

要讓他人理解到什麼程度呢？

接下來將介紹如何讓周圍的人理解自己的特性，一起進行環境調適的方法。此方法最大的優點就是藉由多人的幫忙，增加補足自身能力的手段選項。

該如何獲得周遭旁人的理解

然而，也有人對於將自身特性告訴家人和同事並尋求協助這件事感到猶豫。這一類的人通常是成年後接受發展障礙的診斷，才察覺到自身症狀的人。對於尋求幫忙感到遲疑的理由，大多是因為他們從經驗上體認到，不擅長人際關係或計畫的人會招致不好的社會評價。那麼，究竟該如何克服這個問題呢？其中一個就是善用自己的特性成為團體中不可或缺的人。

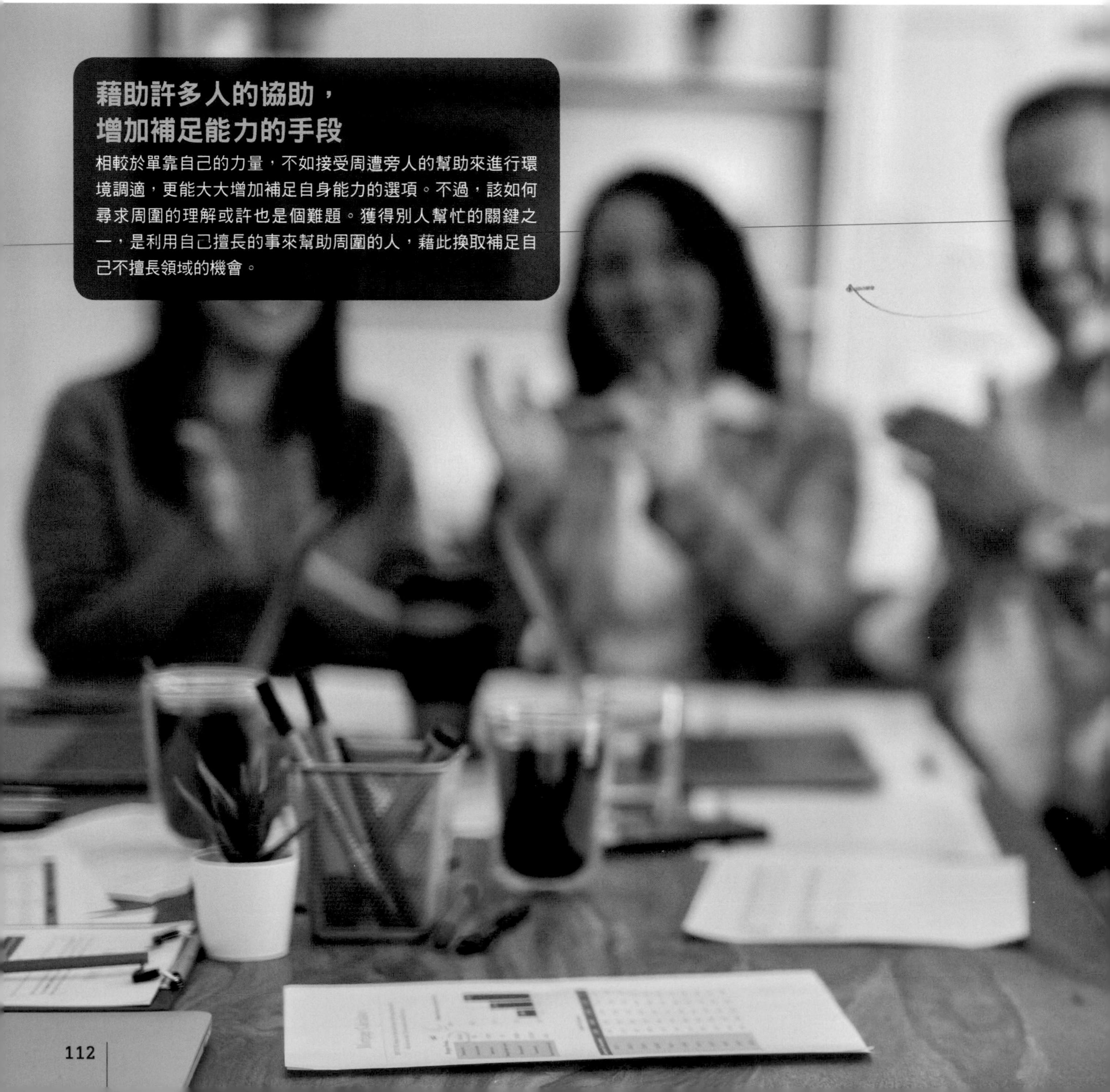

藉助許多人的協助，增加補足能力的手段

相較於單靠自己的力量，不如接受周遭旁人的幫助來進行環境調適，更能大大增加補足自身能力的選項。不過，該如何尋求周圍的理解或許也是個難題。獲得別人幫忙的關鍵之一，是利用自己擅長的事來幫助周圍的人，藉此換取補足自己不擅長領域的機會。

舉例來說，某位有ADHD症狀的女性，不時會忘記重要的工作行程或是搞丟重要文件。這些行為都讓周圍的人受不了，且認為不管怎麼提醒她也沒有用。可是每當周圍的人一有困難，她總是能馬上察覺並主動安慰或幫忙，因為出了名地貼心所以評價水漲船高。隨著在職場上的評價提高，周遭旁人也開始會協助她處理不擅長的事。

也可能因此展開新的工作

另外是某位具LD症狀的男性，對於書寫很不擅長。光是在會議中做紀錄就費了很大的精力，有時還記不得內容。因此，為了讓不擅長的工作變得輕鬆一點，他開始使用錄音機，也成功減少了不擅長的書寫工作。最近甚至獲得會議的錄音負責人這個新角色，對於工作已經可以樂在其中了。

如同這些人般，在自己擅長和不擅長的地方多下點功夫，有時比較容易獲得周遭的理解。

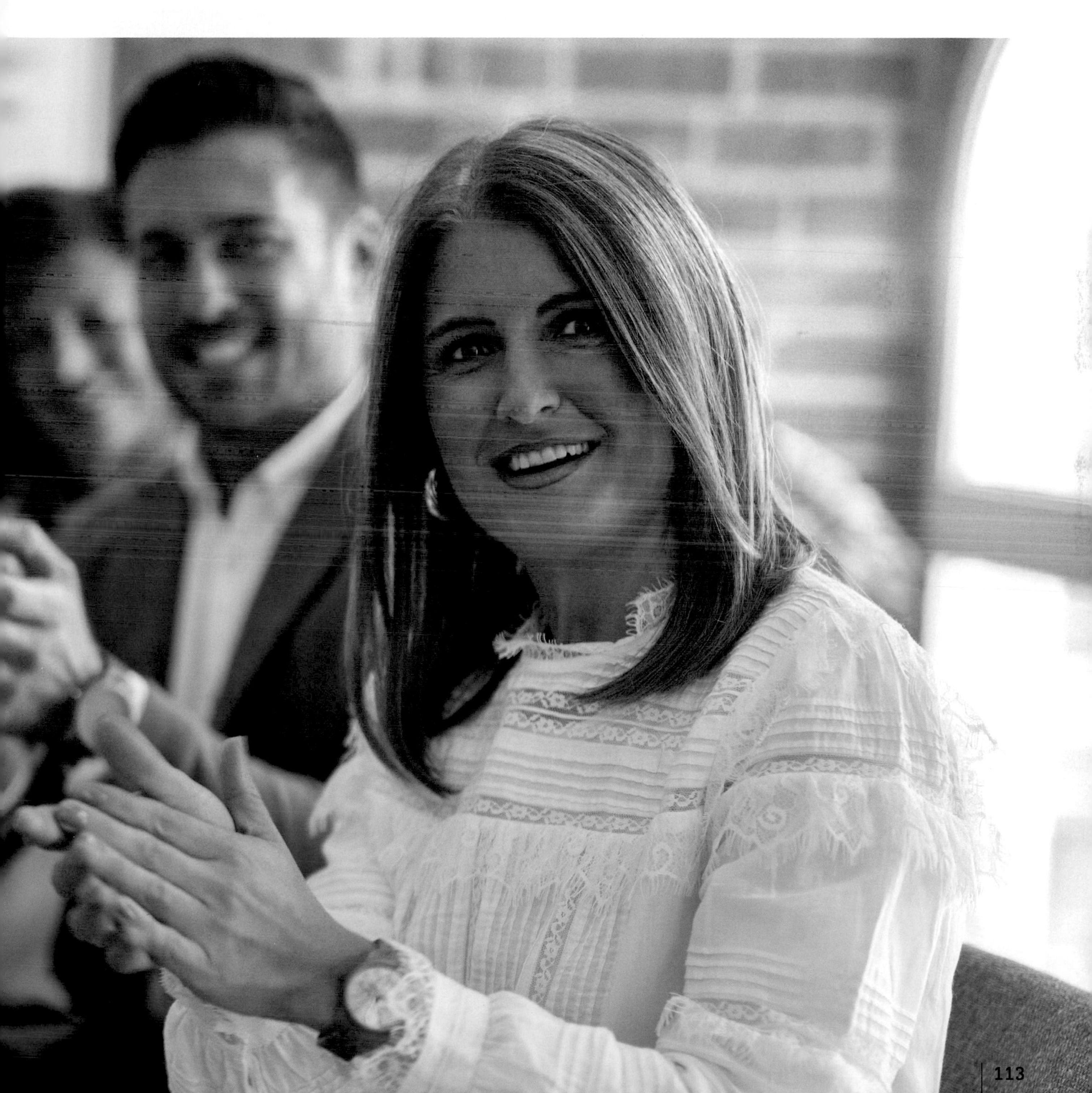

對時間的敏銳度

減少拖延的技術

進度管理是發展障礙者不擅長的事情之一，但大多數的情況並不是因為忘了期限。比方說，過動衝動型傾向較強的人，有時會在作業進行途中分心去做剛剛想到的事，因而導致來不及在期限內完成原本擱置的事情。

而注意力不足型傾向較強的人則會忘記截止日期，或是根本不記得預定的計畫。此外，在具ADHD特性的人當中，也有些人是難以掌握時間的感覺。由於無法確切感受到離截止日期還有多少時間，而很難按照計畫處理事情。

培養對時間的敏銳度？

在具ADHD特性的人當中，有些人是腦中工作記憶的運作不太正常。若工作記憶在功能上有缺損，便無法順利提取記憶。預定及現狀的調整變得困難，因而不擅長進度管理。要緩解這個問題，就必須將抽象的時間用另一種形式讓人容易感知，即時間的視覺化。

時間的視覺化該怎麼做？

舉例來說，可以在截止日前應用倒數的方式 — 在必須執行的各個事項分別標註「還有5天」、「還有1小時」等截止倒數時間。此時需要注意的就是先設定好每項業務各自的完成期限。

例如，「閱讀○○的相關資料」、「製作△△的企劃書」等等，藉由設定各項業務的完成期限，即使過動衝動型傾向的人也能專注於眼前的工作。

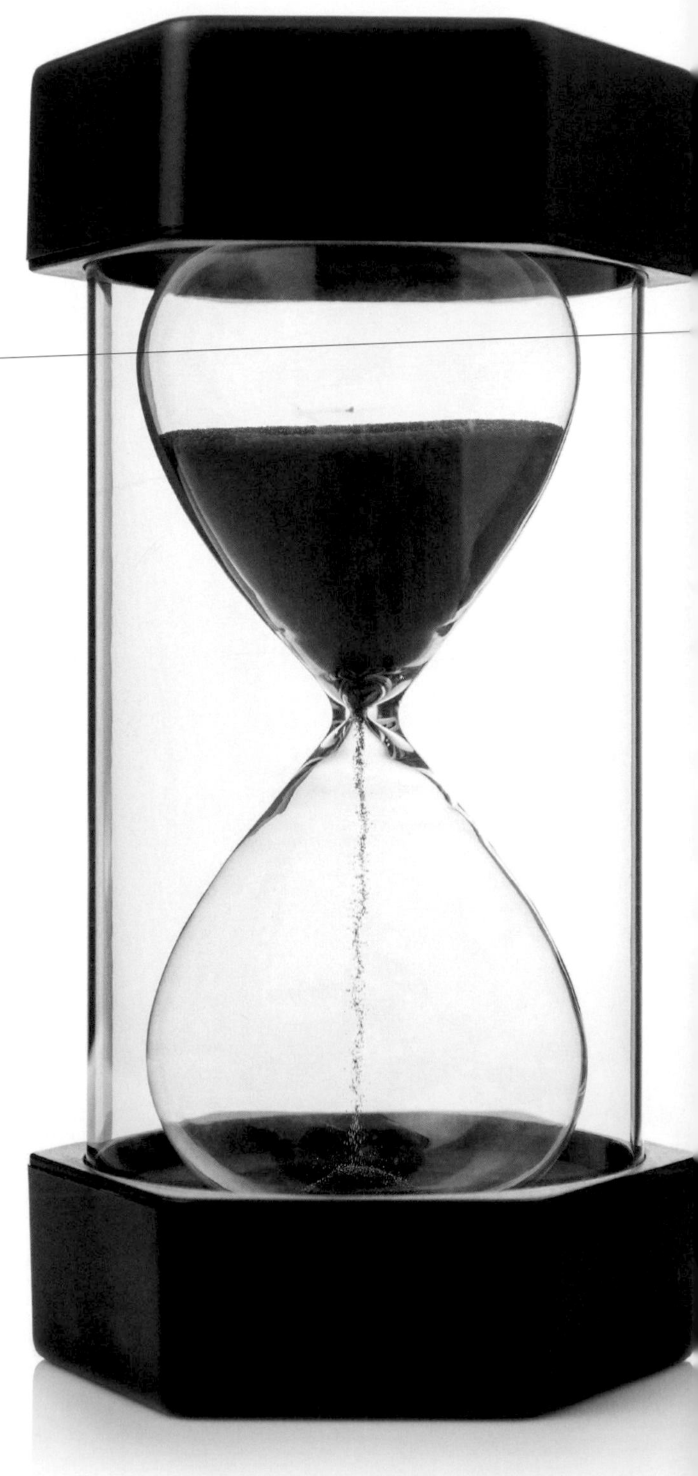

制定各項業務的期限，讓時間視覺化

具ADHD行為特性的人當中，有些人很不擅長安排達成任務所需的進度計畫，或是衡量預定和現實狀況來進行調整。為了培養對時間的敏銳度，將時間視覺化是非常重要的。設定各項業務的期限，以倒數方式來管理不同業務也是一個方法。

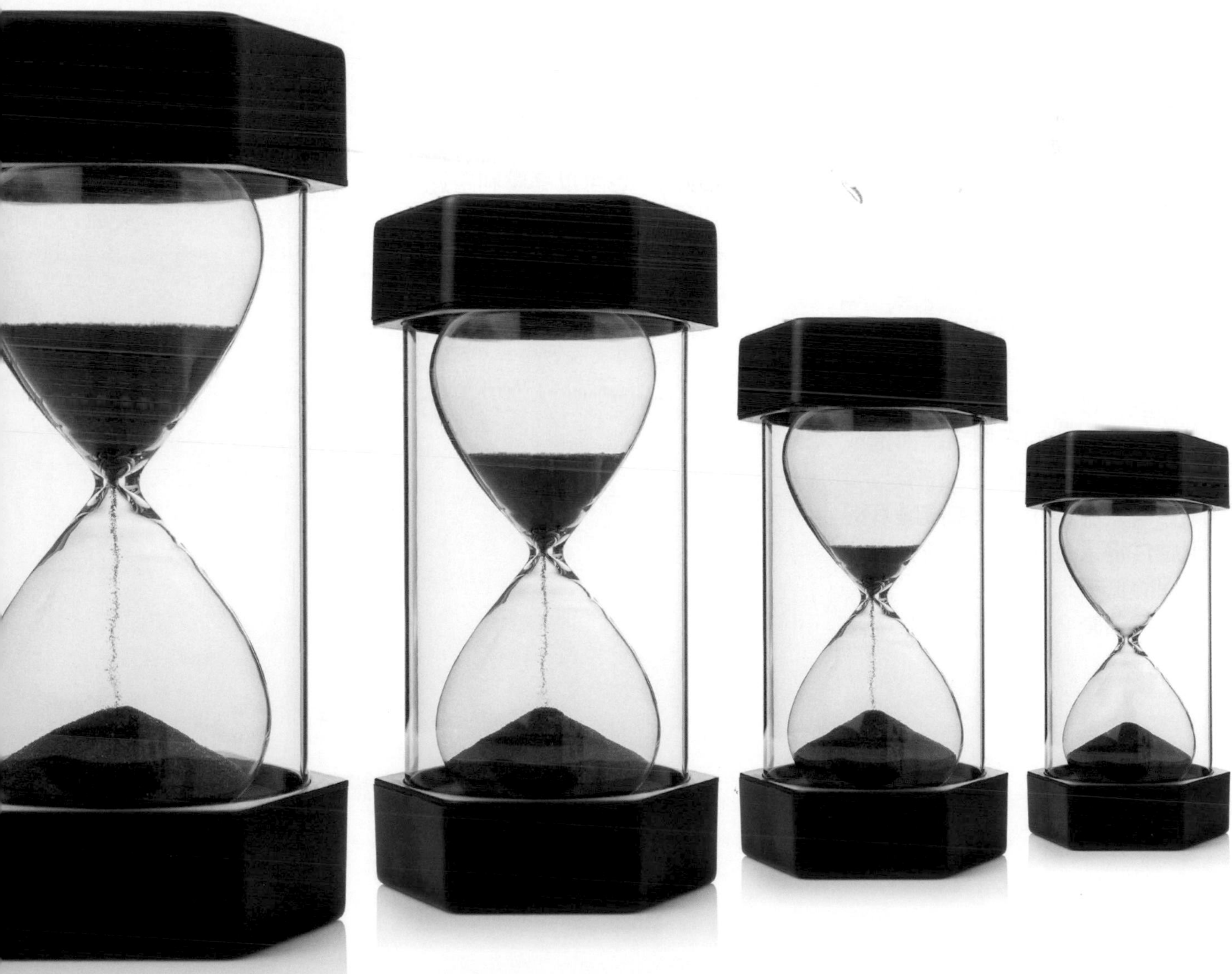

減少看到和聽到的資訊

已知有ASD、ADHD特性的人，可能會對味道、聲音、光線等感官刺激產生反應。

最難以忍受的感覺是聽見所有聲音

根據2020年3月日本國立身體障礙者復健中心發表的調查報告顯示，發展障礙者最難以忍受的感覺是聽覺，其次是視覺。

對聽覺過敏者而言，日常生活中的聲音無論大小或遠近，所有的聲音聽起來都很大聲，當壓力太大時還會出現專注力變差等症狀。甚至連背景音樂、周遭人聲等和自己無關的聲音都會入耳，因此難以聽清楚眼前的對方在講什麼，或是聽不到電話中的聲音。若是在人數眾多的教室，就會很難聽懂老師正在講解的內容，甚至於無法辨識出在講哪一國語言。像這樣的聽覺過敏亦有本人毫無自覺的案例，進而造成學業或工作上的障礙。

也有人會利用耳機或降噪耳機來應付惱人的聲音。有的款式能夠消除低音域的生活噪音，讓人聲變得清晰，有些則是消除中高音域人聲的產品。但若是有觸覺過敏的人，就無法長時間配戴這些裝置。因此，可以在安靜的環境下再次詢問，或是主動告訴周圍的人自己聽不清楚，試著進行環境調適。

因過多資訊造成混亂的視覺過敏

至於視覺過敏則是映入眼簾的所有資訊都進到腦部，當身處在物品過多的地方，似乎還會因為注意力使用過度而感到痛苦。把桌上等處所見之物都整理乾淨，盡量將物品減至最少，都是有效的解決方法。也可以考慮利用遮光玻璃貼或遮光罩來降低電腦螢幕的亮度。

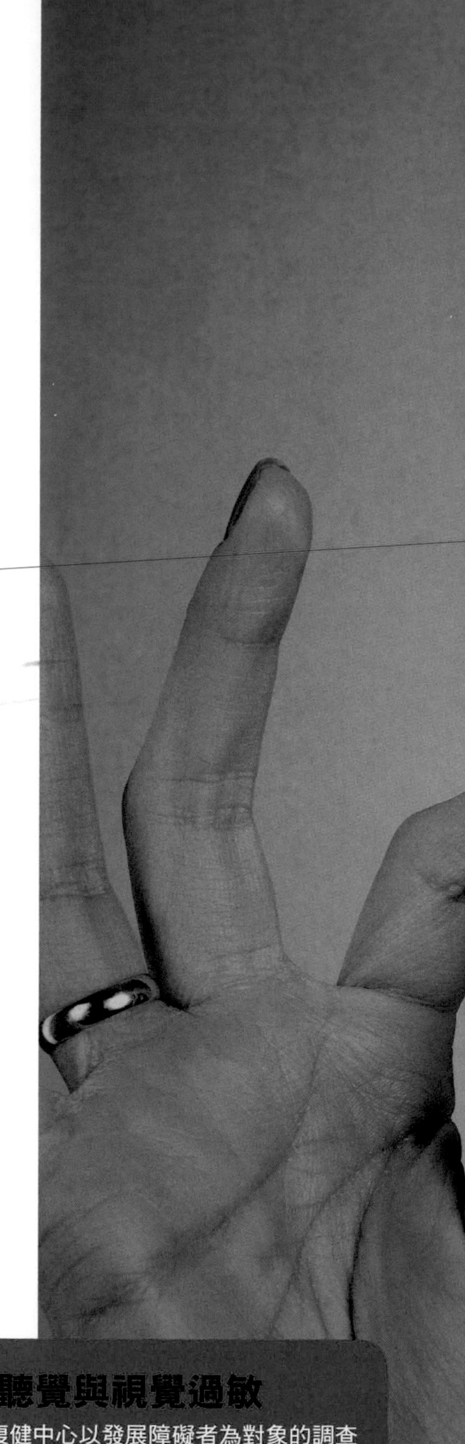

妨礙社會活動的聽覺與視覺過敏

根據日本國立身體障礙者復健中心以發展障礙者為對象的調查結果顯示，最讓人難以忍受的感覺是聽覺過敏，其次是視覺過敏，而兼具聽覺和視覺過敏的症狀更是痛苦。若聽覺、視覺等與社會活動相關的感覺變得敏感，生活中出現障礙的可能性也會提高。

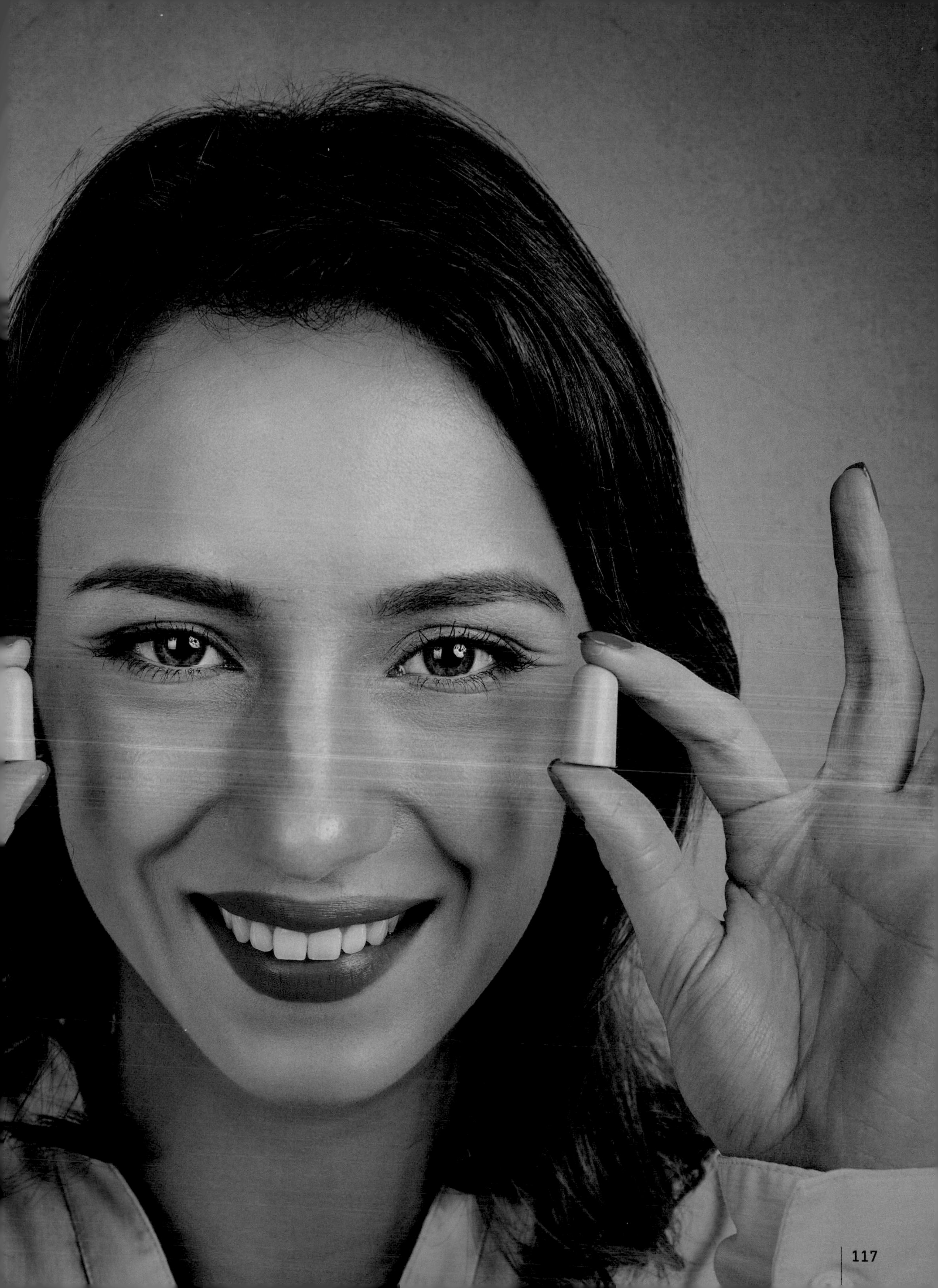

事前準備

緩解不擅安排計畫的特性

具ASD特性的人有強烈的執著性，由於過度堅持自己決定的行為模式，導致無法客觀看待工作整體，有時會難以擬定工作計畫或決定優先順序。

具ADHD特性的人，則是容易因眼前或自己感興趣的事物分心，導致計畫一直中斷，最終無法按照原定進度進行。再者，由於不斷將注意力放在感興趣的東西上，沒興趣的事物自然就一直往後延了。

如何成為擅長計畫的人？

為了緩解與計畫有關的問題，可以採取不讓自己有機會埋頭苦思的方法。若是無法制定工作的優先順序，就不要勉強自己，不妨請上司或周圍的人幫忙決定優先順序。比方說，先將所有該做的工作列出來，再徵詢旁人應該以怎樣的順序進行比較好。另外，為了避免自己執著在某些點上，事先將工作模式化也是一個好方法。

無法維持注意力的狀況

如果遇到注意力難以持續的狀況，不妨先跟上司或周圍的人商量，決定必做事項的大概優先順序，再依此判斷哪幾項工作可以同時進行。如此一來，當感到厭煩時就能改做其他的業務，進而提高效率。

舉例來說，先打開所有待執行的工作檔案，若在網路上查資料覺得煩了，就轉而處理電子郵件，對回信厭倦的話，就打開Word寫報告或用Excel記帳等等，同時進行多個工作。透過這樣的方式，便能夠保持工作上的注意力，按照預定計畫進行工作。

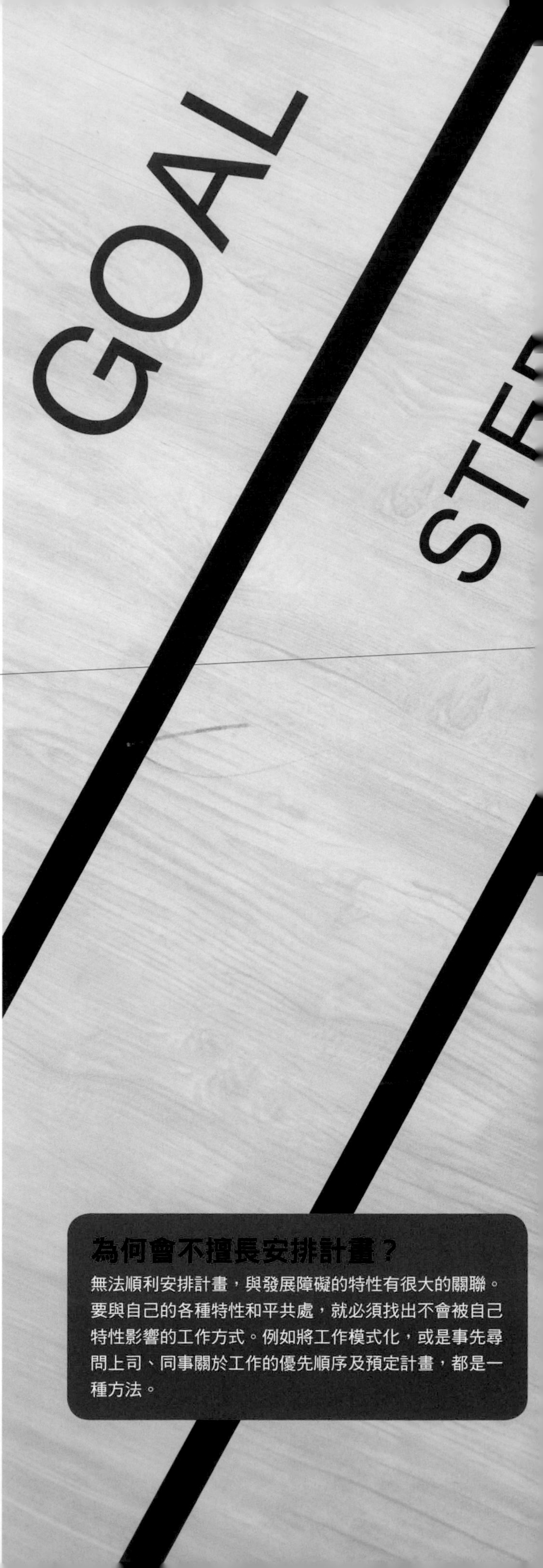

GOAL

STEP

為何會不擅長安排計畫？

無法順利安排計畫，與發展障礙的特性有很大的關聯。要與自己的各種特性和平共處，就必須找出不會被自己特性影響的工作方式。例如將工作模式化，或是事先尋問上司、同事關於工作的優先順序及預定計畫，都是一種方法。

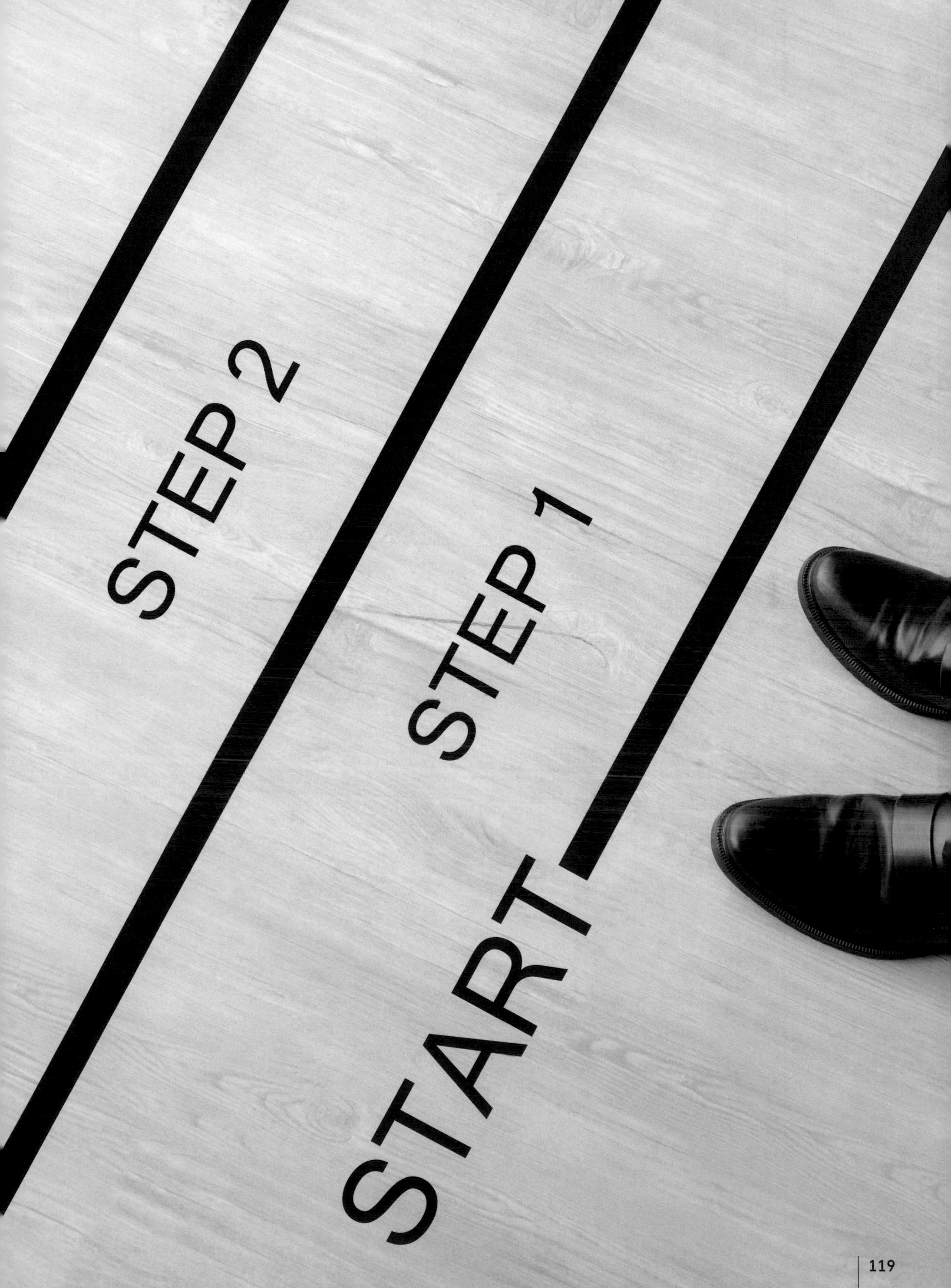
STEP 2
STEP 1
START

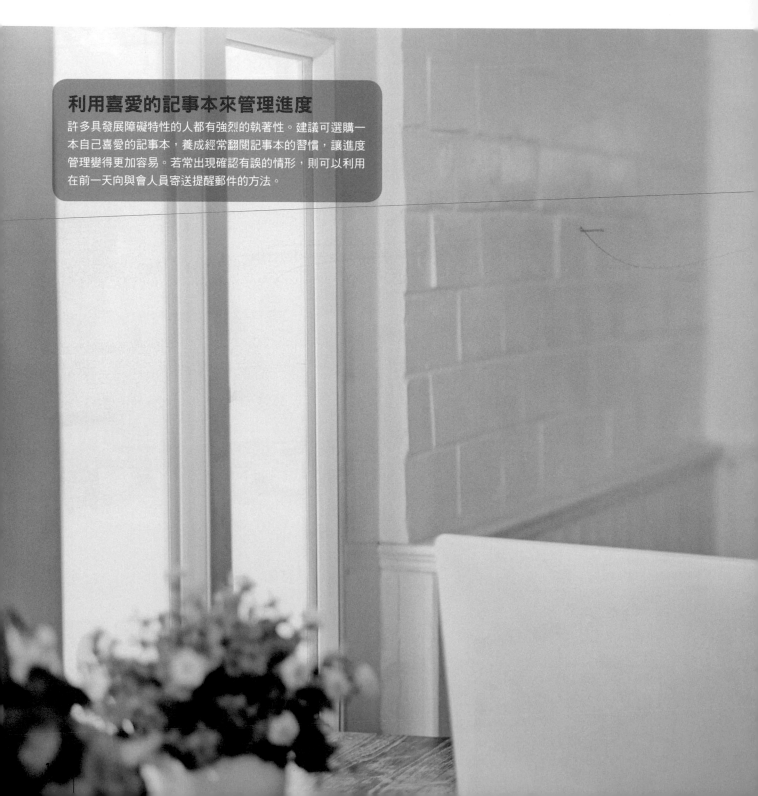

減少粗心的錯誤和健忘

患有ADHD的人可能會因為確認有誤、誤解資訊之類的粗心錯誤而吃苦頭，或是因為執著或視覺過敏導致問題發生。

該如何減少小失誤？

這類問題的原因出在本人集中注意力的方法。因此，在日常生活中進行調整有其必要，可以善用智慧型手機的應用程式，提醒自己有待辦事項並加以核對。而周遭旁人的協助也是不可或缺的，例如團隊的領導者在重要會議或是做簡報的前一天，可以先將要帶的東西或需要準備的物品

利用喜愛的記事本來管理進度

許多具發展障礙特性的人都有強烈的執著性。建議可選購一本自己喜愛的記事本，養成經常翻閱記事本的習慣，讓進度管理變得更加容易。若常出現確認有誤的情形，則可以利用在前一天向與會人員寄送提醒郵件的方法。

以電子郵件等方式傳給大家。藉由養成和周圍的人一同確認的習慣，就能減少小失誤的發生。

利用喜愛的記事本進行管理

有些具ASD特性的人執著性很強，容易對某些事物產生依戀。可以從喜歡的顏色、設計或觸感來選購自己中意的記事本，藉此養成進度管理的習慣。因為是自己喜愛的物品，所以比較容易培養利用記事本來確認進度的習慣。此外，進度管理的重點是只使用一本記事本。使用多本記事本的話，反而會提高忘記工作截止日期或預定會議的可能性。為了避免誤會，若有預定的會議或會面，也可以在前一天利用提醒郵件向對方確認行程。

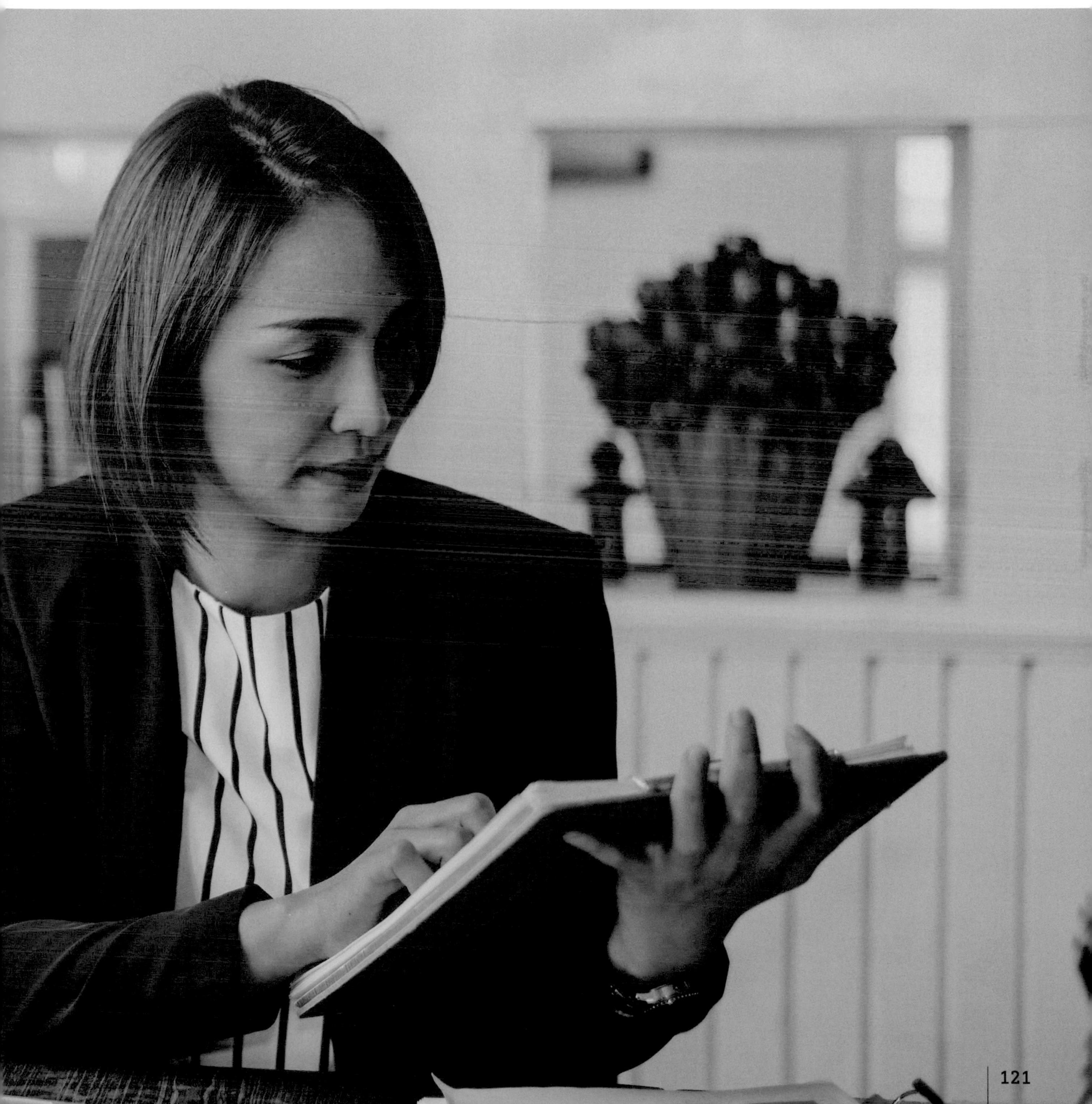

先決定好放置物品的地方

具ADHD特性的人，常有難以安排事物優先順序的特徵。因此他們也不擅長整理，桌上文件堆積如山、房間堆滿垃圾的情況亦不少見。為了緩解這樣的問題，要怎麼辦才好呢？

非必要物品增加的原因

若難以安排事物的優先順序，就會陷入不知道自己現在需要什麼的困境。無法收拾的物品之所以越來越多，是因為不需要的東西擺放在工作場所的緣故。整理重點有三：第一是清除不需要的東西，第二是確保必需品的空間，第三是必需品要放在隨時能夠使用的地方加以管理，僅此而已。

將需要和不需要的物品分開

首先，將需要的東西和不需要的東西分開，此時的重點在於依照使用頻率來整理物品。每天會用到的文具、筆記本，每週會用到的文件，每月會用到的檔案等等，根據使用頻率來決定什麼物品要留在桌上。使用頻率較低的物品，與其放在自己桌上不如放在公共區域，總之就是讓自己桌上的東西盡量減少。

接下來的重點是物品的位置。如果不把使用頻率較高的物品放在容易找到、方便使用的場所，就會出現找不到的問題。而且，將用具保管在用不到的地方本身就是一種浪費，效率也會變差。因此，將物品放在容易找到、方便使用的位置是很重要的事。考量使用的場合和頻率，盡可能將物品放在方便使用的位置吧。

整理家裡的時候基本上也是同樣的概念。比方說，鎖門時需要的「鑰匙」，出門上班需要的「定期票」、「員工證」等等，都可以放在途中必經的玄關的小盒子內。也就是先考量使用的場合和頻率，再決定放置物品的地方。

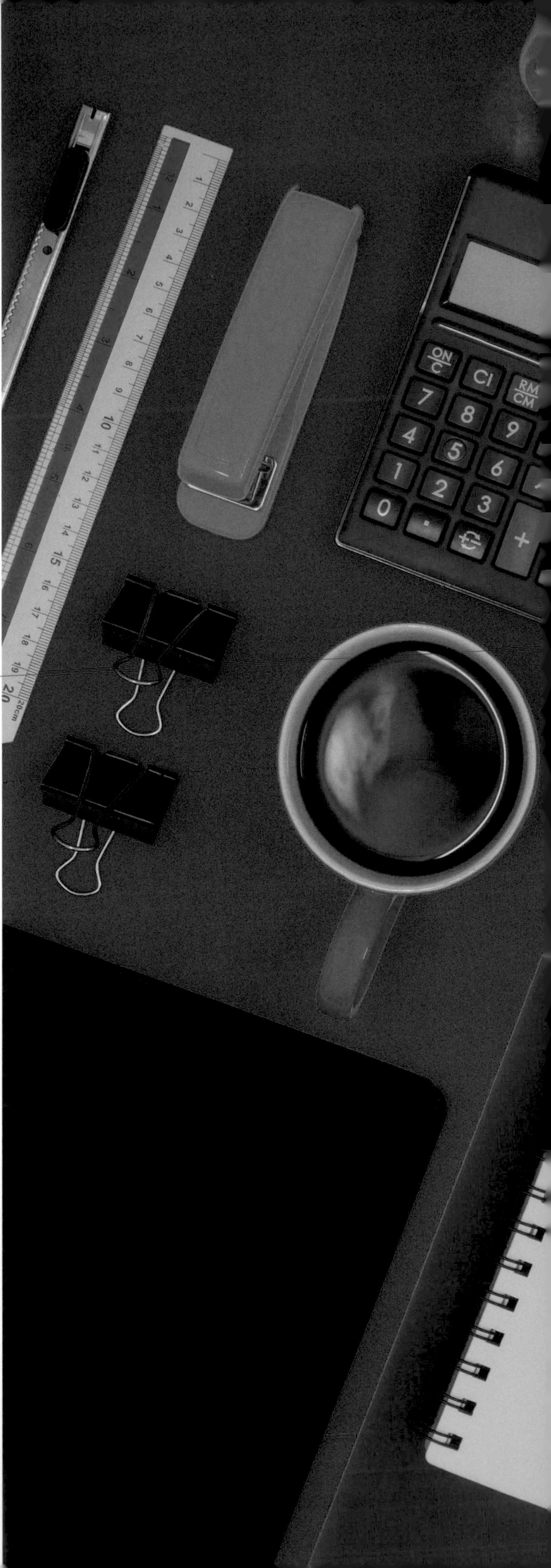

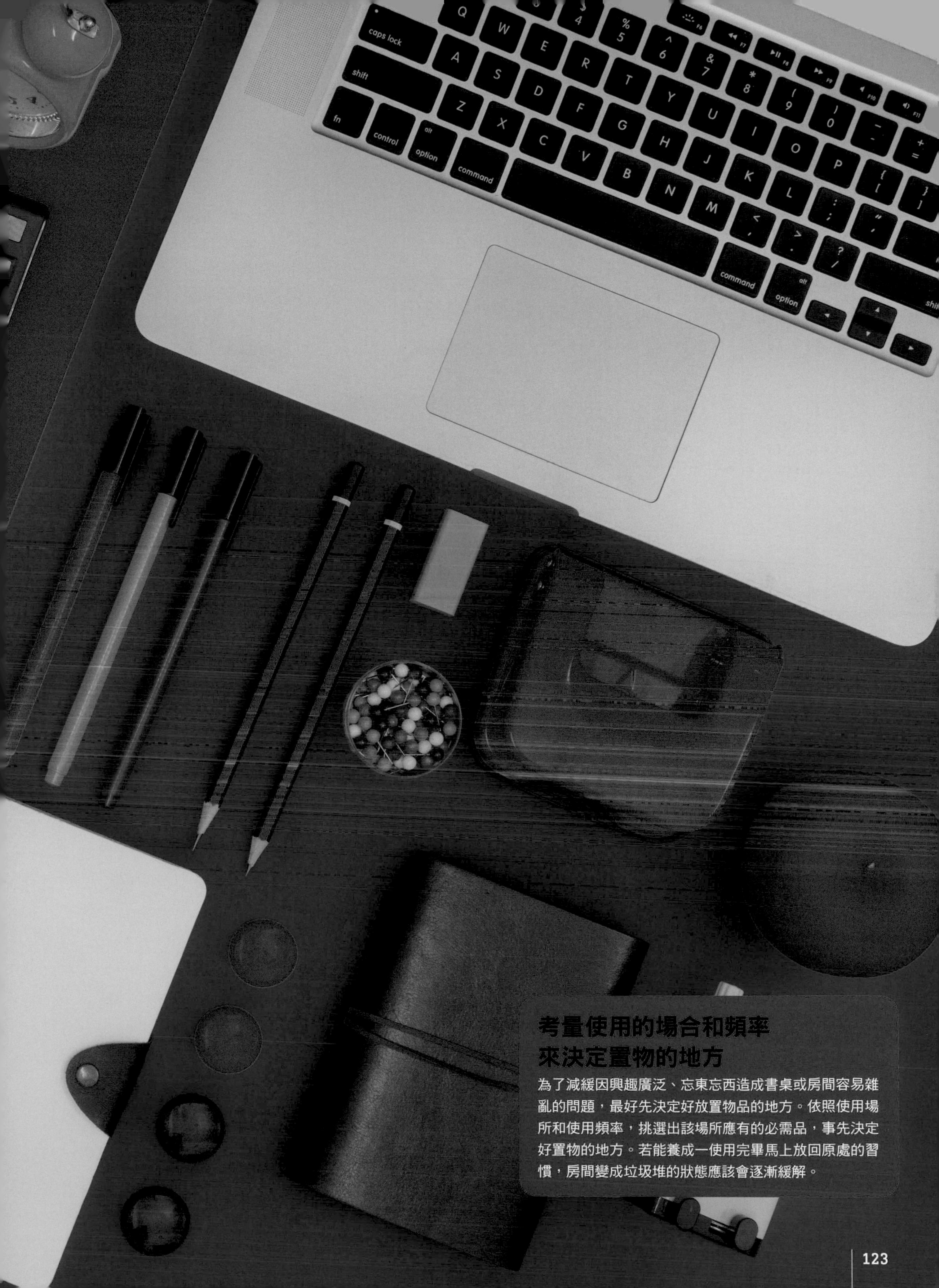

考量使用的場合和頻率來決定置物的地方

為了減緩因興趣廣泛、忘東忘西造成書桌或房間容易雜亂的問題，最好先決定好放置物品的地方。依照使用場所和使用頻率，挑選出該場所應有的必需品，事先決定好置物的地方。若能養成一使用完畢馬上放回原處的習慣，房間變成垃圾堆的狀態應該會逐漸緩解。

將整理完的狀態拍照留存

發展障礙者的視覺、聽覺等感覺有時會比一般人來得優越。具視覺優勢特性的人，很擅長處理映入眼簾的資訊，像是他們在看書的時候，閱讀文字會比朗讀更容易理解內容。而聽覺優勢的人，則是以朗讀的方式比較容易處理資訊。

比照原本乾淨整齊的畫面一邊整理

東西越來越難收拾，也可能是無法維持原本整潔的狀態所致。在每天的生活中，老是把固定置物處的物品拿到其他地方，或是任由不需要的東西慢慢堆積，就會逐漸形成雜亂無章的狀態。

因此重點在於隨時整理。視覺

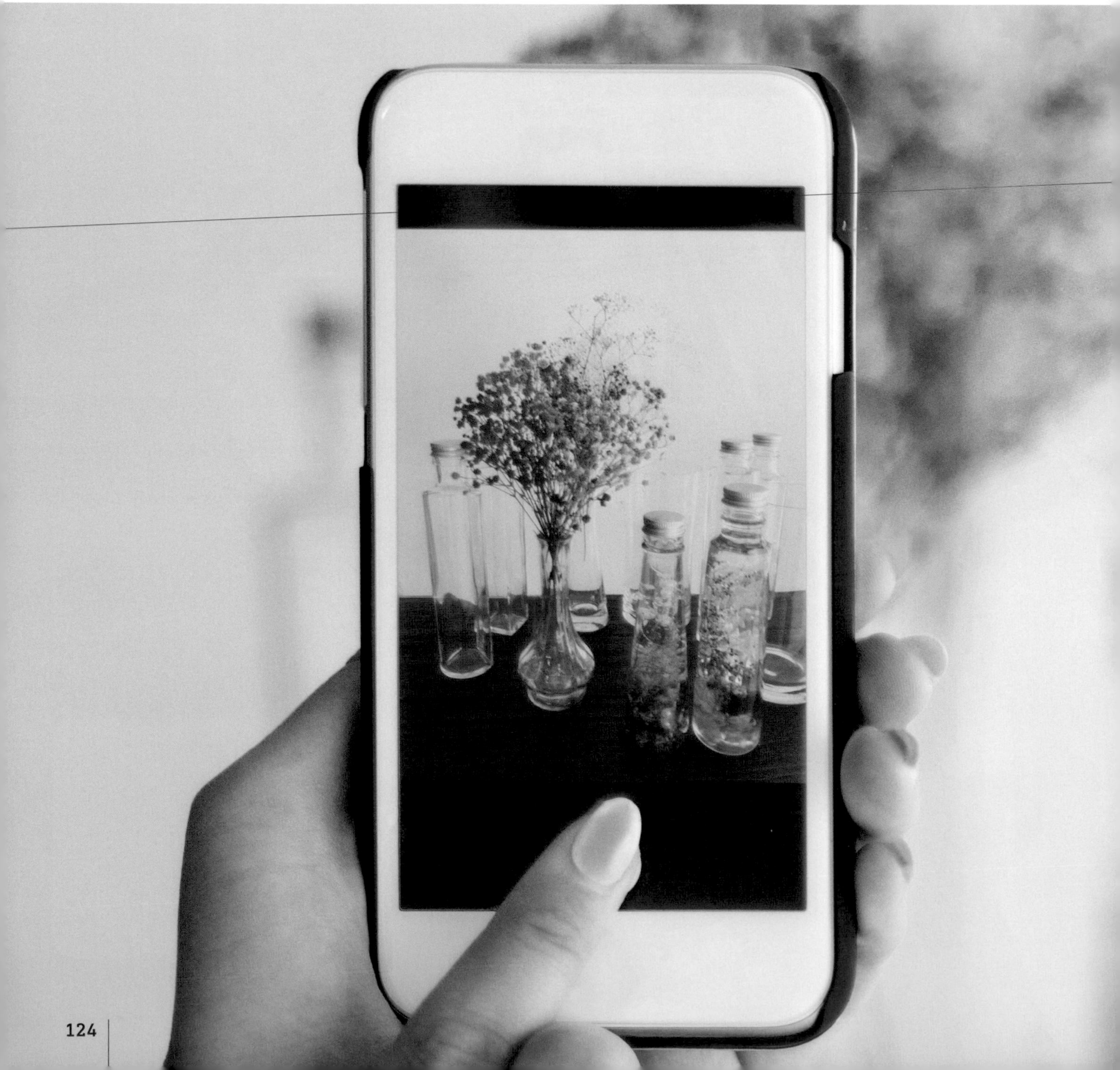

優勢的人不妨在書桌或房間變亂之前，先拍下乾淨整齊的狀態。

試著把整潔狀態的畫面與不必要物品增加的狀態相互比對，就能馬上判斷出是哪裡髒亂了。如此一來，要維持整潔狀態也會變得容易許多。

聽覺優勢者的整理方法

至於聽覺優勢的人，透過視覺處理資訊或聯想的能力較弱，對於放在抽屜內這類超出自己視線範圍內的物品，經常會搞不清楚放在哪裡。若要維持整潔的狀態，就要盡可能地將物品放在看得到的地方。

緩解這個問題的方法是將抽屜內的物品視覺化。只要將抽屜裡整理好的東西以便利貼標註，就能知道什麼東西收納在哪裡。如果將小東西放在透明的盒子內的話，裡面裝了什麼便能一目了然，也有助於整理。

因應各種感覺優勢的整理方法

視覺優勢的人可以將物品整理好的狀態拍成照片，之後就能邊比對邊維持整潔的狀態。而聽覺優勢的人則是經常找不到自己視線範圍外的東西，容易導致物品散亂或搞丟東西，所以不妨事先把什麼物品放在哪裡詳細地寫下來。

事前預習

決定好的事情先寫下來

有發展障礙特性的人，有可能會因為過度專注於會議發言者所說的話，而完全搞不清楚會議裡決定了什麼還是沒決定什麼。

為了緩解這樣的問題，建議最好在會議前先整理好事前已知的重點。

事前寫下內容有助於加深理解

具體來說，就是將會議的舉辦時間、地點、與會的相關人員、內容等等，先記錄在筆記本上。換句話說，也就是針對會議的事前預習。當中尤其需要仔細確認的是會議的目的以及要決定哪些

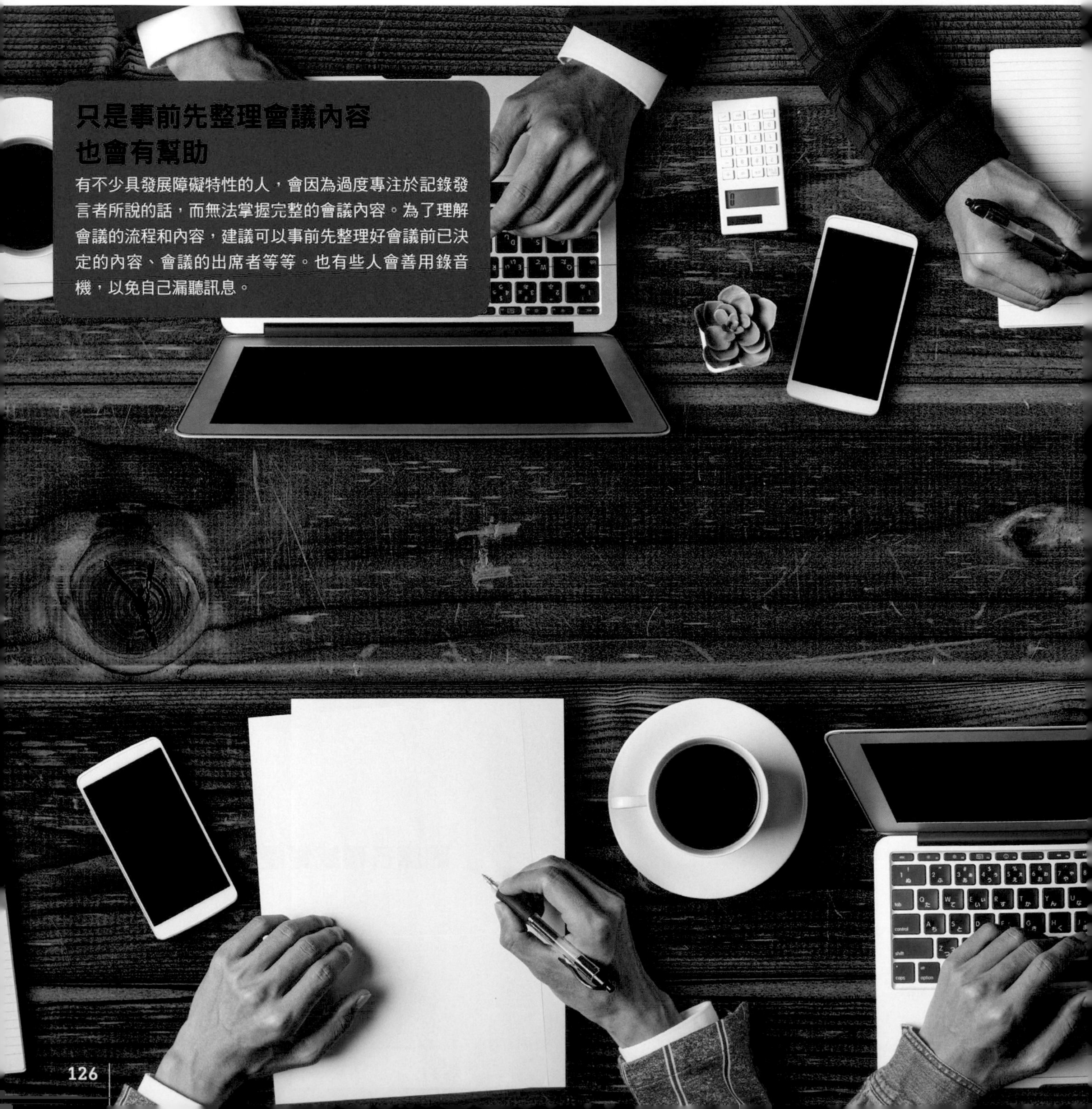

只是事前先整理會議內容也會有幫助

有不少具發展障礙特性的人，會因為過度專注於記錄發言者所說的話，而無法掌握完整的會議內容。為了理解會議的流程和內容，建議可以事前先整理好會議前已決定的內容、會議的出席者等等。也有些人會善用錄音機，以免自己漏聽訊息。

事。若是不知道要討論什麼議題，也不妨試著詢問上司或周圍的人。

事前先寫下會議的目的、內容、相關人員等等，屆時會更容易理解會議的流程、發言者敘述的內容或是具體的決定項目。再者，會議上決定的內容、自己被指派的工作，也都能當場記錄下來。在參與會議的過程中，可以將會議裡決定的事項用紅筆寫在事前的預習資料上，會更有助於理解。

利用錄音機避免漏聽訊息

情況允許的話，利用錄音機將整場會議錄下來也是一個好方法，萬一不小心漏抄了筆記也能之後再回頭確認，或是以相機、智慧型手機將會議中所用的白板等拍照留存也很有幫助。若這樣還是無法抄錄筆記，跟不上會議的內容，那麼可以嘗試跟公司商量能否採用全程錄影的方式記錄會議。

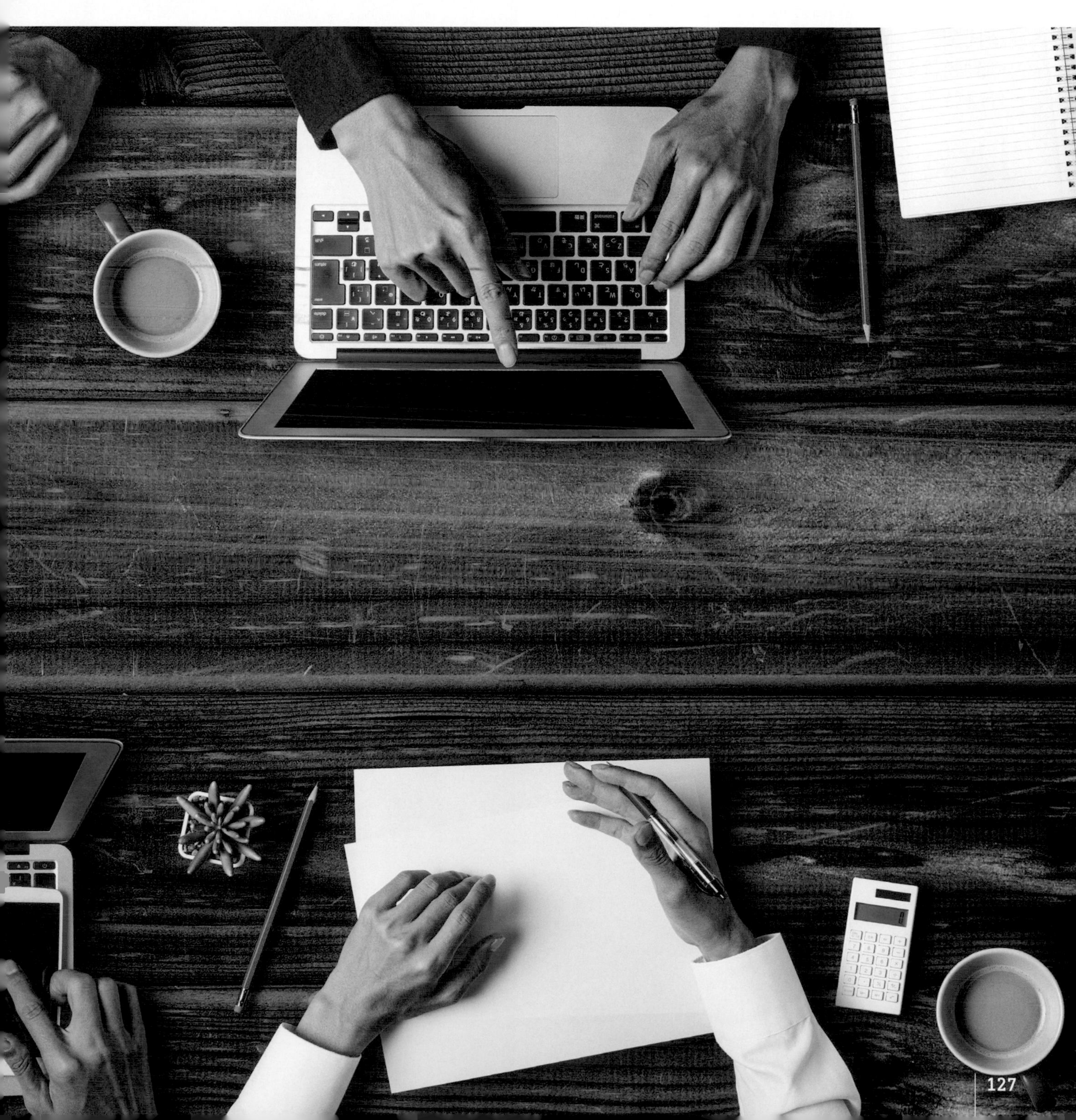

以對方為主角

溝通的規則化

不少具發展障礙特性的人都對溝通這件事感到困擾。ASD特性較明顯的人，大多很難讀懂對方發言背後的真實想法。因此，就算本意並非如此，有時候卻會因為無法感受現場微妙的氛圍、說話好似帶有批判的口氣，而造成對方心情上的不愉快。至於ADHD的過動衝動特性較明顯的人，則是往往在溝通時想到什麼就馬上說出口或老是打斷對方的話。

溝通時要以對方為主角

該怎麼做才能緩解這樣的問題呢？其實只要抱持著「以對方為主角」的基本溝通原則，就能減少溝通上的大問題。

重點是不要有自己一定得說些什麼的想法，因為只要拋出問題，對方自然就會回話了。只要針對對方談話的主題提出問題，對話自然能夠持續進行下去。要是感到無法跟上對話，點頭表示贊同即可。

講述自己的想法時也要以對方為主角

當過動衝動的特性出現時，不管怎樣就是想要表達自己的意見，便會在無意識的情況下顯露出打斷對方說話的態度。不過，若能隨時謹記「以對方為主角」的原則，應該就不會再發生忍不住插嘴、打斷別人談話的狀況了。

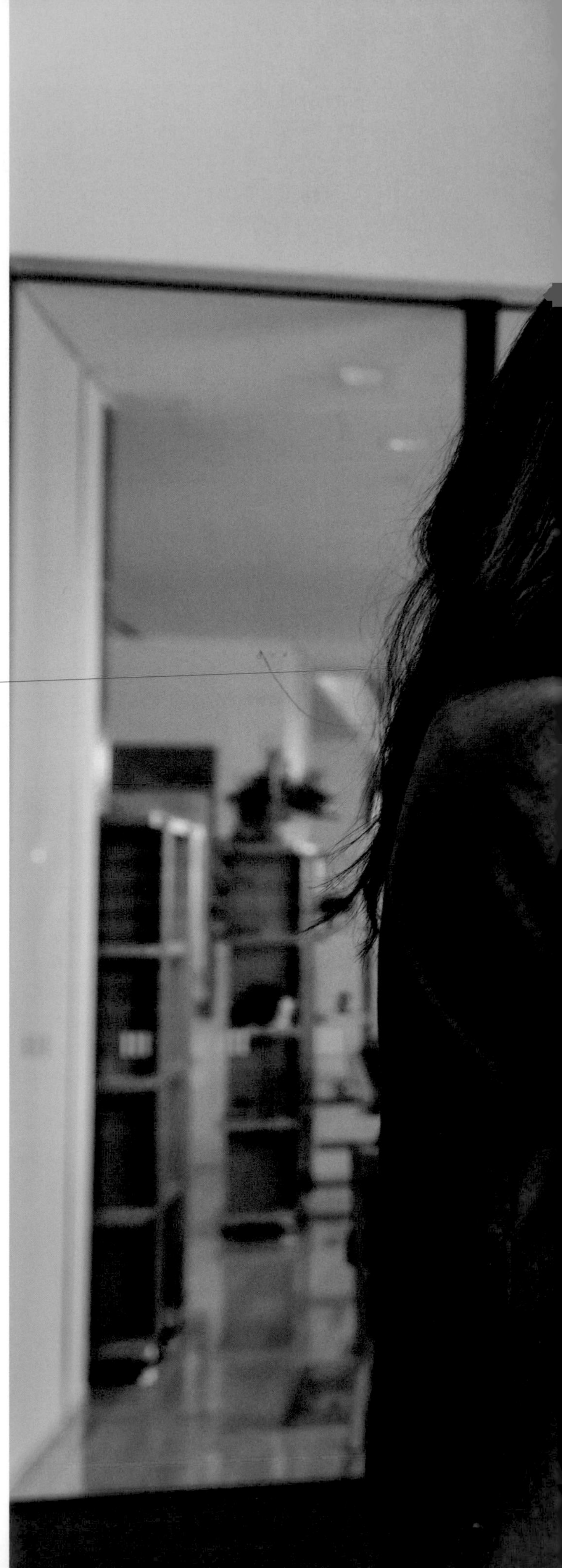

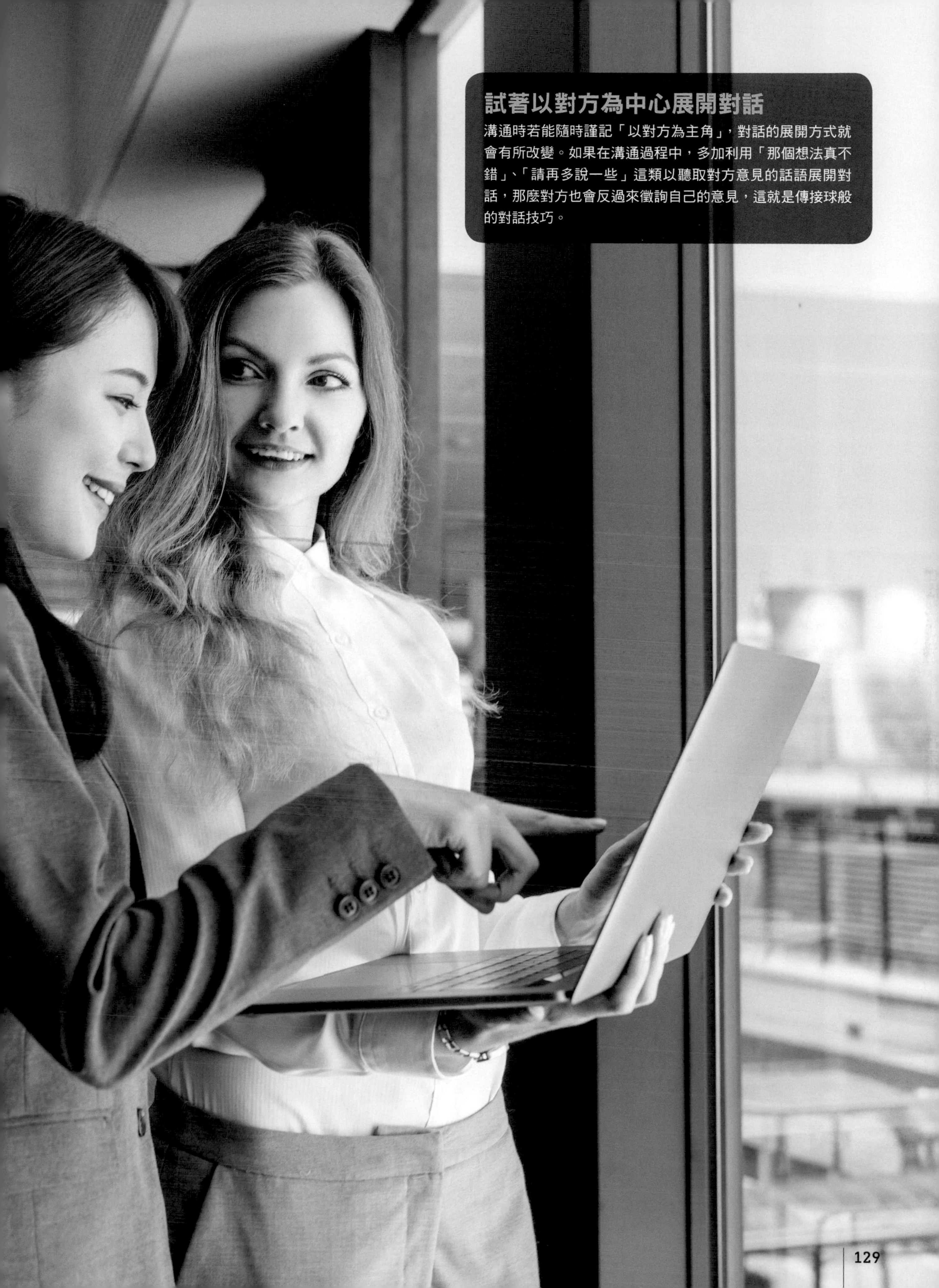

試著以對方為中心展開對話

溝通時若能隨時謹記「以對方為主角」，對話的展開方式就會有所改變。如果在溝通過程中，多加利用「那個想法真不錯」、「請再多說一些」這類以聽取對方意見的話語展開對話，那麼對方也會反過來徵詢自己的意見，這就是傳接球般的對話技巧。

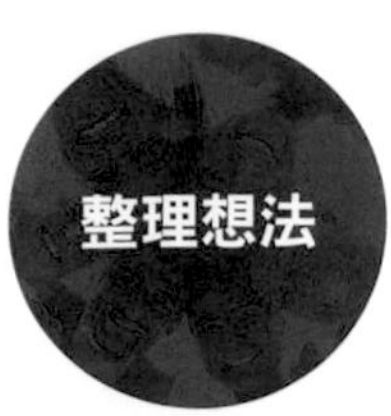

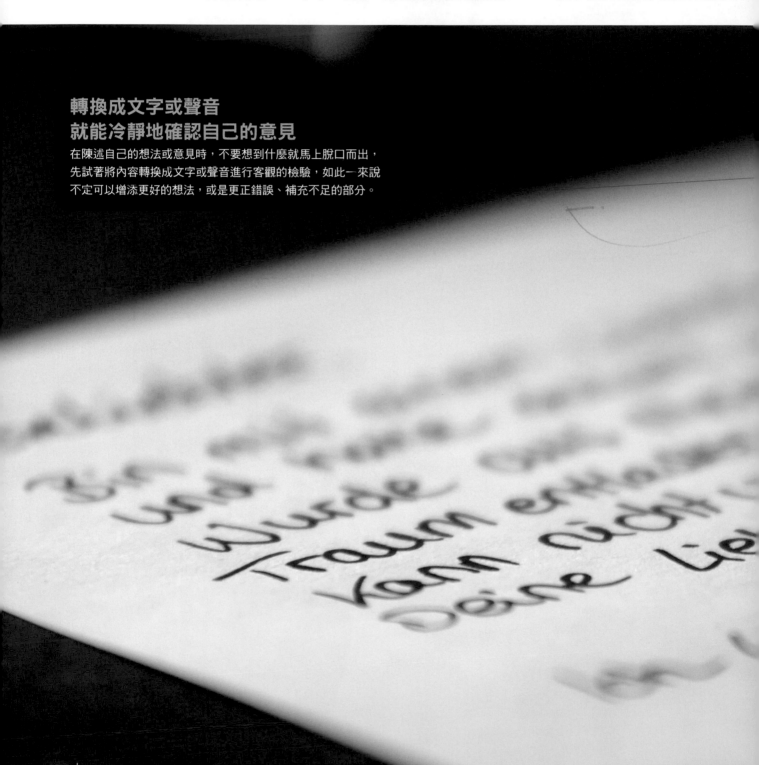

整理想法

事前先寫下來再發言

有發展障礙特性的人，經常會對「無法有邏輯地說話」、「沒有辦法向對方表達清楚」等情形感到苦惱。像是省略掉談話內容的主語或述語、轉移到與當前談話主題不相干的話題、混淆過去和現在的時間序列等等，很多時候會讓對方覺得難以理解。

若要緩解這些問題，重點在於改變想到什麼就說什麼的習慣。

先試著寫出來 然後檢驗自己的意見

為了能夠清楚表達自己腦海中

轉換成文字或聲音
就能冷靜地確認自己的意見

在陳述自己的想法或意見時，不要想到什麼就馬上脫口而出，先試著將內容轉換成文字或聲音進行客觀的檢驗，如此一來說不定可以增添更好的想法，或是更正錯誤、補充不足的部分。

的想法或意見，不妨試著先將想法、意見寫在紙上好好檢驗一遍。以會議上的發言場景為例，自己可以先行確認將要發言的內容是否與會議議題或要討論的主題有關。由於會議的議題內容已經事先寫出來了，所以要檢驗自己的想法或意見應該不難才對。

以書寫的方式來檢驗自己的想法或意見，就能確認主語在哪裡、時間序列是否雜亂無章、有沒有偏離主題。修正有問題的部分，說不定還能藉此催生出更好的想法、提出更棒的意見，一方面也能確認是否有與主題不符的意見。

對於聽覺優勢的人來說，就算寫成文字也很難確認自己的意見，建議可用錄音機將自己的意見錄下來聽聽看，也不失為一個好方法。

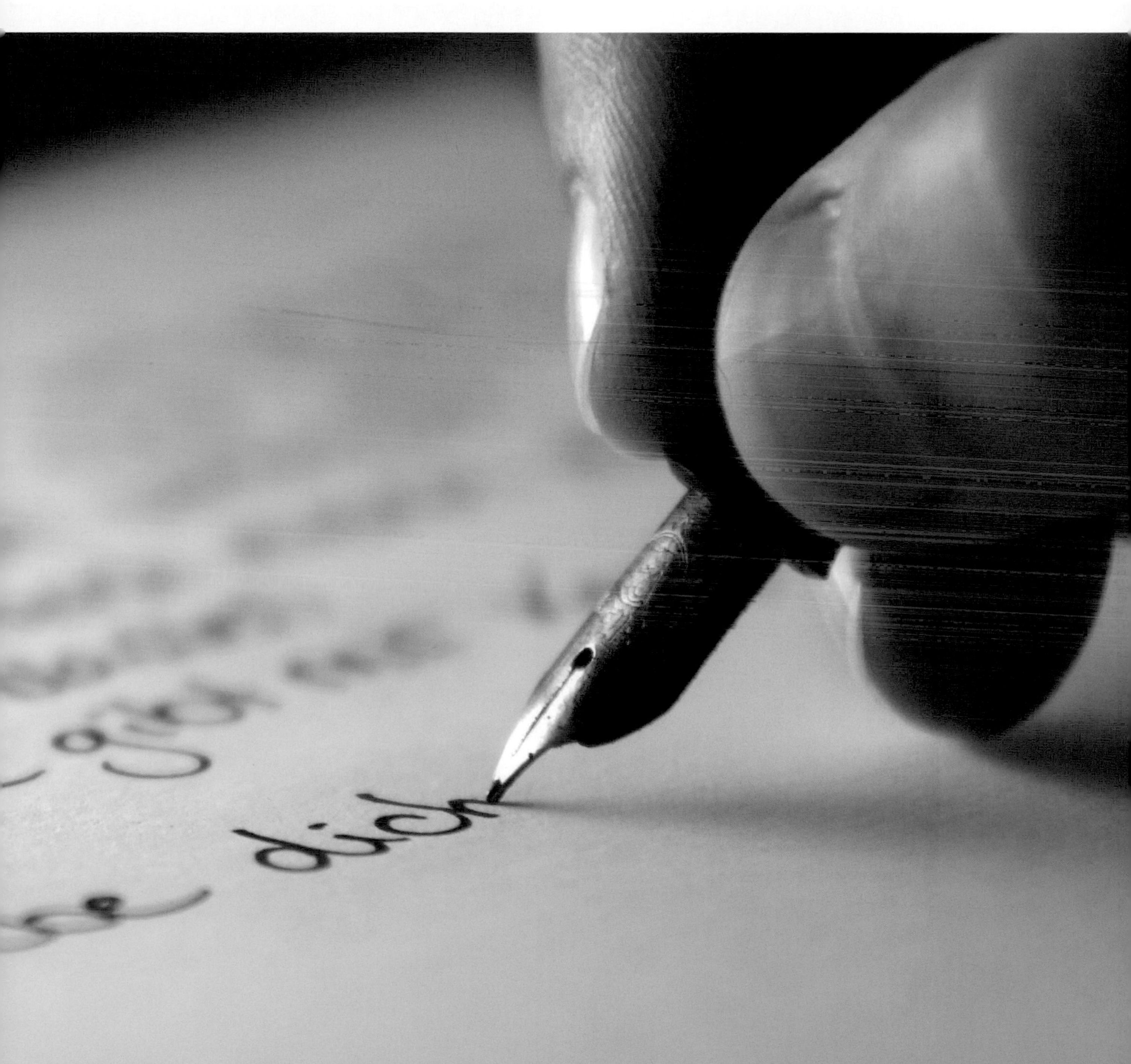

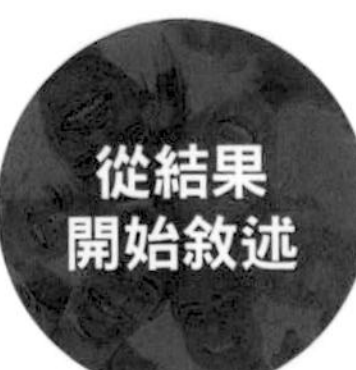

省略過程只說結論

ADHD中過動衝動特性較明顯的人，講話經常會離題。不考慮話題的脈絡、想到什麼就說什麼，結果反而會讓人搞不清楚到底想表達什麼。至於ASD患者不是從頭到尾全部都說，就是不知道該說什麼而沉默不語，無法順利傳達內容。

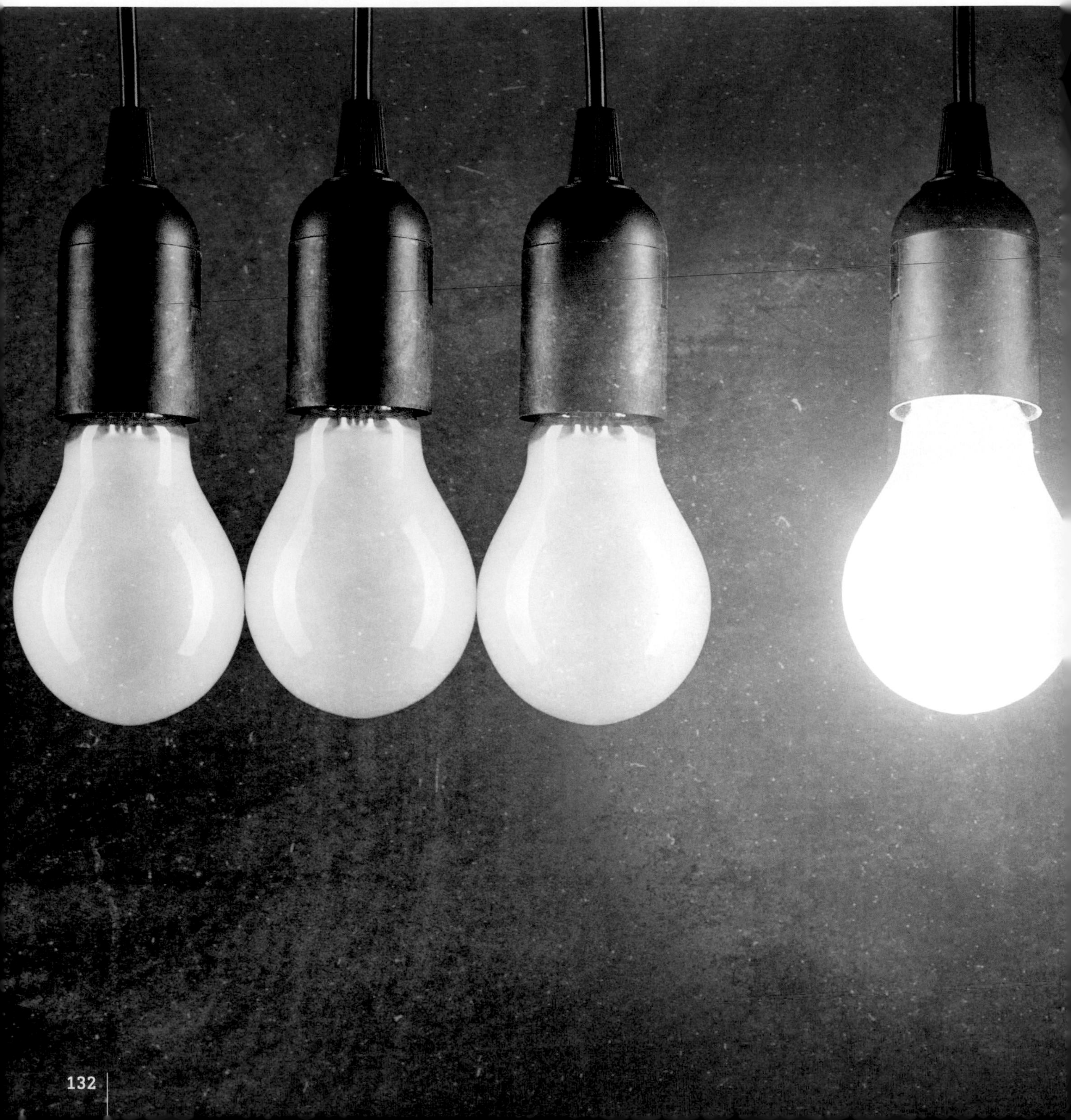

意見從結論開始說起

工作上的聯絡或報告中，最重要的就是「事項」、「結論」、「理由」和「對策」這四大要點。若報告的內容已經依照預定計畫順利進行，那針對「事項」和「結論」這兩點就夠了。

如果進行得不太順利，就有必要說明理由或原因，視情況或許也有必要提出對策。就算遇到這種狀況，也不需馬上主動回報，被問到時再回答即可。

關於為何無法按照預定計畫進行的理由或原因、甚至是對策，也都要從結論開始說起。若是不清楚結論是什麼，建議一開始就詢問上司或同事，待漸漸習慣之後再試著自己找出答案吧。

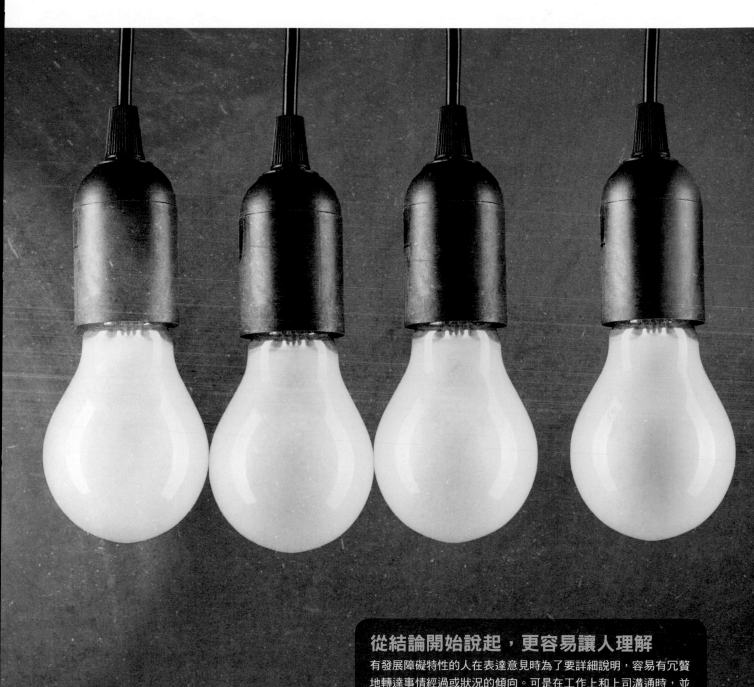

從結論開始說起，更容易讓人理解

有發展障礙特性的人在表達意見時為了要詳細說明，容易有冗贅地轉達事情經過或狀況的傾向。可是在工作上和上司溝通時，並不需要敘述多餘的經過或狀況。只要隨時意識到表達意見時要從結論說起，就能在短時間內結束報告，也不會耗費太多的精力。

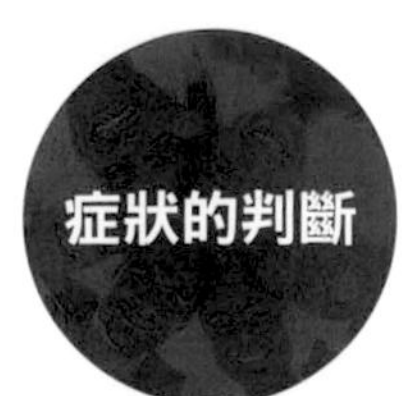

發展障礙的檢核表

為了幫助讀者檢測自己是否有發展障礙的症狀傾向，這裡提供了DSM-5的鑑別診斷表格。如前所述，每一位發展障礙者的特性各有不同，而且也有可能出現自閉症譜系障礙（ASD）、注意力不足過動症（ADHD）、學習障礙（LD）三種特性有所重疊的情況。再加上特性的呈現方式有強弱之分，所以光憑這裡列出的表格，無法提供正確完整的診斷。若要獲得正確的診斷，請務必前往醫療院所就診。

可以透過表單掌握自己的概略特性

不過，就如同第4章中曾反覆提及的，若是因為發展障礙特性的影響導致生活開始出現某些困難，及早診斷、治療就有機會能夠緩解問題。而且若要進行環境調適，先大致掌握自己特性的輕重深淺是很重要的事。因此，不妨當作一項指標來利用。

（撰文：藥袋摩耶）

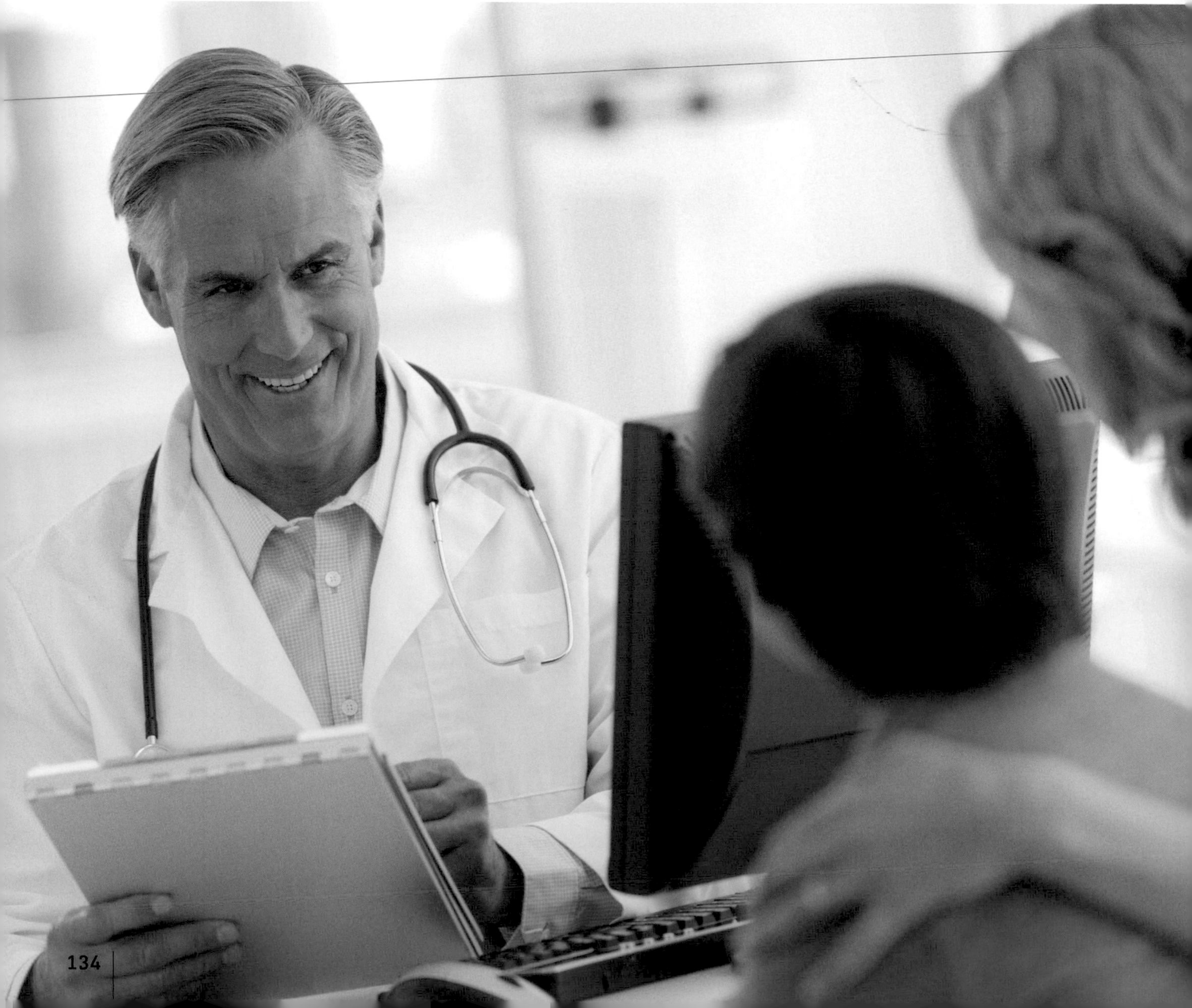

※「自閉症類群障礙症的鑑別診斷」出自合記圖書出版社《DSM-5精神疾病診斷準則手冊》。該表經由正式管道授權刊登於本書，若有超出個人範圍之使用、引用等情況，請徵詢合記圖書的同意。

自閉症類群障礙症的鑑別診斷
（Differential Diagnosis for Autism Spectrum Disorder）

自閉症類群障礙症的特徵是存在多種情境有社交溝通與社會互動的持續缺失，並伴隨侷限、重複的行為、興趣、或活動之模式。它必須與下列狀況鑑別……	與自閉症類群障礙症相反……
Rett氏症	包括在掌管社會互動神經系統之退化階段（即1到4歲之間）社會互動能力的中斷，也有頭部成長減速、失去手的動作能力及平衡協調不良等特徵。
思覺失調症	兒童期初發之思覺失調症的發展之前，通常先經過一段正常或接近正常發展的時間。思覺失調症前驅狀態可能包括社會能力損害和非典型的興趣與信念，而可能與自閉症類群障礙症可見的社會能力缺陷相混淆。幻覺和妄想本是思覺失調症的定義特徵，這在自閉症類群障礙症並未見到。
選擇性不語症	特徵是在正常的早期發展後開始，且在一些「安全」的場合（例如：在家中與父母相處時）有合宜的社交溝通功能。
語言障礙	特徵是沒有社會互動的質性障礙，此人的興趣範圍與行為並沒有侷限。
社交（語用）溝通障礙症	特徵是社交溝通和社會互動的障礙，但沒有自閉症類群障礙症特徵中侷限或重複的行為或興趣。
智能不足（智能發展障礙症）	涉及智力功能的一般性損害；其社交溝通技能水準與其它知識技能之間並無差異。若智能不足患者的社交溝通和社會互動，相對於其正常非語言溝通技能的發展水準而言已屬嚴重損害，則診斷自閉症類群障礙症即屬合宜。
重複動作障礙症	發生於沒有社會互動和語言發展障礙的情況下。若此重複動作是自閉症類群障礙症的部分表現，則不作重複動作障礙症的診斷；但當此重複動作造成自我傷害而成為臨床關注的焦點，則同時給予兩種診斷可能適當。

注意力不足／過動症的鑑別診斷
（Differential Diagnosis for Attention-Deficit/Hyperactivity Disorder）

注意力不足／過動症（ADHD）的特徵症狀是注意力不足、過動及衝動，不符其發展水準，且已負向影響其社會和學業／職業活動，它必須與下列狀況鑑別……	與注意力不足／過動症相反……
活潑兒童的正常行為	符合其發展水準。
刺激不足的環境	導致與無聊相關的注意力不集中。
對立反抗症	特徵可以是因為拒絕遵從他人的要求，而抗拒工作或學校任務，常伴隨著不合作、敵意及蔑視。但在ADHD，由於有困難維持心智運作、易忘記指示及易衝動，才厭惡學校或需耗費心智的任務。
間歇爆怒障礙症	特徵是高程度的衝動行為，但也有嚴重攻擊他人的發作，這點與ADHD不同。若一再發作衝動攻擊，且已超過在ADHD通常所見而值得獨立的臨床關注，則也可作間歇爆怒障礙症的額外診斷。
行為規範障礙症	特徵可以是高程度的衝動，但也有反社會行為的模式。
重複動作障礙症	特徵是重複的運動行為，可能類似ADHD的運動行為增加。但與ADHD相比，其運動行為通常固定和重複（例如，身體搖擺、自我咬傷），而ADHD可見的煩躁與不安寧則通常不特別。
特定學習障礙症	特徵可以是由於挫折、缺乏興趣、或能力有限而產生的不專注行為。但有特定學習障礙症卻無ADHD的患者，在學校課業之外沒有功能損害。
智能不足（智能發展障礙症）	這些孩童被安置於對其智能程度不合適的學習環境時，特徵可以是不注意、過動及衝動的症狀。沒有ADHD的智能不足孩童在執行不屬於學業的任務時沒有症狀。在智能不足的孩童要診斷ADHD，需要就其心智年齡而言，不注意力或過動已太超過。
自閉症類群障礙症	特徵可以是由於社交溝通缺陷及不能容忍預期的事件過程被改變而暴躁發脾氣，造成無社交接觸及社會隔離，至於ADHD的社會功能障礙和被同儕拒絕則與不注意和過動的症狀相關，其不良行為和脾氣暴躁則與衝動或自我控制有關。

※「注意力不足／過動症的鑑別診斷」出自合記圖書出版社《DSM-5精神疾病診斷準則手冊》。該表經由正式管道授權刊登於本書，若有超出個人範圍之使用、引用等情況，請徵詢合記圖書的同意。

失抑制社會交往症	特徵是社交失抑制，但無ADHD的完整症狀群。失抑制社會交往症的兒童也有極度照顧不足的歷史。
侵擾性情緒失調症	特徵是普遍的易怒及不能容忍挫折。鑑於大多數有侵擾性情緒失調症的兒童和青少年也有符合ADHD準則的症狀，也可作此額外診斷。
焦慮症	特徵可以是由於害怕、擔心及反覆回想而注意力不集中的症狀。在ADHD，注意力不集中是因為被外部刺激或新的活動分心吸引力，或過度投入令其愉悅的活動。
鬱症	特徵可以是不能專注；但專注力不足只在鬱症發作之時才明顯。
第一型及第二型雙相情緒障礙症	特徵可以是活動量增加、專注力差、更易衝動及易分心，但這些特質是陣發的，只一次發生幾天到幾週。此外，症狀也伴有高昂或易怒的心情、誇大及其它特殊雙相情緒的特質。雖然ADHD的患者也可能在同一天內顯示心情的劇烈變化，這點不同於躁症發作或輕躁症發作的心情變化，必須持續至少1週（在輕躁症發作則為4天），此為第一型和第二型雙相情緒障礙症的臨床指標。
邊緣型、反社會型及自戀型人格障礙症	共通特質是言行失序、社交上唐突無禮、情緒失調及認知失調。這三種人格障礙症與ADHD的不同處在於存在額外的適應不良特質，例如自殘、反社會行為、害怕被放棄及缺乏同理心。如果ADHD和人格障礙症的準則都符合，兩者可同時被診斷。
藥物引發的ADHD症狀	特徵是注意力差、過動、或衝動的症狀是藥物〔例如：支氣管擴張劑、isoniazid、抗精神病藥物（導致靜坐不能）、甲狀腺替代藥物〕造成，且當停用此藥後即症狀消失。若症狀僅在藥物使用期間發生，則不宜診斷為ADHD。
認知障礙症	特徵可以是類似於ADHD呈現的認知障礙；但可用其典型初發年齡很晚來區分二者。

人人伽利略系列好評熱賣中！　日本Newton Press授權出版

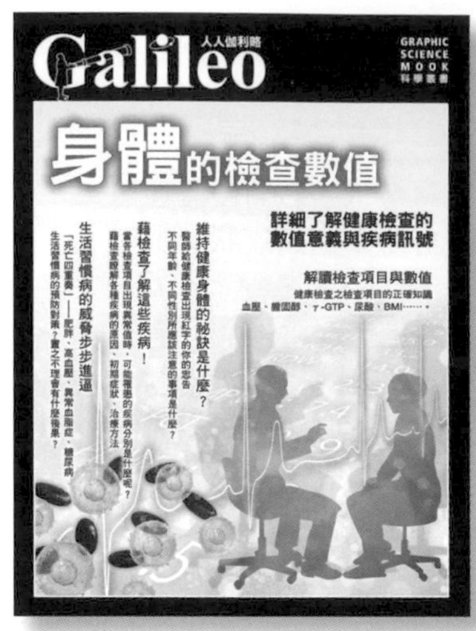

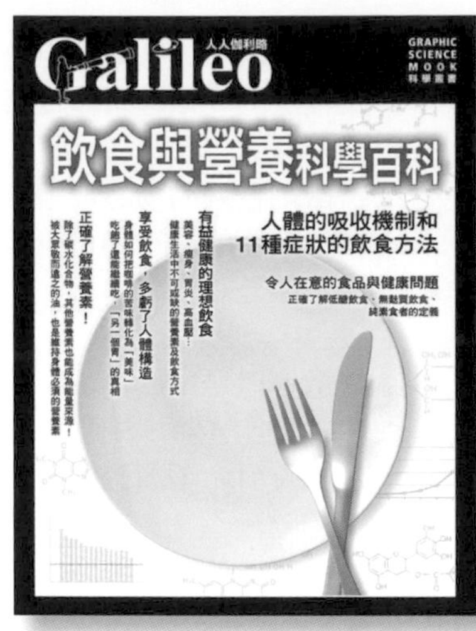

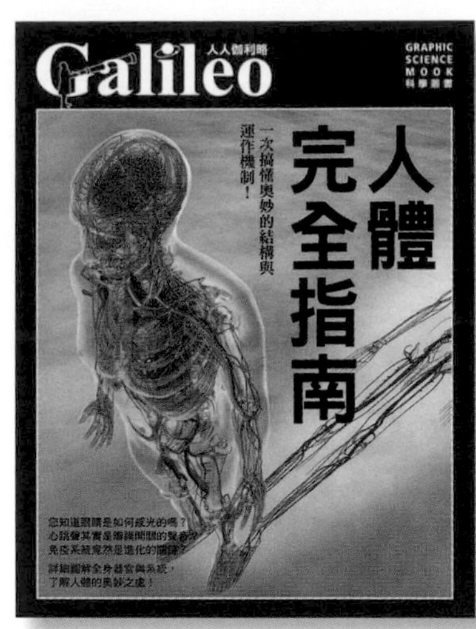

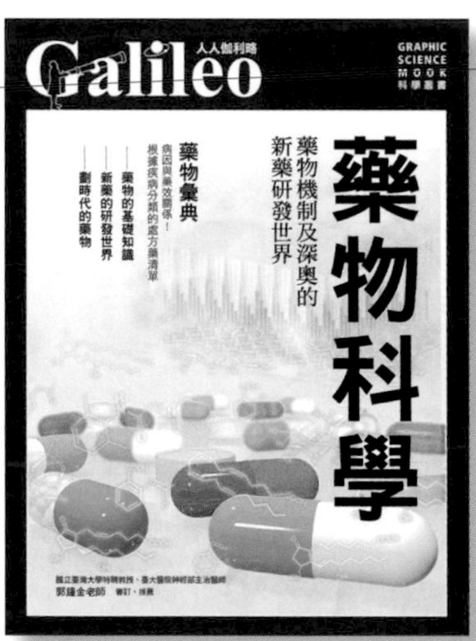

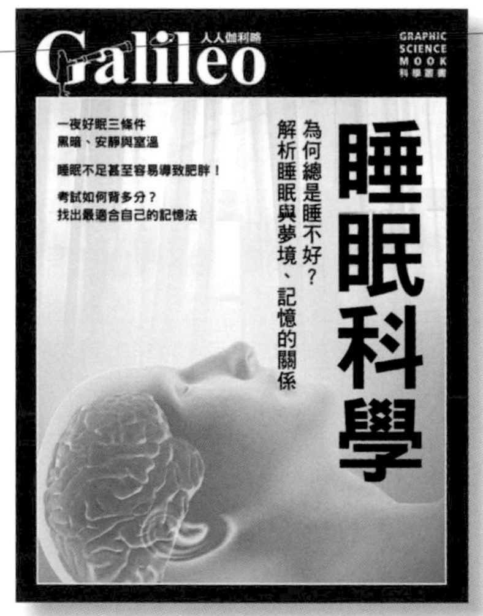

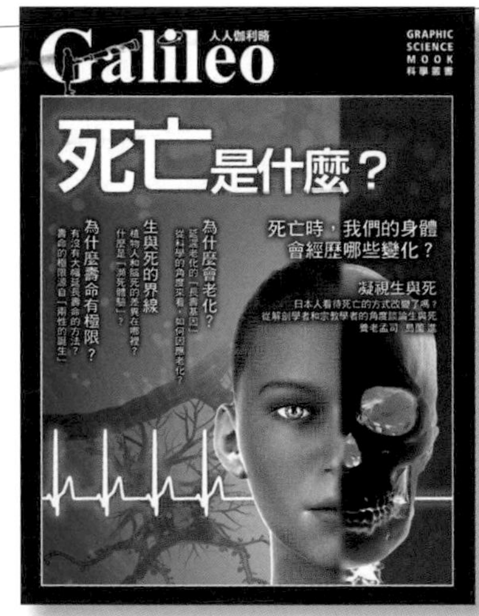

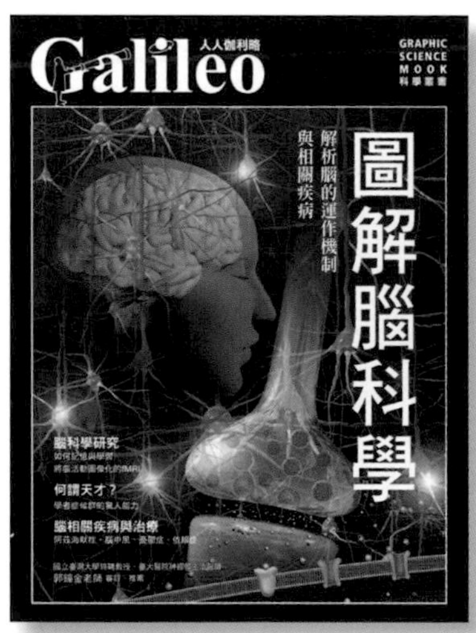

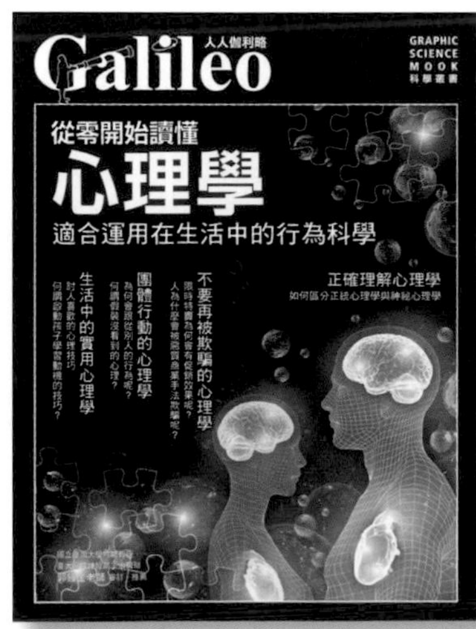

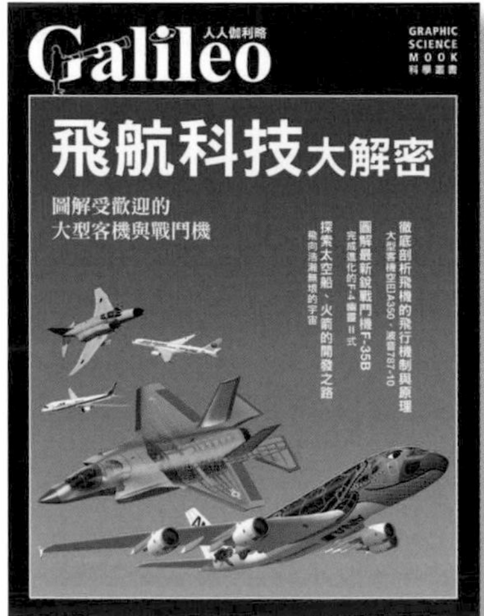

定價：350元以上

少年伽利略系列好評熱賣中！　日本Newton Press授權出版

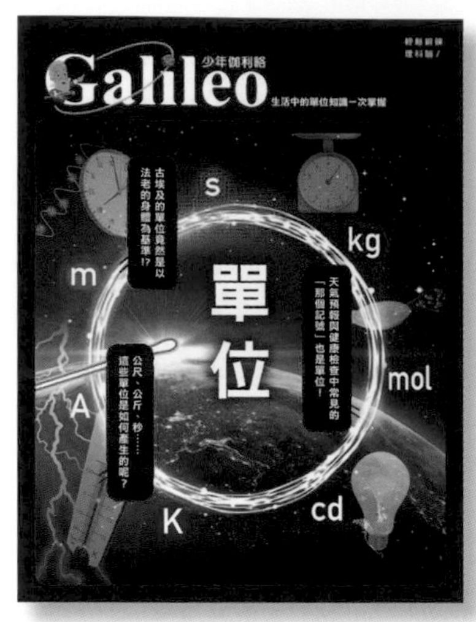

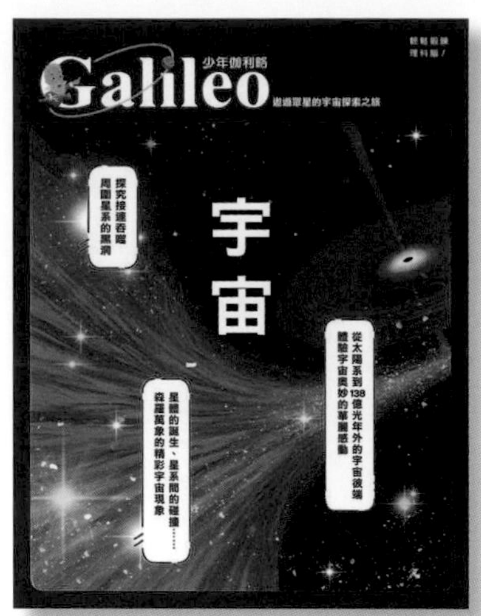

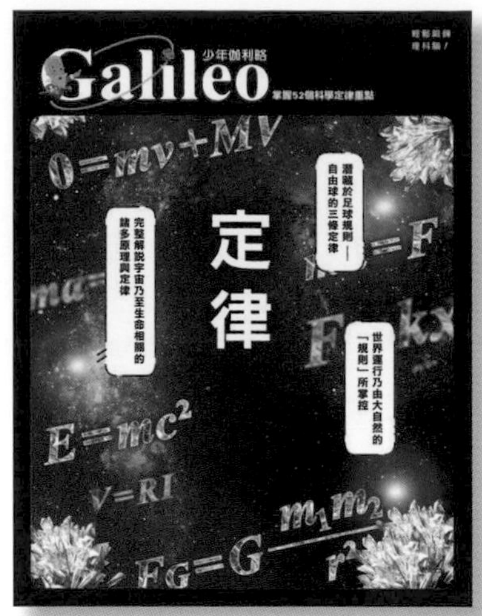

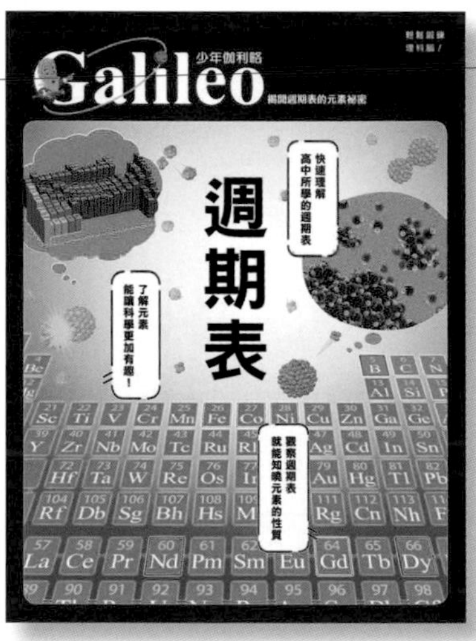

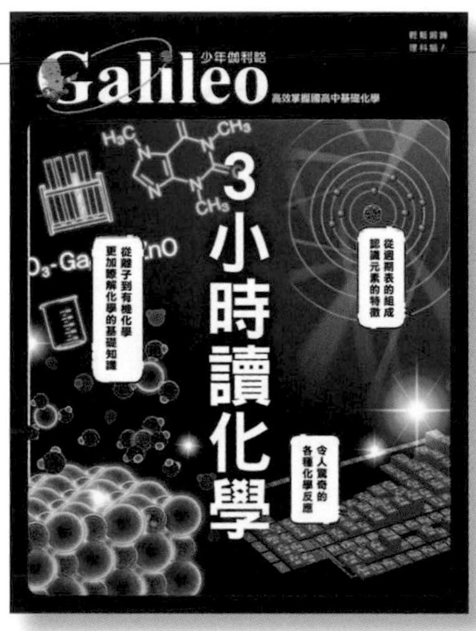

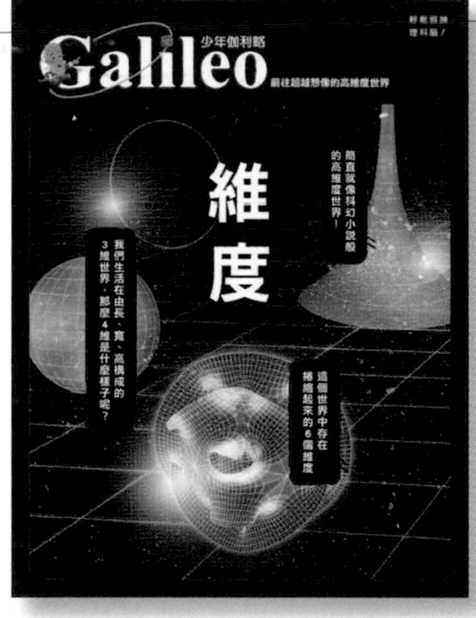

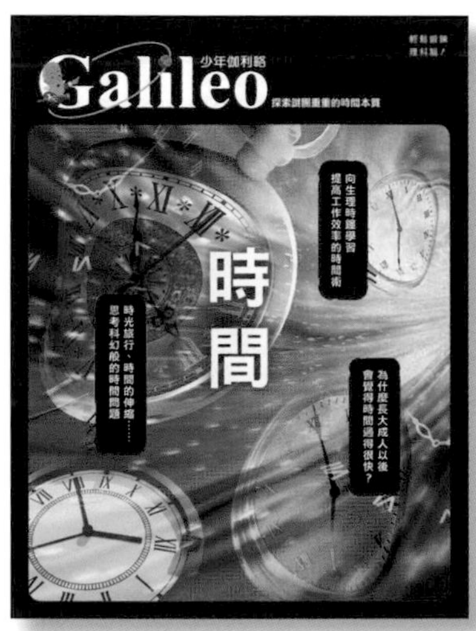

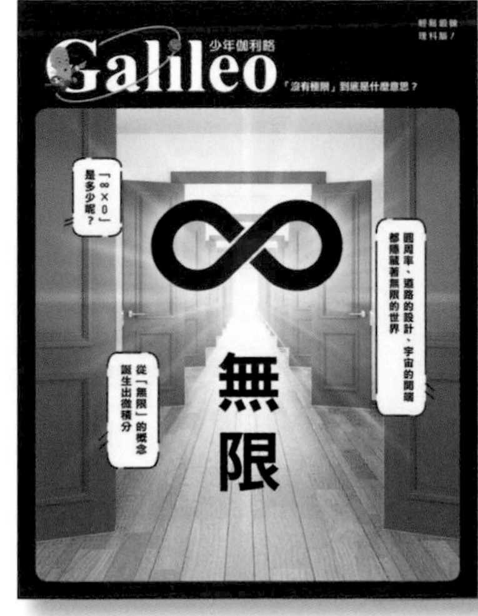

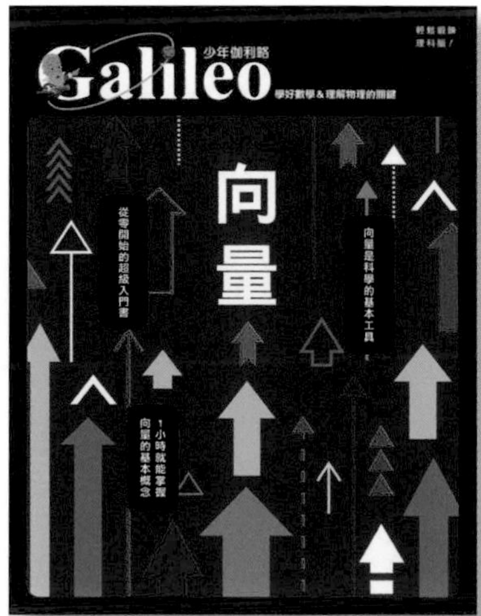

定價：250元

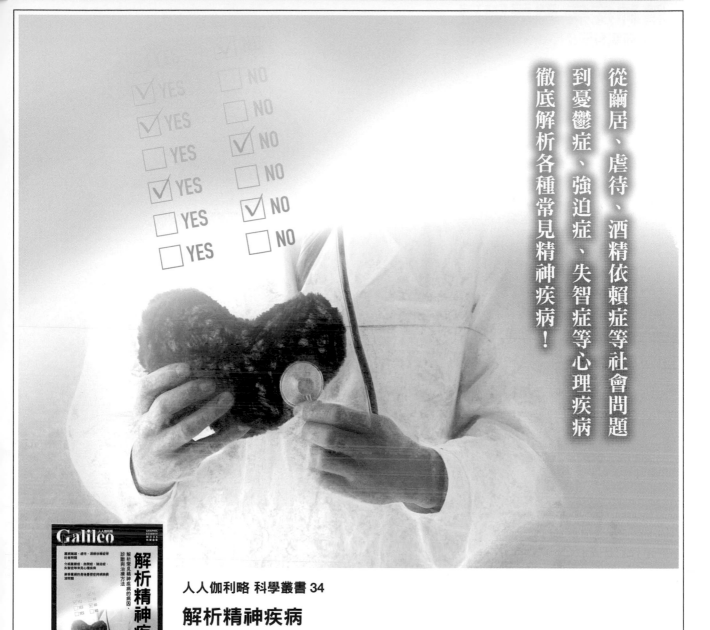
從繭居、虐待、酒精依賴症等社會問題
到憂鬱症、強迫症、失智症等心理疾病
徹底解析各種常見精神疾病！
YES
NO
YES
NO
YES
NO
YES
NO
YES
NO
YES
NO

【 人人伽利略系列 35 】

精神疾病 發展障礙

以最新腦科學及行為心理學剖析發展障礙

作者／日本Newton Press
特約主編／王原賢
翻譯／許懷文
編輯／蔣詩綺
發行人／周元白
出版者／人人出版股份有限公司
地址／231028 新北市新店區寶橋路235巷6弄6號7樓
電話／(02)2918-3366(代表號)
傳真／(02)2914-0000
網址／www.jjp.com.tw
郵政劃撥帳號／16402311 人人出版股份有限公司
製版印刷／長城製版印刷股份有限公司
電話／(02)2918-3366(代表號)
經銷商／聯合發行股份有限公司
電話／(02)2917-8022
香港經銷商／一代匯集
電話／(852)2783-8102
第一版第一刷／2023年1月
定價／新台幣450元
港幣150元

國家圖書館出版品預行編目（CIP）資料

精神疾病 發展障礙：以最新腦科學及行為心理學剖析發展障礙 ／日本Newton Press作；許懷文翻譯. -- 第一版. --
新北市：人人出版股份有限公司, 2023.01
面；公分. —（人人伽利略系列；35）
ISBN 978-986-461-320-5（平裝）
1.CST：精神醫學 2.CST：精神病學
3.CST：心理發展障礙症

415.95 111019859

Staff

Editorial Management	木村直之
Desin Format	米倉英弘（細山田デザイン事務所）
Editorial Staff	中村真哉
	宇治川裕
Writer	向川裕美（76～101ページ）
	薬袋摩耶（102～133ページ）

Photograph

5	Kana Design Image/stock.adobe.com
6-7	Photographee.eu/stock.adobe.com
8-9	nancy10/stock.adobe.com
10-11	lovelyday12/stock.adobe.com
12-13	pathdoc/stock.adobe.com
14-15	Tierney/stock.adobe.com
16-17	ひじり/stock.adobe.com
18-19	pathdoc/stock.adobe.com
20-21	aijiro/stock.adobe.com
22-23	takasu/stock.adobe.com
26-27	Nomad_Soul/stock.adobe.com
28-29	Matthieu/stock.adobe.com
32-33	1STunningART/stock.adobe.com
34-35	Orlando Florin Rosu/stock.adobe.com
36-37	Andres/stock.adobe.com
38-39	neurobite/stock.adobe.com
40	Walter Cicchetti/stock.adobe.com
42-43	Vladlens Studios/stock.adobe.com
44-45	ra2 studio/stock.adobe.com
46-47	metamorworks/stock.adobe.com
48-49	Juan Gärtner/stock.adobe.com
50-51	pathdoc/stock.adobe.com
52-53	peterschreiber.media/stock.adobe.com
62-63	pathdoc/stock.adobe.com
64-65	pathdoc/stock.adobe.com
67-71	Martinan/stock.adobe.com
	alphaspirit/stock.adobe.com
	loreanto/stock.adobe.com
	nuzza11/stock.adobe.com
	alphaspirit/stock.adobe.com
73	iphotographer62/stock.adobe.com
75	Agencia EFE/アフロ
77	Paylessimages/stock.adobe.com
80-81	grey/stock.adobe.com
82-83	pathdoc/stock.adobe.com
84-85	LIGHTFIELD STUDIOS/stock.adobe.com
86-87	stasnds/stock.adobe.com
96-97	Prostock-studio/stock.adobe.com
98-99	Syda Productions/stock.adobe.com
101	あんみつ姫/stock.adobe.com
103	BillionPhotos.com/stock.adobe.com
104-105	deagreez/stock.adobe.com
106-107	Ljupco Smokovski/stock.adobe.com
108-109	auremar/stock.adobe.com
110-111	auremar/stock.adobe.com
112-113	Krakenimages.com/stock.adobe.com
114-115	kudosstudio/stock.adobe.com
116-117	pathdoc/stock.adobe.com
118-119	takasu/stock.adobe.com
120-121	sodawhiskey/stock.adobe.com
122-123	Constantine/stock.adobe.com
124-125	Monet/stock.adobe.com
126-127	beeboys/stock.adobe.com
128-129	metamorworks/stock.adobe.com
130-131	Daniel Täger/stock.adobe.com
132-133	Ingo Bartussek/stock.adobe.com
134	tmc_photos/stock.adobe.com
135-137	合記圖書《DSM-5精神疾病診斷準則手冊》

Illustration

Cover Design	宮川愛理
8	Newton Press
24-25	greenvector/stock.adobe.com
30-31	Newton Press
41	Newton Press
54	sylwia Nowik/stock.adobe.com
57～60	Newton Press
78-79	SciePro/stock.adobe.com
88-89	CLIPAREA.com/stock.adobe.com
90-91	decade3d/stock.adobe.com・Newton Press
92-93	Matthieu/stock.adobe.com
94-95	Newton Press